系統看護学講座

専門分野

皮膚

成人看護学 12

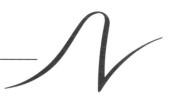

渡辺　晋一　帝京大学名誉教授

東　　藍子　帝京大学医学部附属病院看護部

川島　弘子　帝京大学医学部附属病院看護部副主任

佐藤　博子　福島県看護協会会長

多田　弥生　帝京大学主任教授

土谷　明子　帝京大学医学部附属病院看護部看護部長

徳永　惠子　宮城大学名誉教授

永野みどり　東京慈恵会医科大学教授

平林真理子　帝京大学医学部附属病院看護部副看護部長

藤井　真樹　聖マリアンナ医科大学川崎市立多摩病院看護部師長

医学書院

発行履歴

1968年3月25日 第1版第1刷	1992年1月6日 第8版第1刷
1969年8月15日 第1版第4刷	1994年2月1日 第8版第3刷
1970年1月1日 第2版第1刷	1995年2月1日 第9版第1刷
1972年9月1日 第2版第6刷	1998年2月1日 第9版第5刷
1973年1月15日 第3版第1刷	1999年1月6日 第10版第1刷
1976年9月1日 第3版第6刷	2002年8月1日 第10版第6刷
1977年2月1日 第4版第1刷	2003年1月6日 第11版第1刷
1978年2月1日 第4版第3刷	2007年2月1日 第11版第6刷
1979年2月1日 第5版第1刷	2008年1月6日 第12版第1刷
1982年2月1日 第5版第5刷	2011年2月1日 第12版第8刷
1983年1月6日 第6版第1刷	2012年1月6日 第13版第1刷
1985年10月1日 第6版第4刷	2015年2月1日 第13版第4刷
1987年1月6日 第7版第1刷	2016年1月6日 第14版第1刷
1991年2月1日 第7版第5刷	2019年2月1日 第14版第4刷

系統看護学講座 専門分野

成人看護学[12] 皮膚

発　　　行　2020年1月6日　第15版第1刷©
　　　　　　2024年2月1日　第15版第5刷

著者代表　　渡辺晋一
　　　　　　わたなべしんいち

発 行 者　　株式会社　医学書院
　　　　　　代表取締役　金原　俊
　　　　　　〒113-8719　東京都文京区本郷 1-28-23
　　　　　　電話　03-3817-5600(社内案内)
　　　　　　　　　03-3817-5657(販売部)

印刷・製本　横山印刷

本書の複製権・翻訳権・上映権・譲渡権・貸与権・公衆送信権(送信可能化権
を含む)は株式会社医学書院が保有します.

ISBN978-4-260-03869-0

はしがき

発刊の趣旨 ▶ 1967 年から 1968 年にかけて行われた看護学校教育課程の改正に伴って，新しく「成人看護学」という科目が設けられた。

　本教科のねらいとするところは，「看護の基礎理論としての知識・技術・態度を理解し，これを応用することによって，病気をもつ人の世話あるいは健康の維持・増進を実践・指導し，看護の対象であるあらゆる人の，あらゆる状態に対応していくことができる」という，看護の基本的な理念を土台として，「成人」という枠組みの対象に対する看護を学ぶことにある。

　したがって，看護を，従来のように診療における看護といった狭い立場からではなく，保健医療という幅広い視野のなかで健康の保持・増進という視点においてとらえ，一方，疾患をもった患者に対しては，それぞれの患者が最も必要としている援助を行うという看護本来のあり方に立脚して学習しなければならない。

　本書「成人看護学」は，以上のような考え方を基礎として編集されたものである。

　まず「成人看護学総論」においては，成人各期の特徴を学び，対象である成人が，どのような状態のもとで正常から異常へと移行していくのか，またそれを予防し健康を維持していくためには，いかなる方策が必要であるかを学習し，成人の全体像と成人看護の特質をつかむことをねらいとしている。

　以下，「成人看護学」の各巻においては，成人というものの概念を把握したうえで，人間の各臓器に身体的あるいは精神的な障害がおこった場合に，その患者がいかなる状態におかれるかを理解し，そのときの患者のニードを満たすためにはどのようにすればよいかを，それぞれの系統にそって学習することをねらいとしている。

　したがって，「成人看護学」の学習にあたっては，従来のように診療科別に疾病に関する知識を断片的に習得するのではなく，種々の障害をあわせもつ可能性のある 1 人ひとりの人間，すなわち看護の対象としての人間のあらゆる変化に対応できる知識・技術・態度を学びとっていただきたい。

　このような意味において，学習者は対象の健康生活上の目標達成のために，より有効な援助ができるような知識・技術を養い，つねに研鑽を続けていかなければならない。

　以上の趣旨のもとに，金子光・小林冨美栄・大塚寛子によって編集された「成人看護学」であるが，日進月歩をとげる医療のなかで，本書が看護学の確立に向けて役だつことを期待するものである。

カリキュラムの▶
改正　　　わが国の看護・医療を取り巻く環境は，急速な少子高齢化の進展や，慢性疾患の増加などの疾病構造の変化，医療技術の進歩，看護業務の複雑・多様化，医療安全に関する意識の向上など，大きく変化してきた。それに対応するために，看護教育のカリキュラムは，1967〜1968年の改正ののち，1989年に全面的な改正が行われ，1996年には3年課程，1998年には2年課程が改正された。さらに2008年にも大きく改正され，看護基礎教育の充実がはかられるとともに，臨床実践能力の強化が盛り込まれている。

改訂の趣旨▶　今回の「成人看護学」の改訂では，カリキュラム改正の意図を吟味するとともに，1999年に発表され，直近では2017年に改定された「看護師国家試験出題基準」の内容をも視野に入れ，内容の刷新・強化をはかった。また，日々変化する実際の臨床に即し，各系統において統合的・発展的な学習がともに可能となるように配慮した。

　序章「この本で学ぶこと」では，事例を用いて，これから学ぶ疾患をかかえた患者の姿を示した。本書で扱われている内容およびそれぞれの項目どうしの関係性が一見して把握できるように，「本書の構成マップ」を設けている。

　第1章「皮膚の看護を学ぶにあたって」では，系統別の医療の動向と看護を概観したあと，患者の身体的，心理・社会的特徴を明確にし，看護上の問題とその特質に基づいて，看護の目的と機能が具体的に示されている。

　第2〜5章では，疾患とその医学的対応という視点から，看護の展開に必要とされる医学的な基礎知識が選択的に示されている。既習知識の統合化と臨床医学の系統的な学習のために，最新の知見に基づいて解説されている。

　第6章「患者の看護」では，第1〜5章の学習に基づいて，経過別，症状別，検査および治療・処置別，疾患別に看護の実際が提示されている。これらを看護過程に基づいて展開することにより，患者の有する問題が論理的・総合的に理解できるように配慮されている。今改訂で新設した「A. 疾患をもつ患者の経過と看護」では，事例を用いて患者の姿と看護を経過別に示すとともに，関連する項目を明示し，経過ごとの看護と，疾患の看護などとの関係を整理した。

　第7章「事例による看護過程の展開」では，1〜3つの事例を取り上げ，看護過程に基づいて看護の実際を展開している。患者の有するさまざまな問題を提示し，看護の広がりと問題解決の過程を具体的に学習できるようにしている。

　巻末の特論「褥瘡患者の看護」では，総合的に学習ができるように最新の内容を解説した。

　今回の改訂によって看護の学習がより効果的に行われ，看護実践能力の向上，ひいては看護の質的向上に資することをせつに望むものである。ご活用いただき，読者の皆さんの忌憚のないご意見をいただければ幸いである。

　2019年11月

著者ら

目次

第3章 症状とその病態生理

渡辺晋一・多田弥生

第4章 検査と治療・処置

渡辺晋一・多田弥生

第5章 疾患の理解

渡辺晋一・多田弥生

第**7**章事例による看護過程の展開

藤井真樹

特論 褥瘡患者の看護 徳永惠子・永野みどり

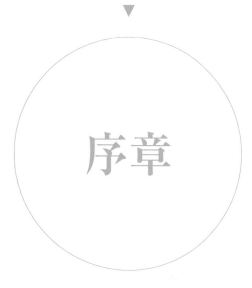

序章

この本で学ぶこと

皮膚疾患をもつ患者の姿

　この本では，皮膚に疾患をもったことで，日々の生活に支障をきたしている人々に対する看護について学ぶ。皮膚に疾患をもつ患者とは，どのような人たちなのだろうか。ある患者を例にとって考えてみよう。

◆かゆくて夜も眠れない

　大学生のSさん(21歳・男性)は，来春の就職活動に向けて，企業の研究や大学のOB訪問など，そろそろ準備を始めなければいけないと思っている。

　着々と準備を進めていたSさんだったが，1つ気がかりなことがあった。それは顔や首，手など人目につくところにあらわれる皮膚の乾燥や湿疹，かゆみだ。幼いころにアトピー性皮膚炎と診断され，治療を行っていたが，大きくなるにつれて皮膚の症状は落ち着き，最近は症状が出ていなかった。しかし，就職活動を始めるようになってから再び皮膚の乾燥や湿疹，激しいかゆみがあらわれるようになった。

　すぐに病院に行くことも考えたが，忙しくなかなか足を運ぶことができなかった。また，「病院で処方される薬は副作用が強いので，よほどのことがない限り塗らないほうがいい」とどこかで聞いたことがあった。そのため，がまんして過ごすことにした。かゆいときには市販の塗り薬などを塗っているが，背中には自分で塗れない場所もあった。また，顔や手がべたつくのもなにかと不便だった。

　冬が近づくと，周囲もあわただしくなってきた。きちんと卒業するためには，必修科目の単位は落とせない。冬季は空気が乾燥していてかゆみも強くなり，ふとんに入っても全身がかゆく，眠れない日々が続き，全身のかゆみで，大学の講義にも企業の説明会にも集中できなかった。もし，面接中に首や背中をかいてしまったら落ち着きがないと思われるかもしれない。皮膚症状の出ている顔や手などは，それだけでわるい印象を与えるのではないだろうか……。Sさんは考えれば考えるほど不安でいっぱいになった。

　たまらなくなったSさんは，近くの病院を受診した。最初は不安な様子で話していたが，医師や看護師から「ステロイド外用薬は適切に使えばけっして恐れることはない」とていねいな説明を受け，治療を始めた。外用薬の効果はすぐにあらわれ，皮膚の乾燥や湿疹，かゆみは改善してきた。

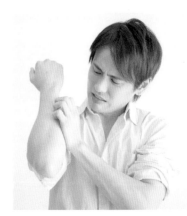

将来，皆さんが看護師になったら，Ｓさんのような患者に出会うことがあるかもしれない。そのとき，あなたは看護師としてどのようなかかわりができるだろうか。ここでいくつかの例をあげるが，これ以外にもなにができるか，考えてみてほしい。

● Ｓさんに対して，看護師はなにをすることができるだろうか。

> ▶ Ｓさんの悩みや不安，病気に対する思いを傾聴する。
> ▶ Ｓさんが病気の悪化する原因を理解し，かゆみをコントロールできるように援助する。
> ▶ スキンケアの方法や薬剤の適切な塗り方などを指導する。
> ▶ 再燃を予防するために，Ｓさんとともに生活習慣を見直す。
> ▶ 症状が悪化したとき，すぐに外来受診できるように，継続して援助する。

これらの看護を行うためには，皮膚の構造や機能，皮膚疾患のおこる機序，薬剤の特徴，患者への指導・コミュニケーション方法などの知識が必要となる。Ｓさんのように皮膚疾患をもつ患者に対して，適切な看護を実践するためには，次のようなさまざまな知識や技術，考え方を身につけることが大切である。

● Ｓさんの看護を実践するために，なにを学ぶ必要があるだろうか。

POINT

> ▶ 皮膚の解剖生理
> ▶ 皮膚疾患の病態生理
> ▶ 皮膚疾患に対して行われる検査・治療・処置
> ▶ 皮膚疾患の病態や症状
> ▶ 患者の統合的なアセスメント
> ▶ 症状や治療法に応じた看護の技術と考え方

現在では医療にはエビデンスが蓄積され，標準化された検査や治療が行われるようになっている。しかし，患者１人ひとりは，おのおの異なる身体的，心理・社会的背景をもっているため，それぞれの患者の状況やかかえている問題を明らかにし，個別性を重視した看護を提供していくことが重要となる。

本書は，皮膚疾患をもつ患者の看護を学びやすいように，次ページに示すような構成になっている。皆さんが本書を読み進め，徐々に疾患や看護技術のイメージができていくなかで，自分であればどのような看護をするかを考えて学習してほしい。そうすれば，読み終わったときにはきっと多くのことが身についているに違いない。

▶▶▶ 本書の構成マップ

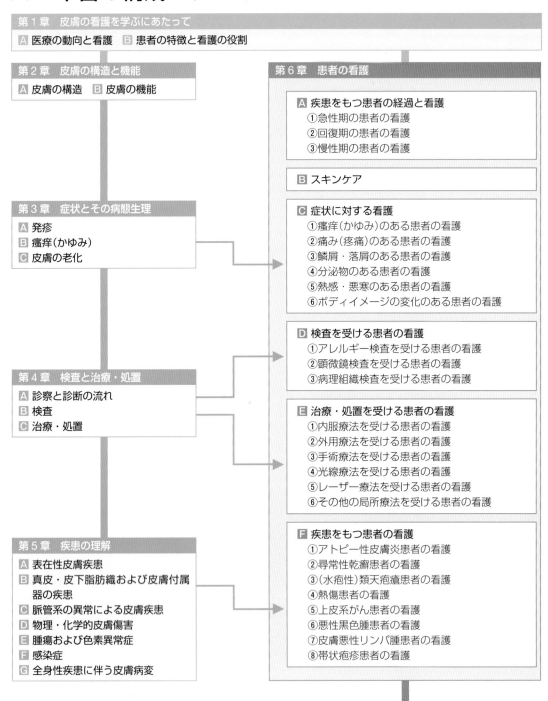

第1章　皮膚の看護を学ぶにあたって
Ａ 医療の動向と看護　Ｂ 患者の特徴と看護の役割

第2章　皮膚の構造と機能
Ａ 皮膚の構造　Ｂ 皮膚の機能

第3章　症状とその病態生理
Ａ 発疹
Ｂ 瘙痒（かゆみ）
Ｃ 皮膚の老化

第4章　検査と治療・処置
Ａ 診察と診断の流れ
Ｂ 検査
Ｃ 治療・処置

第5章　疾患の理解
Ａ 表在性皮膚疾患
Ｂ 真皮・皮下脂肪組織および皮膚付属器の疾患
Ｃ 脈管系の異常による皮膚疾患
Ｄ 物理・化学的皮膚傷害
Ｅ 腫瘍および色素異常症
Ｆ 感染症
Ｇ 全身性疾患に伴う皮膚病変

第6章　患者の看護

Ａ 疾患をもつ患者の経過と看護
　①急性期の患者の看護
　②回復期の患者の看護
　③慢性期の患者の看護

Ｂ スキンケア

Ｃ 症状に対する看護
　①瘙痒（かゆみ）のある患者の看護
　②痛み（疼痛）のある患者の看護
　③鱗屑・落屑のある患者の看護
　④分泌物のある患者の看護
　⑤熱感・悪寒のある患者の看護
　⑥ボディイメージの変化のある患者の看護

Ｄ 検査を受ける患者の看護
　①アレルギー検査を受ける患者の看護
　②顕微鏡検査を受ける患者の看護
　③病理組織検査を受ける患者の看護

Ｅ 治療・処置を受ける患者の看護
　①内服療法を受ける患者の看護
　②外用療法を受ける患者の看護
　③手術療法を受ける患者の看護
　④光線療法を受ける患者の看護
　⑤レーザー療法を受ける患者の看護
　⑥その他の局所療法を受ける患者の看護

Ｆ 疾患をもつ患者の看護
　①アトピー性皮膚炎患者の看護
　②尋常性乾癬患者の看護
　③（水疱性）類天疱瘡患者の看護
　④熱傷患者の看護
　⑤上皮系がん患者の看護
　⑥悪性黒色腫患者の看護
　⑦皮膚悪性リンパ腫患者の看護
　⑧帯状疱疹患者の看護

第7章　事例による看護過程の展開
Ａ アトピー性皮膚炎患者の看護　Ｂ 熱傷患者の看護

特論　褥瘡患者の看護
Ａ 褥瘡の予防とケアの動向　Ｂ 褥瘡ケアの実際

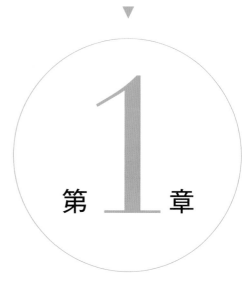

皮膚

第 1 章

皮膚の看護を学ぶにあたって

> **本章で学ぶこと** □最近の医療の動向をふまえ，皮膚疾患患者に生じる身体的な問題および心理・社会的な問題を考察する。
> □患者の特徴をふまえ，身体的な問題および心理・社会的な問題への援助の特徴と概要，さらに家族への援助の重要性を学ぶ。

A 医療の動向と看護

① 医療の動向

皮膚科学の発展▶ 近年の分子生物学の発展は目ざましく，皮膚科学の発展に大きな貢献をしている。そして，これまで原因不明であった各種の皮膚疾患の原因や病態などが明らかにされ，また確定診断も可能になり，新しい治療法の開発にもつながっている。

　たとえば，表皮角質細胞の周辺帯の分子生物学的な構造が解明され，遺伝性角化症の原因が究明された。さらに角化細胞（ケラチノサイト）の細胞接着構造が明らかにされ，自己免疫性水疱症をはじめとするさまざまな水疱症の発症メカニズムがわかるようになった。このことによって診断の精度は向上し，これらの難治性皮膚疾患に対する治療法に関しても少しずつではあるが進歩がみられるようになってきた。また，皮膚疾患の一部では原因遺伝子が同定されたことから胎児診断が可能になり，遺伝子診断が実際に行われるようになった。

皮膚科領域▶において注目すべきことがら 皮膚科領域において注目すべきことがらとして，副腎皮質ステロイド外用薬へのイメージ形成にマスメディアが与える影響や，難治性重症乾癬に対する生物学的製剤の認可などがあげられる。

　近年，アトピー性皮膚炎患者は，住宅の気密性の高まりなどの生活環境の変化の影響で増加傾向にある。アトピー性皮膚炎の治療の柱であり，皮膚科では幅広く用いられる副腎皮質ステロイド外用薬へのイメージ形成にマスメディアが与える影響は大きい。マスメディアが，誤った長期使用によって引きおこされる副作用をいたずらに強調しすぎて取り上げたため，副腎皮質ステロイド外用薬の使用を忌避する患者が増え，その結果，重症アトピー性皮膚炎患者が増加した。それを解決する目的として，移植免疫抑制薬であるタクロリムス水和物の軟膏が開発された。現在では，副腎皮質ステロイド外用薬の使用にタクロリムス水和物軟膏を併用することが外用治療の主軸となっており，重症アトピー性皮膚炎患者は減ってきている。

　また，アトピー性皮膚炎の治療薬として2018（平成30）年に抗体医薬（品）である，デュピルマブが承認された。適応は既存治療で効果が不十分なアトピー

性皮膚炎の患者となっている。重症のアトピー性皮膚炎患者にとっては治療の選択肢が増え，QOLの向上につながることが期待される。そのほかにも乾癬治療では，ビタミン D_3 外用薬と副腎皮質ステロイド外用薬を配合した新薬が商品化され，悪性黒色腫に対しても免疫チェックポイント阻害薬や分子標的治療薬などが開発され，新たな選択の幅が広がっている。

　難治性重症乾癬の治療において生物学的製剤が使用可能になったことも，皮膚科治療における大きな成果の1つである。乾癬の免疫反応を特異的に抑え，効果が高く，乾癬性関節炎では早期に使用することにより関節の変形の進行を抑えることができるようになった。これは患者のQOL（生活の質）の向上に貢献している。

② 看護

皮膚疾患の▶
特徴の理解
　皮膚科領域の看護を行うにあたっては，最新の医療の動向を十分に把握するとともに，皮膚疾患の特徴を理解することが必要である。具体的には，①生命にかかわる疾患は多くはない，②人目にふれる部位に症状をみとめる疾患が多い，③慢性に経過する疾患が多い，④瘙痒（かゆみ）を主症状とする疾患が多い，⑤患者が年齢・性別を問わず多岐にわたるなどが特徴である。

　また，これらの特徴が患者の生活に及ぼす影響についても理解しておく必要がある。たとえば，人目につく箇所に症状が出やすいということは，治療の経過が目に見え，治療効果がわかるため，セルフマネジメントにつなげやすいという側面もある。しかしその一方で，患者は精神的ストレスをかかえ，QOLが障害されていることが多いという側面もある。また，尋常性乾癬やアトピー性皮膚炎をはじめとして，増悪と寛解を繰り返しながら慢性に経過する疾患が多いということは，一生を通して病気とつき合っていかなければならないことを意味する。そのため，学業・職業などの社会生活と両立させながらの治療の継続は，困難をきわめる。

　したがって，看護師には，患者・家族に対して皮膚疾患のそれぞれの特徴を理解してもらい，QOLの向上を目ざして治療アドヒアランス[1]を高めることや，患者みずからが主体となりセルフマネジメントを行えるように指導していくことが求められる。その際，個別性を考えることが重要であり，患者・家族の状況や対処能力に合わせた指導内容が求められる。

意思決定支援▶
　皮膚科領域においても，患者が治療法を選択する際に，看護師が意思決定を支援する場面は多い。患者の意思決定を支援するためには，看護師もしっかりとした知識を身につけ，情報を得ておく必要がある。具体的には，皮膚科領域

---

1) アドヒアランス：医療者だけでなく，患者自身も治療方針の決定に積極的にかかわり，その決定に従って治療を受けること。

に関しての医学的知識をもつことや，各種の治療ガイドラインを読んで理解しておくことなどがあげられる。また昨今は，さまざまなメディアの発達により不正確な健康情報も多く流布しているため，患者がまどわされないように正確な情報を提供することが求められる。そして，これらを看護にいかしていく必要がある。根拠（エビデンス）に基づく看護実践は EBN（evidence-based nursing）といわれる。

　さらに皮膚科領域では多くの新たな薬が開発され，患者の選択の幅が広がっている。しかし，使用できる施設が限定されている薬もあるため，セカンドオピニオンの可能性なども含めて患者に情報を伝え，意思決定を支援していくことも必要となる。

**高齢社会に▶
対応した看護**　高齢化が進んでいるわが国では，慢性に経過する瘙痒性皮膚疾患・悪性腫瘍などをかかえる患者が増加している。また，高齢化に伴い在宅看護を必要とする人々が増加している。これらの人々には褥瘡をはじめとするさまざまな皮膚疾患がみられることも多く，外用療法や創部処置などを必要とすることが多い。看護師には，患者・家族の状況のアセスメントを通して問題を抽出し，援助が必要なことがらを明確にして解決に向けた支援をしていくことが求められる。

　また，「老老介護」「認認介護」という言葉があるように，患者やその家族のみでの問題解決はむずかしくなっており，地域連携を含めた一層の支援が重要となっている。「地域包括ケア」が政策として提唱されていることからもわかるように，入院中から退院支援部門や訪問看護ステーションなどと連携をとり，在宅医療へつなげる退院調整の役割の必要性も，看護師は認識しておかなければならない。

B 患者の特徴と看護の役割

① 皮膚疾患の特徴と看護の役割

　皮膚は，身体の最外層にあって全身をおおう人体最大の臓器である。人体の最外層にある皮膚は，外界と直接触れるため，その影響を受けるとともに，体内からの影響も受ける。体外環境と体内環境の境目にある皮膚は，身体の恒常性を維持するために，さまざまな機能を担っていることが明らかになっている。たとえば，体内の水分の喪失を防ぎ，紫外線などの外界からの物理的・化学的刺激や，微生物などから生体内部を保護している。また，発汗作用などによる体温調節，痛みや温度に対する感覚器としての役割も果たしており，さらに免疫反応の場としての役割も担っている。

　以下では，これらのさまざまな機能を担っている皮膚に生じる疾患の特徴，

▶表 1-1　皮膚疾患に共通してみられる特徴

① 患者は年齢・性別を問わず多岐にわたる。

② 症状が目に見える。

③ 寛解と増悪を繰り返し，慢性の経過をたどるものが多い。

④ 瘙痒・痛み（疼痛）・異常知覚などの自覚症状を伴う。

⑤ 外部環境に影響を受ける疾患が多い。

および看護の役割を概観する。

1 皮膚疾患の特徴

　皮膚疾患には，皮膚原発の疾患と，全身性疾患や内臓疾患が皮膚病変を引きおこすものとがある。皮膚原発の疾患は，外部環境に影響を及ぼす要因によって発症・増悪することが多い。全身性疾患や内臓疾患は皮膚病変を引きおこすだけでなく，皮膚原発の疾患を悪化させることも多い。

　また，皮膚の症状には，自分や他者に「目に見える」皮疹（皮膚症状）と，自分しかわからない瘙痒・痛み・異常知覚などの自覚症状とがある。

　皮膚疾患をもつ患者の看護にあたっては，患者の皮膚の状態や皮膚疾患に共通してみられる特徴をつぶさに把握することが重要となる（▶表 1-1）。

　「症状が目に見える」ということ，すなわち自分や他者から見えるということは大きな意味をなす。たとえば，長所としては変化・異常があったときには患者自身が気づき，医療従事者に訴えることができることや，治療経過が目に見えることで励みとなり，セルフマネジメントがしやすいことがあげられる。その一方で，短所も多い。たとえば，ボディイメージの変化や他者からの心ない言葉によって精神的なストレスを受け，治療に対する意欲が失われることもある。また，皮膚の状態で一喜一憂することや，とくに慢性疾患においては長期的なボディイメージの変化は，精神的に大きな負担となる。

　皮膚疾患は，寛解と増悪を繰り返し，慢性の経過をたどるものが多いが，生命に危機を及ぼすものは少ない。ただし，生命に危機を及ぼす疾患がないわけではない。急性疾患である全身熱傷や重症薬疹，悪性腫瘍である悪性黒色腫やパジェット病などは，病期や転移の有無によっては，生存率はかなり低下する。

　皮膚がんは一般に転移が少なく，生命予後が良好なものが多いため，がんだからといって気落ちすることなく，きちんと治療すれば完治する。しかし，悪性黒色腫やパジェット病のように病期によっては予後がよくない疾患もあり，適切な支援が必要となる。

2 看護の役割

　看護師には，皮膚疾患患者の身体的な問題，心理・社会的な問題を理解して，患者個々人に応じた看護を行うことが求められる。

　前述したように，皮膚疾患は目に見える疾患であり精神的ストレスも大きく，また寛解と増悪を繰り返す慢性疾患が多い。患者自身がまず自分の疾患や治療について十分に理解し，前向きな姿勢で生活が送れるように援助していくことが必要である。

　治療を継続していくためには，患者と医療チームのメンバーとの良好な関係の構築，そして家族や同僚などのサポートシステムが重要となる。患者はサポートしてくれる人がいるか否かによって，自分の状況への適応レベルがかわるともいわれている。さまざまな問題をかかえる患者に対して，看護師をはじめとする医療チームのメンバーは，共感的態度をもち，支持的態度で接していくことが基本となる。

② 身体的な問題とその援助

　皮膚疾患では瘙痒や痛み，落屑・分泌物とそれに伴う悪臭など，さまざまな身体的な問題が生じる。また，皮膚疾患は慢性疾患が多く，精神的・身体的不安や経済的不安，ライフイベントにおける QOL の低下を余儀なくされることもあり，これらのことを念頭において看護にあたることが必要となる。

　ここでは，皮膚に影響を及ぼす要因と皮膚疾患に伴う症状を概観したのち，皮膚疾患の治療および身体的な問題への援助について述べる。

1　皮膚に影響を及ぼす要因と皮膚疾患に伴う症状

● 皮膚に影響を及ぼす要因

　皮膚は体内と外界との境界にあり，次のような要因によって影響を受ける。

◉ 環境要因

　大気の乾燥(湿度)，紫外線，温度の変化，地域差，季節的変化，職場環境などがある。

[1] **大気の乾燥(湿度)**　大気の状況は，外界に接している皮膚に直接的な影響を与える。乾燥した季節や，冷暖房を使用している室内など，大気が乾燥している状況では経皮水分喪失量が多くなり，皮膚が乾燥し，瘙痒が引きおこされる。

[2] **紫外線**　オゾン層の破壊による紫外線の増加が問題となっている。紫外線は日焼けなどの急性の皮膚障害を生じさせる。また，長期に曝露を繰り返すと，老人性色素斑などのしみをもたらし，しわの原因にもなる。

◉ 生活様式や生活習慣

　生活様式・生活習慣によっては皮疹が悪化するおそれがある。たとえば，絨毯や羽毛寝具，ぬいぐるみなどは，環境アレルゲンであるチリ・ダニの原因となり，これらをそばに置くことは，アトピー性皮膚炎を悪化させる要因となる。

運動後に汗をかいたまま身体を洗わずにいると，汗が刺激となって瘙痒を誘発することが多い。瘙痒は搔破を誘発するが，これが継続すると搔破をすることが癖になってしまい，瘙痒感がなくとも，ストレスなどにより無意識のうちに手が動いて搔破をしてしまうことが多くみられる。

● 皮膚に影響を与える外的要因

機械的刺激，化学的刺激，微生物やアレルゲンの作用などがある。

[1] 機械的刺激　衣類によるものなどがあげられる。たとえば，ゴムがきつい下着や靴下は，皮膚を圧迫し，瘙痒を誘発する。また，下着や洋服についているタグが皮膚を刺激して瘙痒を誘発し，これが搔破を引きおこして皮疹の悪化へとつながる場合もある。

[2] 化学的刺激　住宅の高気密化・高断熱化が進み，化学物質を含んだ新建材が用いられるようになってきているが，これがシックハウス症候群をまねき，皮膚症状を引きおこすことがある。また，美容師が用いる染料などの薬剤により接触皮膚炎を生じたり，食器用洗剤や擦式手指消毒剤が手湿疹(主婦湿疹)を引きおこしたりすることもある。

● 皮膚に影響を与える内的要因

加齢，全身性疾患，遺伝，栄養状態，免疫，内分泌・代謝，ストレスなどがある。

[1] 加齢　皮膚には，加齢ともに生理的・形態的変化があらわれてくる。皮膚の老化は20歳を過ぎるころから始まるといわれ，年齢を重ねるごとに肌の「みずみずしさ」が失われていく。一般には「くすみ」や「はりのなさ」を感じるなどと表現される。

皮膚のおもな老化現象としては，「深いしわが増える」「きめがあらくなる」「乾燥が激しくなる」「しみがふえる」「弾力がなくなりたるんで見える」「黄色っぽくくすんで見える」などがある。これらは，加齢による生理的老化と，紫外線などの環境による老化(光老化)によっておこる。また，しわは真皮層にあるコラーゲンやエラスチンなどの線維成分の変性・脆弱化によっておこる。

さらに，血管と周囲の支持組織の脆弱化，表皮の菲薄化，皮下脂肪の減少，乾燥などによって皮膚は傷つきやすくなり，打撲痕や紫斑も生じやすくなる。

[2] 全身性疾患や内臓疾患　全身性疾患や内臓疾患はさまざまな機序で皮膚に影響を与えている(▶表1-2)。皮膚は「内臓の鏡」といわれることもあり，内臓の状態は皮膚によく反映されるため，皮膚の変化を通して内臓疾患や全身状態を知ることができる。

● 皮膚疾患に伴う症状

自覚症状としては瘙痒，痛み，落屑・分泌物とそれに伴う悪臭などがあり，主訴として瘙痒を訴えることが多い。

▶表 1-2　皮膚に影響を与える全身性疾患や内臓疾患

糖尿病	神経障害，血管障害による難治性の皮膚知覚鈍麻や皮膚壊疽
慢性腎不全	皮膚の乾燥，色素沈着，皮膚瘙痒症
肝疾患	皮膚瘙痒症，黄疸
悪性腫瘍	皮膚転移による結節・腫瘍形成，さまざまな皮膚疾患（皮膚筋炎・黒色表皮腫など）
内分泌障害	多毛，乏毛，痤瘡，色素異常
免疫不全，あるいは膠原病をはじめとする自己免疫疾患	感染症の増悪 さまざまな日和見感染症を含めた皮膚感染症

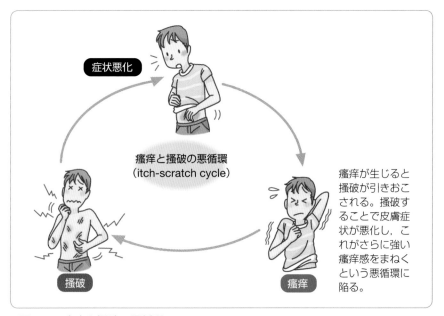

症状悪化

瘙痒と搔破の悪循環
（itch-scratch cycle）

搔破

瘙痒

瘙痒が生じると搔破が引きおこされる。搔破することで皮膚症状が悪化し，これがさらに強い瘙痒感をまねくという悪循環に陥る。

▶図 1-1　瘙痒と搔破の悪循環

瘙痒▶　瘙痒は，皮膚疾患に伴う最も代表的な症状である。湿疹・蕁麻疹などをはじめ，皮膚疾患の多くは瘙痒を伴う。瘙痒は搔破を引きおこし皮疹の悪化へとつながり，さらに瘙痒が増すという悪循環につながる（▶図 1-1）。また，瘙痒の増悪とともに精神的不安定など，QOL の低下が重要な問題となる。たとえば，瘙痒によって不眠をきたし，そしてそのストレスが瘙痒を増強させ，搔破によりさらに皮疹の悪化につながるという悪循環に陥ることも多い。

　皮疹を伴わない皮膚瘙痒症の原因としては，腎不全・肝胆道疾患・悪性腫瘍などがある。この場合は，末梢神経刺激を介さず中枢神経性に瘙痒がおこる。ただし，皮疹を伴わない状態でも瘙痒により搔破を繰り返すことによって二次的に湿疹・痒疹を生じることも多い。

痛み▶　皮膚疾患の痛みには，さまざまな程度がある。皮膚の発赤・腫脹・びらん・擦過傷による軽度のものから，帯状疱疹・熱傷による強い痛みを伴うも

のまである。また，腫瘍切除や植皮術などの外科的治療に伴う痛みもある。

　顕著な痛みとしては，全身に皮膚症状がみられる重症熱傷やリンパ腫によるものがある。包帯交換時には激痛を訴えるため鎮痛薬を投与するが，場合によっては麻薬を使用して処置をする必要があるほどの痛みとなる。

　また，帯状疱疹の痛みには特徴があり，皮疹の前駆症状としての神経痛様疼痛は，医療機関を受診しても部位によっては頭痛や神経痛といわれ，様子をみているうちに皮疹が出現して診断がつくことも多い。そして，三叉神経がつかさどる部位に皮疹があらわれた場合や，患者が高齢の場合は，皮疹が消退してからも後遺症として帯状疱疹後神経痛が残り，痛みが長期にわたることも多い。その際には，ペインクリニックへの受診なども考慮しなければならない。

　痛みは自覚症状であり，感じ方・訴え方には個人差が大きい。とくに，顔色・表情，発汗や吐きけの有無・程度などを観察して，適切に対処することが大切である。

落屑・分泌物と▶
それに伴う悪臭　乾癬患者やアトピー性皮膚炎患者は，落屑によって周囲の人々に対して引け目や迷惑をかけていると感じ，ストレスを生じることも多い。また，外用薬と皮脂などがまざることにより生じる臭気，搔破を繰り返すことによって生じた分泌物の血痂や痂皮の臭気によって，周囲の人々への遠慮・羞恥心（しゅうち）が生じる。びらん化などの損傷をおこした皮膚には分泌物が生じるが，バリア機能がくずれ感染しやすい状態となるため，注意が必要である。

睡眠障害▶　皮膚疾患患者の睡眠障害の原因としては，搔痒や精神的ストレスなどがあげられる。睡眠障害は患者のいらだちを増強させ，疾患の治癒を遅らせることになる。

感染の合併▶　皮膚は外界と直接接しており，皮膚表面のバリア機能が破壊されると感染しやすくなる。皮膚が傷害された状態では，搔破によって皮疹の悪化がみられ，滲出（しんしゅつ）液と外用薬がまじり合い，それが乾燥して細菌が繁殖しやすくなる。感染をおこした皮膚を搔破し，さらにまた別の箇所の皮膚を搔破することによって感染が拡大したり，さらに他者への感染の媒介となることもある。

　また，副腎皮質ステロイド薬の内服などによって全身の免疫能の低下がおこり，易感染状態になることもある。

2 皮膚疾患の治療

　皮膚疾患に対する代表的な治療法は，外用療法である。外用薬の副作用を予防して，効果を最大限に発揮させるためには，個々の外用薬の薬理・薬効・副作用の特徴を十分に把握し，用量・用法などの使用方法を患者にしっかりとていねいに指導する必要がある。

　外用療法のほかに，皮膚疾患には手術療法や放射線療法などのさまざまな治療法が用いられている（▶表 1-3）。

　皮膚疾患は，急性疾患か慢性疾患かによって治療法が異なる。また，外科的

▶表 1-3　皮膚疾患に対する外用療法以外の治療法

皮膚疾患	治療法
自己免疫性水疱症	副腎皮質ステロイド薬による薬物療法
皮膚腫瘍	手術療法
皮膚がん	手術療法，化学療法，放射線療法，温熱療法
疣贅や良性皮膚腫瘍	凍結療法，電気凝固法，電気分解法
皮膚 T 細胞リンパ腫	光線療法
乾癬	光線療法，生物学的製剤や免疫抑制薬による薬物療法
太田母斑，しみ，血管腫	レーザー療法

治療を要する疾患もある。

[1] **急性疾患**　軽症の急性疾患としては，虫刺症・接触皮膚炎などがあり，外用療法を主体にして，場合によっては止痒薬の内服によって治癒あるいは症状の緩和をはかる。

　皮膚急性感染症（丹毒・蜂巣炎〔蜂窩織炎〕・帯状疱疹など）に対しては，適切な抗菌薬や抗ウイルス薬の投与を行う。

　生命をおびやかすほどの急性疾患としては，重症薬疹であるスティーヴンス−ジョンソン症候群などがある。さらに重症化した疾患には中毒性表皮壊死症などがあり，副腎皮質ステロイド薬の全身投与と並行して全身管理が必要となる。

[2] **慢性疾患**　皮膚疾患の多くは慢性疾患で，生命にすぐ危機は訪れたりはしないが，病気と長くつき合っていかなければならないものが多い。アトピー性皮膚炎や乾癬の場合は，生活習慣を改善してセルフケアを行いながら，じょうずに病気とつき合っていく方法を患者に指導する。また，膠原病などでは疾患に対する治療とともに，皮膚潰瘍に対する外用処置などの対症療法を行う。

[3] **外科的治療を要する疾患**　外科的治療を必要とするおもな皮膚疾患には，次のものがある。

（1）皮膚の良性腫瘍・悪性腫瘍
（2）物理・化学的傷害による熱傷，放射線潰瘍
（3）母斑・母斑症，血管腫
（4）瘢痕，瘢痕による機能障害
（5）保存的治療に難治性の慢性膿皮症，難治性潰瘍

　これらの疾患には，切除・縫合・植皮術・皮弁形成術などが行われる。たとえば，皮膚良性腫瘍である脂肪腫に対しては局所麻酔下で単純切除術が行われ，皮膚悪性腫瘍である悪性黒色腫やパジェット病，重症熱傷などの疾患に対しては，全身麻酔下で植皮術やリンパ節郭清なども行われる。

3 身体的な問題への援助

◉症状・苦痛の緩和

皮膚疾患の代表的な症状は瘙痒である。瘙痒によって睡眠障害や精神的ストレスがおこり，搔破によって皮膚症状の悪化，さらには病巣からの感染などさまざまな問題が引きおこされる。そのほかに，落屑・分泌物・悪臭なども患者にとっては切実な問題となる。これらの症状に対しては，原因・誘発因子をできるだけ除去するように心がける。そして皮膚の清潔に努め，適切な外用薬による処置や止痒薬などの内服を行うことによって症状の緩和をはかる（▶179ページ，第6章C「症状に対する看護」）。

また，慢性疾患に対しては患者自身がセルフケアによって皮膚をよい状態に保てるように指導していくことが重要である。

◉治療・処置への援助

糖尿病・腎疾患・肝疾患などの基礎疾患に伴う皮膚症状がみられるときには，基礎疾患の治療をきちんと受けるように指導する。また，原疾患となる皮膚疾患に対しては，適切な治療・処置が継続して行われるように援助する。その際，看護師が患者の疾患や治療に対する理解度をしっかり把握しておくことが重要である。

[1] **外用療法**　皮膚疾患の治療法にはさまざまなものがある。そのなかでも外用療法は皮膚疾患特有のもの，かつ中心的な治療法であり，継続した処置を必要とする患者も多い。看護師には外用療法に熟知し，患者に対応していくことが求められる（▶193ページ，第6章E-2「外用療法を受ける患者の看護」）。

[2] **清潔保持（保清）**　外用療法が治療の中心になる皮膚疾患患者にとって，保清は大きな意味をもつ。看護師には，外用療法における保清の意義，スキンケアにおける保清の意義，また症状に対する保清の意義について理解し，患者に具体的に指導していくことが求められる（▶169ページ，第6章B「スキンケア」，179ページ，C「症状に対する看護」，193ページ，E-2「外用療法を受ける患者の看護」）。

[3] **感染の予防**　皮膚は外界に接している臓器であるため，細菌・真菌・ウイルスなどによる感染の機会も多い。そして鱗屑の付着した皮膚，びらん・潰瘍化した皮膚，あるいは瘙痒による搔破によってバリア機能が低下した皮膚は感染しやすい状態となる。

感染予防の基本は，皮膚を清潔に保ち適切な処置を行うことである。衛生材料による病変部位の保護，また搔破予防対策に努め，二次感染をおこさないようにすることが大切である。

医療従事者が感染の媒介とならないように，処置前後の手洗いや，同じ患者でも処置の場所がかわるときには手洗いをする「いち処置いち手洗い」といった標準予防策 standard precaution（スタンダードプリコーション）に基づいた感染予防対策を励行する。

　落屑の多い患者に対しては，ベッド周囲の環境整備に留意する。ベッド柵のみぞにたまった落屑が感染の原因となることもある。創部が感染をおこした患者ではほかの部位，さらには他者への感染予防を行う。また，医療材料による感染を予防するには，適切な分別処理や，手洗いの励行なども重要である。

◉**生活環境・生活習慣の調整**

　生活環境・生活習慣に対する援助では，患者それぞれの個別性を把握して具体的に指導する。生活環境・生活習慣が皮膚疾患の明らかな原因となっている場合は，無理のない範囲でできるだけ原因となる要因を除去するよう指導する。

　[1] **住宅環境の整備**　現在，住宅環境においては，建築材の成分によるアレルギーや，密閉空間によるダニなどのアレルゲンの発生など，さまざまな問題が生じている。

　アトピー性皮膚炎などでは，アレルゲンの除去という観点から，ダニの発生の原因となる畳や羽毛ぶとん・羊毛ぶとんは避け，直接に床にふとんを敷かずにベッドを用いることが望ましい。また，フローリングの床に絨毯を敷くことは避けるように指導する。生活環境においても，毛足の長いぬいぐるみなど，ダニのつきやすいものはそばに置かないようにする。ペットもアレルゲンとなることが多い。ダニの餌となるほこりなどを除去するために，掃除をこまめに行う。掃除機は送風口からダニなどが排気されないサイクロン式のものがよい。

　[2] **食事・栄養の調整**　基本的には，バランスのよい食事摂取を心がけるように指導する。食物アレルギーのようにアレルゲンがはっきりしている場合は，食事制限が必要となる。しかし，アレルギー性疾患であるからといって必要以上に食事制限をしないよう注意を促さなければならない。とくに幼児・学童などでは，それが成長・発達を妨げることにもなる。

　また，瘙痒を有する患者に対しては，瘙痒を増強する食品の摂取を控えるよう指導する。アルコール飲料・香辛料などの刺激物は血管を拡張させて瘙痒を増強させるため，摂取に関しては注意をするように説明する。

　[3] **衣類の調整**　衣生活では，皮膚症状がみられるときには肌に直接触れる肌着・衣服などは吸湿性・通気性のよい木綿製品を用いる。皮膚が炎症をおこしていると皮膚感覚への閾値も下がるため，縫い目・タグなどが刺激とならないように裏返しに着用したり，タグを取ったりするなど具体的な対処法を指導する。搔破予防としては，長袖のものを着用することも効果的である。

◉**疾患や症状への援助**

　疾患や症状への援助では，まずは瘙痒に対する生活指導が重要であるが，そのほか乾癬や光線過敏症にも増悪を予防するための指導が必要となる。

　[1] **瘙痒**　瘙痒のある患者は搔破することが癖になってしまい，知らないうちに手が動いてしまっているということが多い。家族や周囲の人々にも協力を得て，搔破をしている様子が見られたら注意をしてもらうようにする。また，室

温調整についても注意をすることが重要である。夏季は掻破予防のためにエアコンを使用して室温を低めに調節し，寝衣・寝具で調整したほうがよい。冬季は暖房によって乾燥しすぎないようにする。

[2] **乾癬**　乾癬などでは，ケブネル現象 Köbner's phenomenon（▶58ページ）で刺激を受けた皮膚に症状が発生するため，患者の状況を把握して入浴時に皮膚をこすらない，正座を避けるなどといった細かな指導を行うことが必要である。

[3] **光線過敏症**　光線過敏症などでは紫外線対策が必須であり，外出に際しては，紫外線の強い時間帯や皮膚が露出する衣服を避けるよう注意を促し，サンスクリーン剤の外用を行うように指導する。

③ 心理・社会的な問題とその援助

1 病状や治療・処置に伴う精神的苦痛

病状に伴う ▶
苦痛と不安

皮膚の状態はその人の年齢をあらわし，また，顔面の皮膚は顔貌や表情を形成し「その人らしさ」を表現する。そのため，皮膚の状態によっては自己のボディイメージの変化に悩む患者も多く，ボディイメージの変化をどのように受け入れるのかについての問題が生じる。病状に一喜一憂し，不安がつのり，他者からの視線や言葉が気になりストレスが高まるなどして精神的問題も生じやすい。

また，それぞれの年齢層に応じた問題も生じる。たとえば，学童期では友だちとの関係や，学業へ支障が生じる。また，青年期では瘙痒などによる学業への支障に加え，ボディイメージの変化による異性との関係や将来の就職への不安などが生じる。

治療・処置に伴う ▶
精神的ストレス

寛解と増悪を繰り返して慢性の経過をたどることが多い皮膚疾患においては，慢性疾患に共通する精神的な問題を生じる。たとえば，疾患自体が長期化し，再燃することに対する精神的ストレスや，社会生活を営みながらの通院治療に対するストレスなどである。学生や社会人（勤労者）では通院のための時間がとれないこと，高齢者では通院に付き添う介護者の有無や介護の問題などで精神的苦痛が生じる。また長期にわたる通院，ときには入院が必要となることによる経済的問題も生じてくる。

さらに，皮膚疾患患者にとっては，疾患特有の外用薬の処置に要する手間や時間に対する精神的ストレスもある。処置の継続は，慢性疾患のセルフマネジメントにおいて重要であるが，頭で理解していても実際には継続することがむずかしく，患者はジレンマやストレスを感じる。患者と実現可能な方法をともに考え，支援していくことが求められる。

2 精神的援助

　　看護師には，共感的態度・支持的態度で患者に接し，できるだけ具体的な解決策を患者とともに考えていくことが求められる。

　　寛解と増悪を繰り返して慢性の経過をたどっている皮膚疾患患者のなかには，精神的苦痛が大きく情緒不安定になり，周囲の状況に適応できず孤独感に陥る人もいる。このような患者に対しては，経過が長くなるため気長に病気とじょうずに付き合っていくことが大切であることを繰り返し説明する。患者の生活様式・生活習慣をふり返り，悪化の原因についてともに考えていくことも必要である。

　　また，他者に見える部位の皮膚症状や，あざや瘢痕などによるボディイメージの変化に対しては，精神的安定がはかれるように具体的な治療方法を提示して援助することが必要である。

3 社会生活を営むうえでの支障

生活行動の制約▶　皮膚に影響を与える環境要因(因子)としては，気温，湿度，紫外線，さらに細菌・ウイルス・真菌・昆虫などがあげられる。皮膚疾患の原因となる環境悪化要因を完全に取り除くことは，社会生活を営むうえで不可能である。そのため，生活活動・生活習慣や環境要因が疾患の明らかな原因となっている場合には，できるだけ無理のない範囲でそれらを除去する必要があるが，それにより生活行動の制約を受けることになる。

　　たとえば，前述したように，光線過敏症では，紫外線の強い時間帯では外出を避ける，皮膚が露出する衣服は避ける，サンスクリーン剤を外用する，といった紫外線対策が必須となる。また，食物アレルゲンがはっきりしている場合は，食事制限が必要となる。乾癬などではケブネル現象で刺激を受けた皮膚に症状が発生するため，入浴時に皮膚をこすらない，正座は避けるなどといった行動の制約を受けることになる。

社会生活の制約▶　ボディイメージの変化が顔面・手など他者から容易に見えるところに生じた場合には，人間関係や就職の問題などさまざまな社会生活上の支障が生じてくる。患者は劣等感や疎外感にさいなまれることも多く，瘙痒などの症状も加わってうつ状態になることも少なくない。乾癬患者のなかには，浴場などで感染性の疾患ではないかと敬遠され肩身の狭い思いをしたり，家族で温泉やプールに行けないと訴えたりする人もいる。

　　また，皮膚疾患により職業の選択が制約されることもある。たとえば，美容師として働いている人が染料などの薬液により接触皮膚炎を生じた場合，その仕事を続けることがむずかしくなる。

　　このように目に見える疾患ということで，社会生活や人間関係にさまざまな支障をきたすことがある。

4 社会生活上の支障に対する援助

　自己のボディイメージの変化を受け入れられず，人間関係や就職の問題など社会生活上の支障をきたしている患者に対しては，①皮膚症状の軽快には時間がかかるが，あせらず治療に取り組むことが大切であるということ，②患者の自己ケアによって症状は軽快し，よい状態に保たれること，を繰り返し説明するとともに，傾聴的態度で接し，患者がかかえる不安を取り除いていくことが求められる。そのなかで患者との信頼関係を構築し，患者がボディイメージの変化を受容していけるよう支援していく必要がある。

　外見上の問題から交友関係や就職などに支障をきたすことが多い乾癬患者においては，皮膚症状を自己管理して落ち着いた状態に維持し，日常生活を見直して予防対策がとれるように指導する。そして，患者がボディイメージの変化を受容し，肯定的な社会生活を送れるように援助していく。

　さらに，アトピー性皮膚炎をもつ学生の場合，体育の授業でプールに入ったあとは，シャワー浴で塩素を洗い流し，その後は外用薬を塗布する，また運動で汗をかいたあとはシャワー浴を行うといった対応が必要となるため，学校の協力が得られるようにはたらきかける。

　このように，患者が皮膚症状により生活行動の制約を受けたり，ボディイメージの変化から社会生活を送るうえで支障をきたしたりしていることを看護師は十分に把握し，適切な援助を行っていく必要がある。

④ 家族への援助

　看護師は患者の家族背景，サポート体制を把握し，家族が患者を心身両面からサポートできる体制を整えられるように援助することも必要である。その際，家族だけで問題をかかえ込むのではなく，必要時は社会資源も活用できることを説明して支援する。

家族看護の視点▶　近年は高齢化の影響により介護度が高い患者が入院し，退院調整が必要な家族も増えている。また，大学病院や急性期病院の皮膚科病棟には，単純な皮膚疾患で入退院する患者だけでなく，複数の合併症をかかえた患者や悪性腫瘍の患者も多く入院している。このようにさまざまな背景をかかえた患者を看護するにあたり，患者だけを看護の対象とするこれまでの看護には限界がある。

　慢性疾患で自己管理がむずかしい患者や，糖尿病性潰瘍で入退院を繰り返す患者，悪性腫瘍の療養について家族間での合意形成が困難な患者，老老介護で退院先が見つけられない患者など，どれも家族を含めた看護が必要である。

　皮膚疾患患者は，退院後も皮膚の処置を継続して行うことが多く，誰がどのようにケアを継続していけるのかについて，家族やソーシャルサポートを含めた広い視野をもって考えることが必要である。家族看護の視点から，患者だけ

でなく，その家族も看護の対象とし，家族のもてる力を最大限に発揮できるように援助することが重要である。

ゼミナール
復習と課題

❶ 皮膚疾患患者に対して QOL の向上のためにはなにが重要か，看護の視点からなにができるかを話し合ってみよう。

❷ 皮膚疾患患者に対する日常生活援助の要点を述べなさい。

❸ 思春期の皮膚疾患患者に対する精神的援助の要点を述べなさい。

❹ 全身性疾患とかかわりのある皮膚疾患患者の看護の要点を述べなさい。

❺ 皮膚疾患の治療を続けながら社会生活を送る際の援助の留意点について述べなさい。

❻ 皮膚に影響を与える外的環境と内的環境について述べなさい。また，それぞれの環境要因を具体的にあげ，看護上の指導における注意点についてまとめなさい。

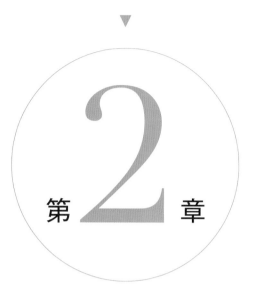

第 **2** 章

皮膚の構造と機能

A 皮膚の構造

皮膚は人体の表面をおおい心臓・肺・肝臓などの諸臓器を保護しているが，単なるおおいではなく，生命の維持に必要なさまざまな機能を担っている。

皮膚は成人では約 1.6m² の面積(畳1畳分)があり，皮膚(表皮と真皮)の重量は約3kg，皮下組織も含めると約9kgにも及ぶ人体最大の臓器である。

皮膚の色調は人種・年齢・性・部位・個人などによって異なるが，メラニン melanin(▶27ページ)と赤血球中のヘモグロビンが皮膚色を左右し，そのほかカロテンの量や角層の性状なども関与している。

皮膚の表面には皮溝という大小のみぞが交差し，その間に皮丘が形成されている。皮溝に区画された三角形・多角形の領域は，皮野とよばれている。皮膚の厚さは 1.5〜4mm で，掌蹠(手掌〔手のひら〕と足底〔足の裏〕)がとくに厚

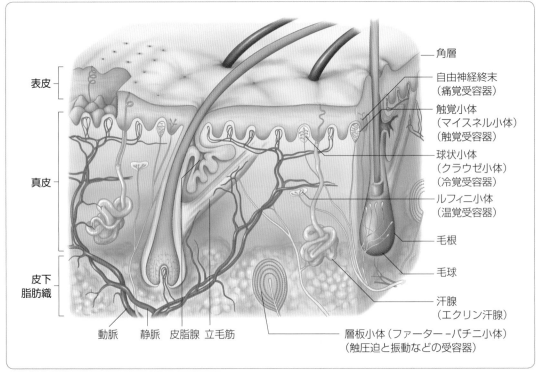

表皮

真皮

皮下脂肪織

動脈　静脈　皮脂腺　立毛筋

角層

自由神経終末
(痛覚受容器)

触覚小体
(マイスネル小体)
(触覚受容器)

球状小体
(クラウゼ小体)
(冷覚受容器)

ルフィニ小体
(温覚受容器)

毛根

毛球

汗腺
(エクリン汗腺)

層板小体(ファーター–パチニ小体)
(触圧迫と振動などの受容器)

▶図2-1　皮膚の断面

くなっている。皮膚は上層から**表皮・真皮・皮下脂肪織**の3層に分けられ，その下に筋肉・骨などの組織が存在している（▶図2-1）。

① 表皮 epidermis

表皮は被覆表皮と付属器表皮からなり，付属器表皮は表皮内毛包部と表皮内汗管部に分かれている（▶図2-2）。表皮の厚さは0.06〜0.2mmであるが，角層が厚い掌蹠は0.6mmと厚くなっている。表皮の下面は凹凸面となり，真皮と密着し，表皮の真皮に突出している部分を**表皮突起**，真皮が表皮に突出している部分を**真皮乳頭**とよぶ。

1 表皮の構造

表皮は下層から**基底層・有棘層・顆粒層・透明層・角層**の5層からなる

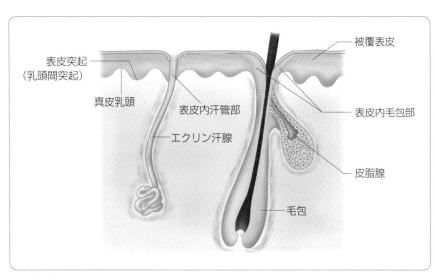

被覆表皮

表皮突起
（乳頭間突起）

真皮乳頭

表皮内汗管部

エクリン汗腺

表皮内毛包部

皮脂腺

毛包

▶図2-2　表皮の断面

NOTE
粘膜とは

皮膚が直接生体の外に接触するのに対し，粘膜は生体の内なる外界に接する。粘膜は呼吸器・消化器・泌尿器などの管腔臓器の内腔面をおおい，その表面は粘液腺や杯細胞からの分泌物でつねに湿潤している。

粘膜は，組織学的には表層の粘膜上皮と，粘膜固有層からなり，さまざまな粘膜が存在する。消化管では数層の平滑筋からなる粘膜筋板が固有層の下に存在する。粘膜固有層は乳頭層と網状層からなり，広義の粘膜には粘膜下組織も加える。粘膜上皮は器官によって

その構造と機能が異なり，またその組織発生も外胚葉，中胚葉および内胚葉由来と異なるが，皮膚科で扱う粘膜は口腔粘膜である。

口腔粘膜の上皮は皮膚の表皮と同様に重層扁平上皮であるが，特殊の場合を除き角化（▶26ページ）しない。したがって，角層を感染の場とする皮膚糸状菌（白癬菌）が粘膜に寄生することはない。つまり，みずむしの原因である白癬菌を食べても，口の中や胃の中がみずむしになることはない。

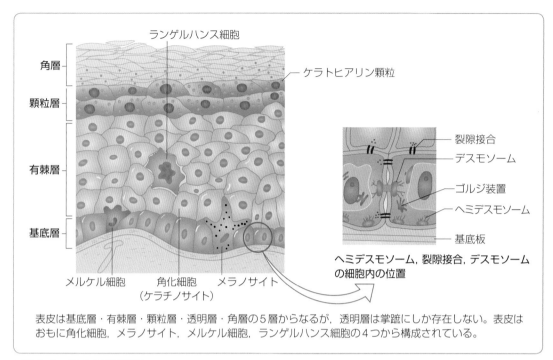

表皮は基底層・有棘層・顆粒層・透明層・角層の5層からなるが，透明層は掌蹠にしか存在しない。表皮はおもに角化細胞，メラノサイト，メルケル細胞，ランゲルハンス細胞の4つから構成されている。

▶図2-3　表皮の微細構造

重層扁平上皮である（▶図2-3）。**角化細胞**は基底層で分裂し，**角化**しながら上行して表層から脱落する。なお，基底層から顆粒層までに分化するのに約1か月間，角層からはがれるのに約14日間を要するとされている。基底層・有棘層・顆粒層を合わせてマルピギー層 Malpighian layer とよぶこともある。

基底層▶　表皮最下層の1層で，基底細胞とよばれる円柱形の角化細胞からなる。基底細胞の真皮側には**ヘミデスモソーム** hemidesmosome があり，基底板と結合している。

有棘層▶　基底層から顆粒層にいたる5〜10層の角化細胞層を有棘層という。下方ほど多角形で，上にいくにしたがって横に扁平となる。上層にいたると**層板顆粒** lamellar granule（**オドランド小体** Odland body）が見られるようになる。

顆粒層▶　有棘層と角層の間に存在し，細胞質中に好塩基性の小顆粒である**ケラトヒアリン顆粒** keratohyalin granule が見られるようになる。細胞膜は肥厚しはじめ，細胞膜内側に**周辺帯** marginal band を形成するようになり，層板顆粒が豊富になる。

透明層▶　掌蹠では角層が厚く，角層と顆粒層の間に光学顕微鏡では光を強く屈折させる透明層が見られる。

角層▶　表皮最上層で，核や細胞小器官が消失した角質細胞が存在する。光学顕微鏡では好酸性の重層する薄膜状構造，電子顕微鏡ではケラチン模様 keratin pattern が見られ，角質細胞の周辺帯は発達して厚くなる。細胞間には層板顆粒の層板構造が見られる。

〔層板顆粒(オドランド小体)〕 有棘層上層で出現する層状構造を有する膜に囲まれた球形の顆粒成分で，グルコシルセラミドやコレステロールなどの脂質と酸性ホスファターゼなどの各種加水分解酵素に富む。終末角化の際に細胞間に放出されセラミドなどの角層間脂質の供給源となる。セラミドは角層の水分保持とバリア機能に重要なはたらきを示し，硫酸コレステロールは角質細胞間の接着に関与する。

〔ケラトヒアリン顆粒〕 好塩基性顆粒で，そのおもな構成要素はプロフィラグリンである。顆粒細胞から角質細胞へ移行する過程でプロフィラグリンが脱リン酸化されフィラグリンに分解されると，ケラチン線維と反応し，ケラチン模様が形成される。フィラグリンはその後さらに分解され，アミノ酸とその誘導体となる。

2 表皮を構成する細胞

表皮を構成する細胞のほとんどは角化細胞であるが，そのほかに基底層にはメラノサイトとメルケル細胞が，有棘層にはランゲルハンス細胞がそれぞれ少数存在する。

● 角化細胞(ケラチノサイト keratinocyte)

角化細胞はデスモソーム desmosome と張原線維(トノフィラメント tonofilament)を有する細胞で，中間径線維の1つであるケラチン線維を合成する。

角化細胞の分化▶ 一般に基底細胞は，真皮乳頭層直上に存在すると考えられている幹細胞 stem cell を除いて，盛んに分裂増殖し，上方へ移動して有棘細胞へと分化する。有棘細胞はやがてケラトヒアリン顆粒を有する顆粒細胞に分化する。その後，顆粒細胞は，核や細胞小器官を失い，ケラチン線維を内包し，肥厚した細胞膜(周辺帯)を有する角質細胞へと分化する。そして，角質細胞はデスモソームを失い，最終的に脱落する。この角質細胞は物理・化学的に強靱で，生体防御上重要である。

角化細胞はさまざまなタンパク質からなるデスモソームで互いに結合し，ここに張原線維が内側より収斂している。このデスモソームを光学顕微鏡像では細胞間橋とよぶ。

角化細胞は生体を外的な物理・化学的な刺激からまもるだけでなく，外界の病原微生物の侵入を防ぐ役割も担っている。たとえば角化細胞は，外界の病原微生物の刺激に対してサイトカインを産生し，またさまざまな炎症性刺激により免疫担当細胞と接着し，その活性化をおこすことが知られている。

〔デスモソーム〕 デスモソームは密着帯 tight junction とともに上皮細胞間の結合装置をなす。デスモソームを電子顕微鏡で見ると，相対する2枚の細胞膜が30nmの間隔をとって，1μmの長さにわたり並行し，その間に電子密度の高い細胞間接着層 intercellular contact layer が見られる[1]。この部分に一致して両側の細胞質内に

---

1) 1nm(ナノメートル)＝1m の 10^{-9} である。1μm(マイクロメートル)＝1m の 10^{-6} である。

は付着板 attachment plaque とよぶ電子密度の高い板状構造が存在し，ここに多数の張原線維が結合している。

デスモソームの膜タンパク質にはデスモグレイン desmoglein（Dsg）とデスモコリン desmocollin（Dsc）の 2 種類があり，ともにカドヘリン型の接着因子である。Dsg は 3 種類あり，Dsg1 は表皮の上層のデスモソーム，Dsg 3 は表皮の下層と粘膜のデスモソームに存在する。この Dsg が破壊されると，表皮細胞は互いに強固に結びつくことができず，表皮細胞は離れ離れになり，表皮内に水疱が形成される。

尋常性天疱瘡は Dsg に対する自己抗体が生じて引きおこされる自己免疫性水疱症であり，細菌感染の伝染性膿痂疹やブドウ球菌性熱傷様皮膚症候群では，黄色ブドウ球菌が産生する毒素によって Dsg が破壊されて，水疱が生じる。

〔裂隙接合（gap junction）〕 2〜3 nm の裂隙をおいて隣り合う上皮細胞をつなぎ，水溶性の小さいイオンや分子を通過させる細胞間接合のこと。並んだ 2 つの細胞の細胞膜にはコネクソンとよばれるタンパク質複合体の末端が複数並んでいる。

〔ケラチン線維 keratin filament〕 細胞には細胞骨格として 3 種類の線維があり，径 6 nm の微細線維 microfilament と径 24 nm の微小管 microtubule，およびこれら 2 者の中間の径 10 nm の線維である中間径線維 intermediate filament が存在する。これらの細胞骨格は細胞の形態を保つだけではなく，細胞内の情報の伝達においても重要な役割を担っていることが明らかにされている。このうち中間径線維はおもに 5 種類存在するが，上皮系細胞に特異的に存在するケラチンは，ほかの中間径線維タンパク質と異なり多様性に富み，分子量，電気泳動度により上皮系細胞では 21 種類（ソフトケラチン）が知られており，K 1〜K 21 と名前がつけられている。

〔角化 keratinization〕 基底細胞に始まり角質細胞に終わる角化細胞特有の構造と機能の分化過程をいう。角化のおもな構成要素には，ケラチン線維・ケラトヒアリン顆粒・層板顆粒・周辺帯などがあり，角化はこれらの要素が秩序だって発現するシステムである。とくに顆粒層から角層に変化する過程を終末角化とよび，この終末角化が狭義の角化である。

● メラノサイト melanocyte（色素細胞）

メラノサイトはメラニンを産生する樹枝状突起を有する細胞で，表皮基底層・外毛根鞘上部・毛母・脳軟膜・網膜色素上皮に存在し，ときに消化管粘膜・卵巣・副腎にも存在することがある。光学顕微鏡では基底細胞と比較して明るく見える（澄明細胞）が，電子顕微鏡では細胞内にメラノソーム melanosome が見られる。

メラノソームは I 期からIV期までの発達段階があり，I 期のメラノソームにはメラニンの沈着はまだなく，チロシナーゼを律速酵素（一連の化学反応のうち，全過程の進行を事実上支配する酵素）とするメラニンの合成によって徐々にメラニンがメラノソームに沈着し，II 期からIII期，IV期へと成熟する（▶図 2-4）。IV期のメラノソームは順次，樹枝状突起の先端に移動し，樹枝状突起の先端より角化細胞に貪食され，おもに基底細胞に取り込まれる。

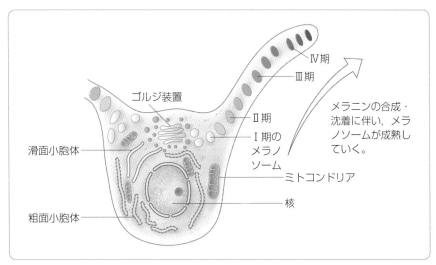

▶図2-4　メラノサイト内のさまざまな成熟段階のメラノソーム

〔メラニン〕　メラニンは黒色調の色素で，ヒトの皮膚の色調を決定づける最大の要素である。ヒトの生体内のメラニンには黒色メラニン（ユーメラニン）と黄色メラニン（フェオメラニン）とがあり，混在している。

　メラニンは，アミノ酸の一種であるチロシンからチロシナーゼの酸化作用によって生じるドーパ，ついでドーパキノンを経て生成される。このメラニンの合成経路で障害があると，メラニンが合成されず，白皮症となる。

　黒色メラニンは光線に対する防御作用を有しており，黒色人種に多く存在するが，北欧の白色人種では黄色メラニンの割合が高くなる。

● メルケル細胞 Merkel cell

　メルケル細胞は表皮，外毛根鞘，毛盤や口腔粘膜基底層の下面などに存在する，核に切れ込みがある細胞で，やや明るく見える。電子顕微鏡で見ると細胞内に有芯顆粒 dense-core granule が存在し，隣接する角化細胞とは小型デスモソームで結合している。

　メルケル細胞は神経終末に接しており，触覚など神経系細胞とのかかわりが指摘されていたが，最近では単層上皮型のケラチンや消化管粘膜に存在するケラチンK20を有していることから，上皮由来の細胞であることが明らかになった。

● ランゲルハンス細胞 Langerhans cell

　ランゲルハンス細胞は表皮有棘層に存在する樹枝状突起を有する大型の澄明細胞で，細胞質にバーベック顆粒 Birbeck granule というテニスラケット状の小体を有することを特徴とする。また，骨髄由来の細胞で，カドヘリンという細胞接着分子を介して，周辺の角化細胞に接着している。

　ランゲルハンス細胞は抗原提示細胞（抗原を貪食して，その抗原の免疫情報

をリンパ球に伝える細胞)としてはたらいており，皮膚表面からの異物を貪食し，その抗原の処置を行い，真皮を経てリンパ節に移り，T細胞に抗原を提示し，免疫反応を引きおこす。

② 表皮・真皮接合部

　　表皮真皮境界部には，光学顕微鏡で見ると過ヨウ素酸シッフ染色(PAS[1] 染色)で赤色に染色される基底膜が存在する。さらに基底膜を電子顕微鏡で見ると**基底細胞**から離れて**基底板** basal lamina (lamina densa)があり，基底板と基底細胞の間の電子密度の低い層は**透明板** lamina lucida とよばれている。そして，基底板と基底細胞膜を係 留 細線維 anchoring filament が結んでいる。

　　基底細胞の底部にはデスモソームのちょうど半分の形状を有したヘミデスモソームがある。ヘミデスモソームの接着板は内側と外側の2層からなり，ケラチン5・14のケラチン線維は内側の接着板においてプラキンファミリータンパク質のプレクチン(HD1)，BP 230(類天疱瘡抗原 1)と結合している。

　　また基底板から真皮側に**係留線維** anchoring fibril がのび，これを介して真皮コラーゲンが基底板に結びつけられている。

　　係留細線維はラミニン 5，あるいは BP 180(類天疱瘡抗原 2)の細胞外部分からなり，基底板の主成分はIV型コラーゲン，係留線維はVII型コラーゲンからなっている(BP 180 は XVII型コラーゲンともよばれる)。また，ヘミデスモソームには細胞膜通過型タンパク質である $\alpha_6\beta_4$ インテグリンが存在し，ラミニン 5 を介して基底板と結合すると考えられている。

　　表皮・真皮接合部は，上記のようにさまざまな分子によって強固に接着するようになっている。したがって，上記の分子が合成されなかったり，自己抗体によって破壊されると，表皮と真皮は接着することができず，表皮下に水疱が形成される。このような疾患には，水疱性類天疱瘡や先天性表皮水疱症がある。

③ 真皮 dermis

　　真皮は表皮の下に存在する線維成分・基質・細胞成分からなる結合組織で，上から乳頭層・乳頭下層・網状層の3層に分かれている。

線維成分▶　線維成分は，①真皮結合組織の約90％を占める膠原線維，②エラスチンからなる伸展性のある弾性線維，③レチクリンからなる鍍銀染色で黒く染まる少量の細網線維からなる。細網線維は幼 若な膠原線維と考えられている。

基質▶　基質は線維間または細胞間を満たす有機成分・血漿タンパク質・水・電解質からなり，有機成分はムコ多糖体と糖タンパク質がおもなものである。

---

1) PAS：periodic acid-Schiff の略。

細胞成分 ▶ 　細胞成分には線維芽細胞・組織球・肥満細胞・形質細胞などがあり，線維芽細胞は線維成分とムコ多糖体を産生する。そのほかに CD 34 陽性樹状細胞や血液凝固第 XIIIa 因子陽性樹枝状細胞などが存在するが，その機能に関してはまだ不明な点も多い。

④ 皮下脂肪織 subcutis

　皮下脂肪織（皮下組織）は真皮と筋膜の間を占め，**脂肪層**ともいわれる（▶22ページ，図 2-1）。脂肪細胞の集団が結合組織の隔壁で囲まれた脂肪小葉からなる。隔壁から小葉内に毛細血管や細い神経が侵入している。脂肪細胞の細胞質は 1 個の大脂肪滴で充満し，核および細胞小器官はすべて細胞辺縁に偏在する。

⑤ 皮膚の脈管と神経

　皮膚には，脈管（血管・リンパ管）と神経が分布している。

血管 ▶ 　皮下の動脈から上行した動脈は，真皮と皮下組織の境界部で動脈叢をつくり，ここから小さな動脈が真皮を上行し，真皮乳頭層の下層で再び血管叢を形成する（▶22ページ，図 2-1）。この血管叢から毛細血管が真皮乳頭にループ状に走行し，毛細血管静脈となり，乳頭下層の静脈に連絡する。

リンパ管 ▶ 　毛細リンパ管は乳頭下層に分布し，そこから真皮のリンパ管網につながり，皮下のリンパ管に連絡する。さらに所属リンパ節を通ったのち静脈に注ぐ。

神経 ▶ 　皮膚の神経には自律神経と感覚神経とがある。自律神経はエクリン汗腺・立毛筋・血管周囲に無髄神経として多数存在し，これらの器官を支配する。感覚神経は痛覚・瘙痒・触覚・圧覚・冷温覚をつかさどる。自由神経終末は真皮上層，乳頭層，ときに表皮内に分布する。

　また，感覚神経には被膜を有する特殊な神経終末がある（▶22ページ，図 2-1）。**マイスネル小体** Meissner's corpuscle は手掌・指腹・口唇・外陰部の真皮乳頭に存在し触覚・圧覚に，**ファーター-パチニ小体** Vater-Pacini corpuscle は掌蹠・指腹・外陰部の真皮深層から皮下組織に存在し，振動刺激に関与している。

⑥ 皮膚付属器 skin appendages

　皮膚には毛・脂腺・汗腺・爪などの特殊な機能をもつ器官が存在し，これらを皮膚付属器と総称する。

1 毛包脂腺器官 pilosebaceous apparatus

　毛を取り囲んで毛包が存在し，そこに上から**アポクリン汗腺** apocrine sweat

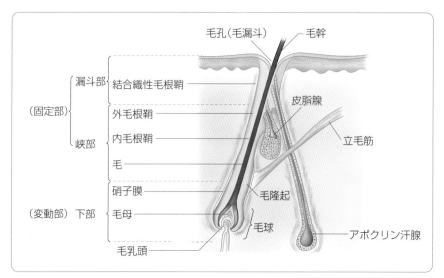

▶図2-5　毛包脂腺系の構造

gland と**皮脂腺**が連続して付着し，立毛筋もその下の毛隆起に付着している。

　　毛包は下より毛包底から立毛筋付着部までを変動部，立毛筋付着部から脂腺導管開口部までを峡部，脂腺導管開口部から毛孔までを漏斗部と区分されている(▶図2-5)。そして，立毛筋付着部の毛包を毛隆起 hair bulge という。

　　毛には，毛がのびる時期(成長期)，毛の成長が停止して退縮する時期(退行期)，発毛停止の時期(休止期)の3周期を繰り返す**毛周期**があるが，毛周期によって伸縮する部位は立毛筋付着部(毛隆起)以下の変動部で，それより上の部位は固定部とよばれる。

毛▶　毛は外側から毛小皮・毛皮質・毛髄質に分かれ，毛小皮・毛皮質は角化する。毛髄質はヒトでは頭毛とひげにだけ存在し，毛皮質で形成されるケラチンは硬ケラチンである。

　　毛の下端には毛母があり，毛母から毛や内毛根鞘が発生する。毛母の下には下方より真皮がのびて毛乳頭を形成するが，この毛乳頭を取り囲む毛包下部のふくらみを**毛球**とよぶ。

毛包▶　毛包には結合織性成分に囲まれて，表皮と連続する外毛根鞘があり，その内側に内毛根鞘が存在する。内毛根鞘は外側からヘンレ層・ハックスレー層・鞘上皮に分かれ，表皮に近づくにつれてヘンレ層・鞘上皮・ハックスレー層の順に角化し，角化の際に**トリコヒアリン顆粒** trichohyalin granule が出現する。

アポクリン汗腺▶　アポクリン汗腺とは，哺乳類の芳香腺(においを出す腺組織)が退化したものと考えられ，腋窩・乳房・乳輪・外陰・会陰・肛門周囲に存在するが，まれに顔・頭・腹部にみられることもある。分泌部と導管部に分かれ，導管部はさらに毛包内汗管と真皮内汗管に分かれる。

　　毛包内汗管は脂腺導管開口部の上方で毛孔部に開口するが，まれに毛孔付近の被覆表皮に直接開口することもある。分泌部は皮下組織中にあり，筋上皮細

胞に囲まれて1層の分泌細胞からなる。分泌細胞の管腔側の一部は管腔内に突出し，先端部がくびれて切断される，いわゆる断頭分泌がみられる。

脂腺 ▶ 脂腺細胞からなる1から数個の分葉が毛漏斗部の基部に付着する。成熟脂腺細胞が死滅すると，それが脂腺導管・毛包漏斗部を経て外に排出され**皮脂**となる。毛包に付属しない皮脂腺を**独立皮脂腺**とよび，口唇・頬粘膜・小陰唇・腟・亀頭・包皮・乳輪などにみられる。

2 エクリン汗腺 eccrine sweat gland

エクリン汗腺は分泌部と導管部に分かれ，導管部は被覆表皮に直接開口し，表皮内汗管と真皮内汗管に分かれる（▶23ページ，図2-2）。真皮内汗管は，上から直導管と曲導管に分かれる。分泌部は真皮と皮下組織の境界あたりに存在し，筋上皮細胞に囲まれて明調の漿液細胞と暗調の粘液細胞が1層並んでいる。大量の水分を分泌し，体温を調節している。

3 爪 nail

爪は爪甲・爪郭・爪床・爪母からなり，爪甲は角層が特殊に分化したもので，背面から背爪・中間爪・腹爪の3層からなる（▶図2-6）。爪床は，マルピギー層に相当する表皮部（ただし顆粒層を除く）と真皮からなる。また，爪郭は爪甲の両側縁と爪根とをおおう。

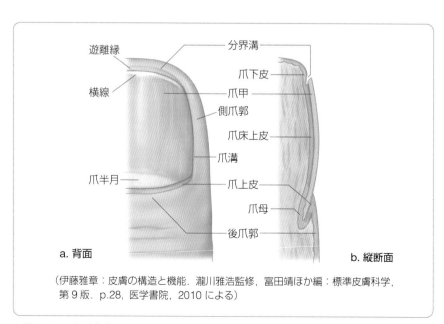

a. 背面

b. 縦断面

（伊藤雅章：皮膚の構造と機能．瀧川雅浩監修，富田靖ほか編：標準皮膚科学，第9版．p.28, 医学書院，2010による）

▶図2-6　爪の構造

B 皮膚の機能

皮膚のおもなはたらきは，外界からの微生物や毒物および紫外線などの生物・化学・物理的侵襲を避けることや，水分など生体にとって有用な物質をからだの外に逃がさないことである。

たとえば，重症熱傷などで皮膚が欠損すると，そこから体内の水分が喪失し，たちまち脱水症になるし，皮膚の欠損部位からさまざまな細菌が侵入して細菌感染症を引きおこし死にいたる。このことからも，皮膚は重要な機能を担っていることが理解できる。そのほか，皮膚には免疫機能・体温調節作用・保湿作用などがある。

① 皮膚の保護作用

皮膚の保護作用にはいくつかあるが，次のように分類できる。実際には，これらがいくつか組み合わされて総合的に生体防御を担っている。

1 物理的外力に対する保護作用

皮膚および皮下脂肪織は，ある一定の厚さがあり，傷をつけられても心臓・肺・肝臓などの諸臓器に傷が及ばないようになっている。さらに角化細胞にはデスモソーム（▶25ページ）やギャップ-ジャンクション gap junction という細胞接着構造があり，角化細胞どうしを強固に接着させているため，強い物理的外力でないと角化細胞をはがすことはできない（自己免疫性水疱症では細胞接着構造がこわれ，簡単に水疱形成がみられる）。

また，表皮の表面は核を失って死んだ角質細胞におおわれているため，表面を多少傷つけても生きている細胞が傷つくことはない（踵など角層の厚いところをメスでけずっても出血しない）。

真皮には膠原線維や弾性線維があり，強い力で押されたり，引っぱられたりしても皮膚は簡単に破れたりすることはない（先天的に膠原線維の合成に異常があるエーラス-ダンロス症候群 Ehlers-Danlos syndrome では，真皮の脆弱性によって容易に出血する）。また，皮下脂肪織には体温調節作用ばかりでなく，クッションとして外界の物理的外力を吸収する作用もある。

2 光線に対する保護作用

波長による分類▶ 日光はその波長によって，短いほうから**紫外線**（波長 400 nm 以下），**可視光線**（波長 400〜780 nm），**赤外線**（波長 780 nm 以上）に分類される。さらに紫外線 ultraviolet（UV）は，短波長紫外線（UVC，波長 190〜290 nm），中波長紫外

線(UVB, 波長290〜320 nm), 長波長紫外線(UVA, 波長320〜400 nm)に分類されている。ただし, この波長の区分は定義によって多少異なる。

紫外線の影響▶ 一般に紫外線の波長が短いほど核酸やタンパク質に変性を及ぼすが, UVCはオゾン層に吸収され地上には到達しない。しかし, ほかの紫外線は地上に到達し(UVBは雲やガラスで遮断される), **日焼け**などの急性の皮膚障害を引きおこす。そのほかに長期に紫外線の曝露(ばくろ)を繰り返すと, 老人性色素斑などのしみや膠原線維や弾性線維の変性をもたらし, しわの原因ともなる。また, 有棘細胞がん・基底細胞がん・悪性黒色腫などの皮膚がんの原因ともなる。

表皮にはメラニンが存在し, このメラニンが紫外線を吸収し, 生体を紫外線からまもっている(先天的にメラニン合成が低下している白皮症では, 皮膚がんの発生頻度が高い)。そのため, メラニンは表皮基底細胞の核の上を取り囲むように存在し(核上帽(かくじょうぼう) epinuclear capping), 核を保護している。

表皮では, 紫外線によってたえず核DNAが損傷を受けているためDNAの損傷を修復する酵素が存在するが, この酵素が欠損すると色素性乾皮症(小児期から皮膚がんが多発する)になる。そのほか, 角質細胞には光を物理的に散乱させる作用がある。また, ケラトヒアリン顆粒を構成するプロフィラグリンの分解産物のうち, ヒスチジン由来のウロカニン酸は紫外線を吸収し, 光が直接生体内に入るのを防いでいる。

3 化学的刺激に対する保護作用

角質細胞は, 酸や弱いアルカリまたは有機溶媒などの化学物質に対して強い抵抗性を示し, ほとんど化学変化を受けない。また, 角質細胞間にはセラミドをはじめとするさまざまな細胞間脂質が存在し, これらが中心となって外界からの水や化学物質の侵入を防いでいる。さらに, 皮膚の表面を脂腺から分泌される皮脂と表皮由来の表皮脂質がまざった皮表脂質(皮脂膜)がおおっていて, さまざまな化学物質から皮膚をまもっている。

皮膚のバリア機能が破綻(はたん)するとさまざまな化学物質が表皮内に侵入し, 湿疹・皮膚炎などを引きおこす。このように皮膚は化学物質が生体内に侵入しにくいようになっているが, 強アルカリなどの物質に対しては弱く, 化学物質によっては熱傷(化学熱傷)を引きおこす。また, 真皮には化学的変化を受けにくい膠原線維が存在し, 表皮が破壊された場合でも, 真皮の膠原線維が化学物質

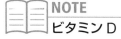

NOTE
ビタミンD

ビタミンDは食物から吸収されるほか, 皮膚で紫外線照射によっても合成される。このことから, 紫外線を浴びることがからだによいと考えられていた時期もあった。しかし現在では, ビタミンDは日光浴をしなくても食事で十分に摂取が可能である。ビタミンDのために紫外線を浴びることは, 紫外線の皮膚に及ぼす傷害を考えると意味がない。

のさらなる侵入をある程度くいとめることができる。

4 病原微生物に対する保護作用

皮脂は皮表脂質の約95%を占めており，おもにワックスエステル・トリグリセリド・スクアレンからなる。このうちトリグリセリドの一部が分泌後に毛包内腔で細菌などのリパーゼで分解され，遊離脂肪酸となる。

この遊離脂肪酸によって皮脂膜は酸性(pH 5.5〜7.0)となり，外界の物質に対する緩衝作用と同時に殺菌作用を示す。また表皮細胞は，ディフェンシンdefencinや塩基性タンパク質などの強力な抗菌あるいは抗真菌作用のある物質を産生する。これらの物質のために，いくつかの病原微生物は生きている角化細胞には侵入できない。

5 ターンオーバー turnover(物質交代)による保護作用

表皮は新陳代謝によってたえず新しい角化細胞におきかわられ，古い角質細胞は垢となって，生体から排除されている。そのため，皮膚に付着した病原微生物や化学物質などは表皮の脱落によっても排除されている。とくに病原微生物や化学物質によって炎症をおこした部位や，さまざまな物理・化学的刺激で傷害を受けた角化細胞が存在する部位では，表皮の脱落・再生が亢進する。

表皮細胞が基底細胞層で分裂し，最終的に垢となって剝離するまでの時間(表皮細胞のターンオーバー時間)は，正常では約45日かかるとされているが，諸説がある。

② 皮膚の免疫機能

免疫・アレルギーに関与する免疫担当細胞にはT細胞やB細胞などの一般的な免疫担当細胞があるが，皮膚では皮膚に特異的に存在するランゲルハンス細胞がある。そのほか，角化細胞は単に表皮を構成するだけではなく，皮膚の免疫・アレルギー反応に重要な役割を担っている。

③ 皮膚の保湿作用

前述した皮脂膜や角質細胞間脂質は，外界からの刺激物が生体内に侵入するのを防いでいるばかりでなく，生体内の水分が蒸散するのも防いでいる。さらに角質細胞には**天然保湿因子 natural moisturizing factor (NMF)**が存在し，この物質は遊離アミノ酸・尿素・電解質などからなり，水分の吸収および保持などのはたらきをしている。とくにフィラグリンの分解産物のうち，グルタミン由来のピロリドンカルボン酸 pyrrolidone carboxylic acid (PCA)は強い吸湿作用を有する。もし皮膚の保湿作用が低下すると，皮膚は乾燥し，かさかさした状態

(乾燥肌)からひび割れ状態となる。

④ 皮膚の体温調節作用

　　汗には蒸散する際に気化熱を奪い、体温を下げるはたらきがある。皮膚には汗腺が存在し、とくにエクリン汗腺は汗を分泌することによって体温調節に役だっている。

　　また、皮膚表面に存在する血管は暑いときには拡張して体温を放散し、寒いときには収縮して体温の放散を防いでいる。そのほか、表皮の角層と皮下脂肪織は熱の不良導体で、身体の熱の放散を防ぐとともに外界の温度が直接体内に及ぶのを防いでいる。

⑤ 皮膚の知覚作用

　　皮膚の感覚には痛覚・瘙痒・触覚・圧覚・冷温覚などがあり、外界から刺激が加わると、感覚神経から脊髄、脳へと伝達される。脳はその刺激に反応して身体を保護するような指令を出し、その刺激が有害であれば、無意識にあるいは意識的にその刺激を避ける行動をとる。

　　しかし、これらの刺激の一部は脳に到達せず、感覚神経から途中で自律神経に伝達され、その刺激が加わった場所に反応がみられることがある(皮膚反射)。たとえば、皮膚に温熱刺激を加えると、その部位の皮膚の血管は拡張して赤くなる。反対に冷やせばその部位の血管は収縮して、皮膚は蒼白となり、立毛筋が収縮し、いわゆる鳥肌の状態となる。

⑥ 皮膚の分泌・排泄作用

　　皮膚から分泌されるおもなものに、皮脂と汗がある。

1 皮脂の分泌

　　皮脂の分泌量は年齢・部位によって異なり、顔面で多く、ついで胸部、上背部の順である。これは痤瘡(にきび)のできやすい部位に一致している。また、皮脂分泌量が最も少ない部位は下腿で、乾燥肌の生じやすい部位が下腿であることにも一致している。

　　一般に、新生児期では前額部の皮脂量は多いが、小児期には少なくなり、思春期から再び増加する。女性では10〜20歳代にピークに達し、その後急激に減少するが、男性では30〜40歳代にピークに達し、50歳以後も比較的多い。

　　皮脂には殺菌作用だけでなく、皮膚表面に皮脂膜を形成し、皮表をなめらかにしっとりさせる作用もあり、これが低下すると皮膚がかさかさしてくる。

2 汗の分泌

　　　　　汗には，体温を低下させる温熱性発汗以外に，異常な精神的緊張によって生じる発汗(精神性発汗)がある。温熱性発汗はほとんど全身の汗腺から生じるが，精神性発汗は特定の体部，すなわち掌蹠・腋窩などからの発汗が主である。

汗腺▶　汗腺は汗を分泌する腺であるが，ヒトの場合はエクリン汗腺(▶31ページ)とアポクリン汗腺(▶30ページ)の2種類が存在する。エクリン汗腺はほとんど全身に分布していて，主として温熱性発汗と関係がある。アポクリン汗腺は特定の体部にのみ存在し，幼児では発達がわるく，思春期にいたって急激に発達する。

　　　　　動物の場合はアポクリン汗腺が発達しているが，ヒトの場合ではアポクリン汗腺は腋窩・外耳道・乳輪・肛門周囲など限られた部位に存在する。

　　　　　アポクリン汗腺が思春期以後に著明に発達して，発汗を開始するようになること，その分泌物が特有の臭気を発することから，この汗腺は体臭を生じ，性生活と密接な関係をもつものと考えられている。

　　　　　精神性発汗は腋窩にも著明にみられるため，アポクリン汗腺が関与しているように思われがちであるが，実際にはエクリン汗腺の分泌が主体である。

発汗の調整▶　発汗は，自律神経によって調節されていると考えられている。たとえば，エクリン汗腺は交感神経によって支配され，発汗はおもにコリン作動性神経によって分泌されるアセチルコリンにより引きおこされる。このアセチルコリンが，そこに局在するアセチルコリンエステラーゼによって加水分解・不活化されると，発汗がおさまる。

　　　　　さらに，これらの自律神経に制汗信号を出す高位の中枢の存在が推測されている。体温調節に関与する発汗中枢は視床下部にあり，精神性発汗のそれは大脳皮質にあると推定されている。

ゼミナール
復習と課題

❶ 皮膚の担う機能についてまとめなさい。
❷ 表皮を構成する細胞について説明しなさい。
❸ 物理的外力に対して皮膚はどのように対応しているか，その作用についてまとめなさい。

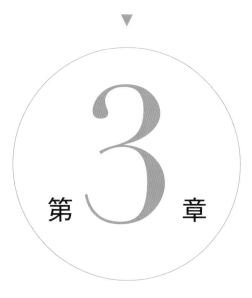

皮膚

第3章

症状とその病態生理

本章で学ぶこと	□発疹の種類と定義，および症状について学ぶ。
	□特定の皮膚病変のよび方を理解する。
	□瘙痒（かゆみ）をきたす基礎疾患と，その発生メカニズムについて理解する。
	□加齢に伴う皮膚の老化と，その発生メカニズムについて理解する。

A｜発疹

皮膚または粘膜の病変はすべて発疹 eruption であるが，皮膚の発疹は皮疹，粘膜の発疹は粘膜疹とよばれる（▶図3-1）。

① 原発疹 primary lesion

一次的に発生する発疹が**原発疹**である。つまり，原発疹は最初に生じ，二次的に生じる発疹でないものをいう。

1 斑 macule

斑とは，皮膚面上に隆起せず，一定の大きさの限局した病変をいう。つまり見ればわかるが触診ではわからないものいう。斑には，**図3-1-a**に示したようなものがある。

● 赤血球のヘモグロビン（血行異常など）によるもの

[1] **紅斑** erythema　おもに真皮乳頭部と乳頭下層の血管の拡張のため，血管内に存在する赤血球のヘモグロビンによって赤く見えるものである。したがって，ガラス板で圧迫すると血管内の赤血球はそのまわりに移動するため，圧迫部位の紅色調は減少する。この検査を**硝子圧法**という。紅斑のうち米粒大から爪甲大の紅斑が散在性に多発したものを**バラ疹**，丘疹・小水疱・膿疱の周囲に生じる紅斑を**紅暈**という。

また真皮の乳頭部から乳頭下層の血管が持続的に拡張し，細かく赤い線が網の目のように見えるものを**毛細血管拡張症**といい，血管腫でみとめられる。紅斑ができることを**発赤**ともいう。

[2] **紫斑** purpura　皮膚組織内の出血によって赤く見えるものである。したがって，ガラス板で圧迫しても色調の変化はない。また**出血**であるので最初は紅色調が強いが，経過とともに紫紅色調が強くなり，さらに褐色調となり，やがて退色する。小さいものを点状出血，大きいものを斑状出血という。

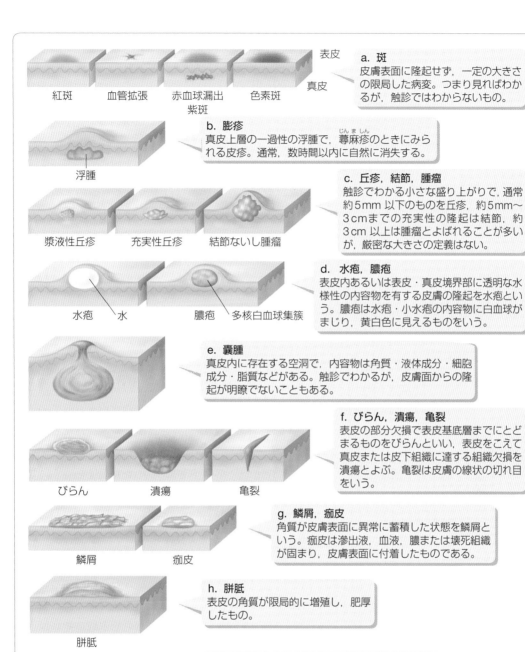

a. 斑
皮膚表面に隆起せず，一定の大きさの限局した病変。つまり見ればわかるが，触診ではわからないもの。

紅斑　血管拡張　赤血球漏出紫斑　色素斑
表皮　真皮

b. 膨疹
真皮上層の一過性の浮腫で，蕁麻疹（じんましん）のときにみられる皮疹。通常，数時間以内に自然に消失する。

浮腫

c. 丘疹，結節，腫瘤
触診でわかる小さな盛り上がりで，通常約5mm以下のものを丘疹，約5mm〜3cmまでの充実性の隆起は結節，約3cm以上は腫瘤とよばれることが多いが，厳密な大きさの定義はない。

漿液性丘疹　充実性丘疹　結節ないし腫瘤

d. 水疱，膿疱
表皮内あるいは表皮・真皮境界部に透明な水様性の内容物を有する皮膚の隆起を水疱という。膿疱は水疱・小水疱の内容物に白血球がまじり，黄白色に見えるものをいう。

水疱　水　膿疱　多核白血球集簇

e. 囊腫
真皮内に存在する空洞で，内容物は角質・液体成分・細胞成分・脂質などがある。触診でわかるが，皮膚面からの隆起が明瞭でないこともある。

f. びらん，潰瘍，亀裂
表皮の部分欠損で表皮基底層までにとどまるものをびらんといい，表皮をこえて真皮または皮下組織に達する組織欠損を潰瘍とよぶ。亀裂は皮膚の線状の切れ目をいう。

びらん　潰瘍　亀裂

g. 鱗屑，痂皮
角質が皮膚表面に異常に蓄積した状態を鱗屑という。痂皮は滲出液，血液，膿または壊死組織が固まり，皮膚表面に付着したものである。

鱗屑　痂皮

h. 胼胝
表皮の角質が限局的に増殖し，肥厚したもの。

胼胝

i. 膿瘍
生体内に化膿性炎症が限局した状態で，好中球由来の分解酵素により，中心部から融解して膿を満たした空洞を形成する。切開により排膿がみられる。

膿瘍　多核白血球集簇

j. 瘢痕，萎縮
瘢痕は真皮または皮下組織に達する組織欠損が修復されて生じたもので，萎縮は皮膚組織の退行性変性のために細胞数や皮膚組織が減少したものをいう。

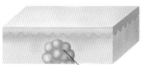
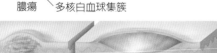

瘢痕　萎縮

▶図3-1　発疹の模式図

● 色素(メラニンなど)によるもの

［1］**白斑** white (depigmented) macule, leukoderma　メラニンの消失あるいは減少によって皮膚色が白く見えるものをいい，前者は完全色素脱失，後者は不完全色素脱失という。また，局所の貧血によってヘモグロビンが減少して白斑に見えることもある。

［2］**色素斑** pigmented macule　メラニンが表皮や真皮の浅層に存在すると茶褐色に見え，メラニンが真皮の深くに存在すればするほど青色調を増す(▶図3-1-a)。また，メラニン量が増えると色は濃くなり黒色調を呈してくる。

メラニン以外にヘモジデリン・カロテンあるいは薬剤や異物によっても色素斑は生じるが，褐色・青・黒以外の色素斑は**色素沈着** pigmentation とよばれることが多い。

2　皮膚面より隆起したもの

慣用的に大きさによって次の3種類に区別されているが，その大きさの区別は厳密なものではない(▶図3-1-c)。

［1］**丘疹** papule　触診でわかる小さな盛り上がりで，約5mm以下のものをいう。通常は炎症を伴うものをさし，丘疹の頂点に微小な水疱を有しているものは漿液性丘疹といい，それ以外のものは**充実性丘疹**という。ただし，丘疹の内容物が明らかなものは水疱・膿疱などとよばれ，丘疹とは区別されている。

［2］**結節** nodule　約5mm〜3cm以下の大きさの充実性の隆起をいう。しかし小型のものは小結節とよばれ，丘疹と同じような使い方をされるが，一般には炎症を伴うものは丘疹，腫瘍性のものは小結節とよばれていることが多い。

［3］**腫瘤** tumor　約3cm以上の限局性の充実性隆起をいう。

3　被膜をつくり内容物を含むもの

［1］**水疱** bulla・**小水疱** vesicle　表皮内あるいは表皮・真皮境界部に透明な水様性の内容物を有する皮膚の隆起で，約5mm以上のものを水疱，それ以下のものを小水疱とよぶ(▶図3-1-d)。内容物が血液からなる場合は**血疱**とよばれる。

［2］**膿疱** pustule　水疱・小水疱の内容物に白血球がまじって膿汁化し，黄白色に見えるものをいう(▶図3-1-d)。

［3］**囊腫** cyst　真皮内に存在する空洞で，皮膚面からの隆起が明瞭でないこともある(▶図3-1-e)。内容物は角質・液体成分・細胞成分・脂質などである。

4　一過性の皮膚の隆起

膨疹 wheal は蕁麻疹のときにみられる皮疹名で，短時間で瘢痕を残さず消失する(▶図3-1-b)。真皮上層の一過性の浮腫である。

② 続発疹 secondary lesion

時間的経過とともに続発して生じる発疹を続発疹という。

1 皮膚の欠損

[1] **びらん** erosion　表皮の部分的欠損で，表皮基底層までにとどまるものをいう（▶図3-1-f）。瘢痕を残さずに治癒し，水疱・膿疱の破れたのちにもみられる。

[2] **潰瘍** ulcer　表皮をこえて真皮または皮下組織に達する組織欠損で，瘢痕を残して治癒する（▶図3-1-f）。性病性潰瘍の場合は**下疳**とよばれ，硬性下疳（梅毒性）と軟性下疳（軟性下疳菌による）とがある。

[3] **表皮剝離** excoriation　掻破によって生じた表皮の欠損で，線状あるいは点状のことが多い。

[4] **亀裂** fissure　皮膚の線状の切れ目で，しばしば痛みを伴う（▶図3-1-f）。

2 発疹上に生じた続発疹

[1] **鱗屑** scale　角質が皮膚表面に異常に蓄積した状態をいう（▶図3-1-g）。鱗屑はその大きさが「ぬか」のように細かいものを**粃糠様**，落ち葉のように大きいものを**落葉状**という。

[2] **落屑** desquamation（scaling）　鱗屑がはがれて脱落する状態をいう。正常皮膚でも角質細胞がはがれて脱落するが，これは肉眼的にはほとんど認知できない。しかし，角質細胞がはがれて脱落する現象が顕著であると可視的となる。このような病的状態を落屑という。

[3] **痂皮** crust　滲出液・血液・膿または壊死組織が固まり，皮膚表面に付着したものである（▶図3-1-g）。とくに血液の乾固したものを**血痂**という。

3 その他の続発疹

[1] **胼胝** callus　表皮の角層が限局性に増殖し，肥厚したものをいう（▶図3-1-h）。

[2] **膿瘍** abscess　化膿性炎症が生体内に限局した状態である（▶図3-1-i）。好中球由来の分解酵素により，中心部から融解して膿を満たした空洞を形成する。切開により排膿がみられる。

[3] **瘢痕** scar　真皮または皮下組織に達する組織欠損が修復されて生じたもので，皮膚面から隆起している場合と，陥凹している場合とがある（▶図3-1-j）。かたく触れ，表皮は萎縮し皮膚付属器を欠くが，真皮の膠原線維は増生している。

[4] **萎縮** atrophy　皮膚組織の退行変性のため細胞数や皮膚組織が減少したものをいう（▶図3-1-j）。瘢痕に似るが，真皮の膠原線維の萎縮もみとめられる点

で異なる。表皮の萎縮と真皮の萎縮に分類される。

[5] **硬化** sclerosis 皮膚がかたくなった状態で，肉眼的には判別できず触診してはじめてわかるものをいう。

[6] **壊疽** gangrene 血行障害あるいは細菌感染などによって壊死組織になることをいう。

③ 特定の皮膚病変のよび方

表3-1に示すのものは発疹名であり，病名ではない。ただし，発疹名が病名となっている疾患も多い。

▶表3-1 特定の皮膚病変のよび方

発疹名	性状
紅皮症 erythroderma	全身のほとんどが持続性に潮紅している状態をいう。
皮斑 livedo	網状あるいは樹枝状の紅斑をいう。真皮下血管層の静脈側の緊張低下と，動脈側の緊張亢進状態による。
多形皮膚萎縮 poikiloderma	毛細血管拡張・萎縮・色素沈着・色素脱失が混在した状態をいう。
苔癬 lichen	ほぼ均一な小丘疹が多数集簇または散在し，長くその状態を持続しているものをいう。扁平苔癬をはじめ多くの皮膚疾患に，この名称が用いられている。
苔癬化 lichenification	皮膚が肥厚し，かたくなり，皮溝・皮丘の形成が著明な状態をいう。慢性的な掻破によって生じることが多い。
疱疹 herpes	水疱または膿疱が集簇した状態をいう。ウイルス性疾患の単純疱疹・帯状疱疹にみられるのが典型的である。
天疱瘡 pemphigus	大型の水疱を一次疹とする状態をいう。かつてはこのような状態を天疱瘡とよんでいたが，現在では自己免疫性の水疱症や家族性の水疱症に対して天疱瘡という病名が使用されている。
乾皮症 xerosis	皮膚が乾燥し粗糙になった状態をいう。遺伝性の色素性乾皮症や老人性乾皮症などの病名がある。
魚鱗癬 ichthyosis	一見，魚のうろこ状にみえる乾燥性の薄い鱗状の鱗屑が付着している状態をいう。遺伝性の魚鱗癬をきたす疾患がいくつかあるが，後天性の魚鱗癬もある。
乾癬 psoriasis	雲母状で銀白色の鱗屑が固着した紅色局面をいう。
膿痂疹 impetigo	膿疱と痂皮の混在する状態をいう。細菌性のものが代表的な病名である。
痤瘡 acne	毛包一致性の丘疹，膿疱および面皰の混在する状態をいう。俗ににきびという。
面皰 comedo	痤瘡において毛穴をふさぐ皮脂などが小さい黒点あるいは白点を呈するものをいう。痤瘡の初期病変である。
毛瘡 sycosis	硬毛部に毛包一致性膿疱が多発した局面をつくるものをいう。細菌感染による尋常性毛瘡や，白癬菌による白癬性毛瘡などの病名がある。

B 瘙痒(かゆみ)

瘙痒とは▶ 瘙痒(かゆみ)とは，掻破せずにはいられない不快な皮膚感覚の一種である。瘙痒は痛みとは異なった神経受容体を介し，無髄線維(C線維)に伝えられ，そこから脊髄後角を通って，さらに第二次感覚ニューロンとしての脊髄視床路を上向し，次に視床から大脳皮質に投射されると考えられている。最近の研究によると，大脳辺縁系に属する帯状回の前方に存在するブロードマン Brodmann 24野が瘙痒の投射野と考えられている。

瘙痒の刺激には，内的・外的に与えられた化学的・機械的・温熱的・電気的刺激などがあり，これらの刺激が化学伝達物質を介して，あるいは直接に感覚神経終末部を刺激する。

瘙痒にかかわる▶ 皮膚局所の化学伝達物質としてはヒスタミンが代表的であるが，それ以外
物質 にも炎症を引きおこす物質のほとんどが，ある程度瘙痒に関与していることが知られている。

たとえば，ブラジキニン・セクレチン・サブスタンス P などの神経ペプチド，カリクレイン・パパインや，トリプシン・キナーゼなどのタンパク質分解酵素，プロスタグランジン E_2・ロイコトリエン B_4 などのアラキドン酸代謝物，血小板活性化因子 platelet activating factor (PAF)，主要塩基性タンパク質 major basic protein (MBP) などの好酸球産生物やさまざまなサイトカインが考えられている。

これらの物質の放出および刺激の機序の詳細はまだ不明であるが，肥満細胞がヒスタミン・セロトニンなどの化学伝達物質の放出に重要な役割を担っていると考えられている。

皮膚瘙痒症▶ かゆいという訴えは臨床上しばしば聞かれるが，確実に耐えがたいかゆみか否かを知るためには，患者が瘙痒のために睡眠から覚醒するかどうかを確認する必要がある。また，皮膚に掻破のために生じた掻破痕を見いだすことができ

Column 苔癬の意味

皮膚科で扱う発疹名や病名にはむずかしい漢字が使用されているが，これはわが国に本格的な皮膚科学を導入した土肥慶蔵(1866～1931)が漢学者の家庭で育ったことに起因するといわれている。

たとえば，lichen という言葉は樹木などに宿るコケや地衣類のことをさすが，皮膚科では丘疹が多数集簇し，長くその状態が持続して，ほかの皮疹に変化しないものをいう。この lichen という言葉を土肥慶蔵は「苔癬」と訳したわけで，さまざまな病名に「苔癬」という名前がつけられている。

れば，瘙痒の存在は確実である。

　皮膚瘙痒症は，局所に限局している限局性皮膚瘙痒症と，全身に及んでいる汎発性皮膚瘙痒症に分類されるが，皮疹に伴うもの(皮膚病変によって二次的に生じる皮膚瘙痒症)と皮疹を伴わないもの(原発性の皮膚瘙痒症)に分けるのが便利である。しかし，原発性の皮膚瘙痒症でも，搔破によって二次的に皮疹をきたすので，両者の鑑別には注意を要する。

① 皮疹を伴う瘙痒(皮膚病変を伴うもの)

　皮膚疾患の多くは瘙痒を伴うが，梅毒・結核・ハンセン病あるいはその他の細菌感染症の多くは瘙痒を訴えない。また，母斑や皮膚の良性・悪性の腫瘍も瘙痒をきたすことはほとんどない。したがって，激烈な瘙痒を訴える場合は，これらの疾患を除外してもよい。

　激烈な瘙痒を伴う皮膚疾患には，湿疹・皮膚炎群，痒疹，蕁麻疹，小児ストロフルス，多くの白癬，扁平苔癬などがある。

② 皮疹を伴わない瘙痒(皮膚瘙痒症)

　一般に皮膚病変がみられないにもかかわらず，瘙痒を訴えるものを皮膚瘙痒症というが，搔破によって二次的に点状もしくは線状の擦過傷を伴うことが多い。

　皮膚瘙痒症は，一般に限局性と汎発性に分けることができる。限局性皮膚瘙痒症は外陰部に多く，肛門周囲瘙痒症(小児では蟯虫によるものなどのほか，便秘・下痢などが原因)，陰部瘙痒症(カンジダ症・腟トリコモナス・ケジラミ症・尿道狭窄・前立腺肥大・心因などが原因)などがある。

　汎発性皮膚瘙痒症は全身皮膚に瘙痒を生じるもので，原因としては内分泌・代謝疾患，肝疾患，腎疾患，血液疾患，悪性腫瘍，寄生虫性疾患，薬剤，心因などがあげられる(▶表3-2)。

1　老人性の皮膚瘙痒症

　70歳以上の高齢者では，約半数以上が持続性で広範囲の瘙痒を訴えるといわれている。また，閉経後の女性でも瘙痒を訴えることがある。当然のことながら，これらの患者が肝疾患，腎疾患，悪性腫瘍を基礎疾患にもっていることもあり，また薬剤の副作用で生じることもある。しかし，老人性皮膚瘙痒症の大部分は老化や入浴のしすぎによって皮脂が減少し，角層の水分保持能力が低下することによる。

　とくに乾燥しやすい冬季に瘙痒を訴えることが多い。皮膚は乾燥し，ときに粃糠様落屑を伴うが，皮疹は明瞭ではない。搔破によって二次的に湿疹様病変

▶表3-2　汎発性皮膚瘙痒症の原因

内分泌・代謝疾患	甲状腺機能異常症・糖尿病など
肝疾患	原発性胆汁性胆管炎・肝炎・閉塞性胆道疾患など
腎疾患	慢性腎不全・人工透析など
血液疾患	鉄欠乏性貧血・真性多血症など
悪性腫瘍	悪性リンパ腫（とくにホジキンリンパ腫）・慢性白血病・内臓がんなど
寄生虫性疾患	回虫症，住血吸虫症，フィラリア症など
薬剤	コカイン・モルヒネ・ジアゼパム・アトロピン・エストロゲン・ペニシリン・インドメタシンなど
心因	ストレス・ヒステリー・精神的不安など

となることもある。皮膚瘙痒症のなかでは最も多く，皮膚の乾燥によって生じるので，保湿剤の外用で多くは軽快する。ただし，湿疹化した場合は，副腎皮質ステロイド薬の外用を行う必要がある。

2　内臓疾患に伴うもの

　　　内臓疾患としては内分泌・代謝疾患（甲状腺機能低下症・亢進症，卵巣機能低下症，糖尿病など），肝疾患，腎疾患，血液疾患などがあげられるが，これらの疾患でも病初期には瘙痒がないことが多い。

内分泌疾患▶　甲状腺機能亢進症や成人型甲状腺機能低下症（粘液水腫）などの内分泌疾患で瘙痒を訴えることがある。甲状腺機能亢進症では，皮膚血管の拡張によって皮膚温が上昇し，これが瘙痒の閾値を低下させることによって瘙痒が生じると考えられている。一方，成人型甲状腺機能低下症患者にみられる瘙痒は，皮膚の乾燥化によるものと考えられている。

　　　また閉経後瘙痒症は，持続性あるいは発作性の瘙痒で，しばしば皮膚潮紅を伴い，皮膚をかきくずすことよりも皮膚をこすることが多い。その実態はまだ不明の点が多いが，卵巣機能低下によると考えられており，ホルモン補充療法が有効なことが多い。

糖尿病▶　糖尿病では瘙痒が生じるといわれているが，全身性の瘙痒が糖尿病患者にとくに多いわけではない。確かに糖尿病腎症で人工透析を受けている患者の多くは強い瘙痒を訴えるが，これは糖尿病というよりは慢性腎不全による瘙痒である。また，糖尿病患者は外陰部や肛門周囲に瘙痒を訴えることが多いのも事実であるが，これらは糖尿病に合併しやすいカンジダ症によるものと考えられる。

肝疾患▶　原発性胆汁性胆管炎によるものが多いが，ほかの肝疾患患者は，閉塞性黄疸にでもならない限り，瘙痒を訴えることはあまりない。

腎疾患▶　慢性腎不全にならない限りは，強い瘙痒を訴えることはない。なお，持続的に人工透析を受けなければならない患者の約80％以上は瘙痒を訴えるが，こ

の瘙痒は必ずしも人工透析によって抑えられるわけではない。

血液疾患▶　貧血の有無にかかわらず，鉄欠乏によっても瘙痒が生じることがある。この場合は鉄剤の投与によって瘙痒は軽快するが，皮膚瘙痒症がとくに鉄欠乏症患者に多いわけではない。

　　また，風呂に入ったり，水を浴びたりすると瘙痒を訴える人がおり，これを入浴瘙痒とよぶ。この入浴瘙痒は真性多血症の約50％にみられるとされているが，真性多血症発症の数年前からみとめられることがあるので，このような症状がみられた場合には，真性多血症の可能性を念頭において血液検査を行うことが大切である。

悪性腫瘍▶　悪性リンパ腫・ホジキンリンパ腫 Hodgkin's lymphoma（ホジキン病）・白血病・消化器がん・多発性骨髄腫など，さまざまな悪性腫瘍で瘙痒を伴うとの報告があるが，統計学的な検索が十分に行われているわけではない。しかし，ホジキンリンパ腫の患者では限局性の瘙痒を訴え，しかも瘙痒部位がしばしば移動するという特徴がある。また，セザリー症候群 Sézary syndrome の患者も強い瘙痒を訴えるが，これは皮膚に炎症がおこっているためで，皮膚瘙痒症というわけではない。

神経疾患▶　多発性硬化症の患者では，しばしば増悪初期に発作性の瘙痒を訴えることがある。しかし，ニューロパチー neuropathy では末梢神経が傷害されるのにもかかわらず，瘙痒は伴わないことが多い。

3 薬剤によるもの

　　モルヒネの全身的な投与で，瘙痒が誘発されることはよく知られているが，内臓疾患に伴う瘙痒に対しては，オピオイドのμ受容体に対する拮抗薬であるナロキソン塩酸塩が有効なことがある。

　　またモルヒネが瘙痒を増強するという事実から，脳内のモルヒネ類似物質であるエンケファリン・エンドルフィンは，瘙痒を誘発するとされている。これらオピオイドペプチドは，人工透析や胆汁うっ滞型の肝機能障害の症例で増加がみとめられている。

4 精神神経性瘙痒症

　　内臓疾患や薬剤などによる皮膚瘙痒症を除き，原因の不明な皮膚瘙痒症を本態性瘙痒症あるいは特発性瘙痒症という。このうち自律神経系の失調に基づくものを**自律神経性瘙痒症**，精神的な心因によるものは**心因性瘙痒症**とよぶが，両者の区別は明瞭ではない。

　　気のまぎれる日中は瘙痒を訴えないが，夜間ふとんに入ってから瘙痒が増強することが多い。この疾患はあくまでも除外診断であるので，皮膚瘙痒症の原因を念頭においてさまざまな検索を行い，どうしても原因が特定できない場合は**精神神経性瘙痒症**とする。

C 皮膚の老化

生物には寿命があり，加齢とともに生体の恒常性を保つ能力が低下する。この過程でみられる現象が老化である。

① 老化による皮膚の変化（老徴）

老化による皮膚の変化を老徴といい，①皮膚では皮膚表面の乾燥・粗糙化，皮膚の萎縮，しわ，皮膚のたるみ，黄褐色調の皮膚色，皮膚の蒼白化・皮膚温低下，②毛では頭髪の軟毛化と減少あるいは白髪，眉毛（まゆ毛）・外耳道の毛・鼻毛の伸長と硬毛化，③爪では発育速度の低下，光沢の低下，黄色調，肥厚，縦線などがみられる。

老化に伴う皮膚病変には，老人性色素斑・脂漏性角化症（老人性疣贅）・有茎軟腫・老人性白斑・老人性血管腫・老人性紫斑・老人性脂腺増殖症・老人性面皰などがある。

② 皮膚の老化のメカニズム

皮膚の老化には，加齢に伴う生理的老化と，紫外線（UV）による光老化とがある。たとえば，殿部の皮膚は生涯にわたってほとんど日光に曝露されることはない。しかし，老化に伴って皮膚は薄く，ちじみ，細かい皺があり，乾燥し，ざらざらする。また，顔面や手背は大量の紫外線を浴び，しみや深いしわが生じ，皮膚も厚くごわごわする。

1 生理的老化 chronological aging

生理的老化とは，角化細胞や線維芽細胞の分裂能や増殖能の低下あるいはこれらの細胞の代謝機能の低下によって生じる。皮膚は細胞の減少によって薄くなり，また細胞外基質も減少する。そのため，表皮では表皮突起が消失し，扁平化する。その結果，真皮と表皮の接触面積が減少することになり，皮膚は外力に対して弱くなり，表皮がはがれやすくなる。

● 角層の老化

角層では老化とともに，角層の保水機能が低下する。これは生理的老化によって，皮脂腺の活動性の低下や角質細胞間脂質の減少，または角層の吸湿性を保持する作用をもつアミノ酸を主体とする可溶性の低分子物質（天然保湿因子〔NMF〕）が減少することに起因する。その結果，角質水分含有量は低下し，

皮膚は乾燥，粗糙化し，いわゆる**老人性乾皮症**の状態となる。

　このような状態になると皮膚のバリア機能が低下し，外的刺激やアレルゲンが簡単に角層を通過しやすい状態となり，その結果，これらの刺激は瘙痒を引きおこし，搔破行動の繰り返しによって湿疹いわゆる**皮脂欠乏性湿疹**となる。

● 毛包・脂腺の老化

　加齢によって性ホルモンの低下あるいは変化が生じると，皮脂腺の分泌や毛包に影響を及ぼし，痤瘡・老人性脂腺増殖症や脱毛などの変化をきたす。ただしこのとき注意すべきことは，毛嚢・脂腺構造はそれが存在する部位によって，性ホルモン受容体の発現が異なり，年齢とともに男性では毛髪は薄くなるが，外耳道の毛・鼻毛・眉毛は長くなる。

2　光老化 photoaging

　紫外線のうち，どの種類の光が光老化に大きく関与しているかは十分にはわかっていない。

● 表皮の光老化

　光老化による皮膚の変化で最も頻度が高いものは老人性色素斑（日光色素斑）で，俗に「老人性のしみ」とよばれている。

　脂漏性角化症（老人性疣贅）も老化に伴って生じる比較的ありふれた良性腫瘍である。これは日光曝露部に好発するが，被覆部位にも多く発生するので必ずしも光老化によるものとはいえない。

　そのほか，光老化のおもな皮膚症状には老人性角化腫（光線角化症，日光角化症）があり，これは一種の前がん状態である。さらにがん化すると有棘細胞がんとなる。そのほかの皮膚悪性腫瘍も光老化によって生じる。

　これは紫外線が核酸に吸収され，ピリミジン二量体 pyrimidine dimer が形成されるためと考えられている。つまり核酸に傷をもった細胞がアポトーシスなどによって排除されているうちはよいが，それが蓄積され，さらに *p53* がん抑制遺伝子（がん抑制能を有する分子の遺伝情報を有する遺伝子の1つで，ヒト染色体の 17p13 に位置する）の変異などが加わると日光角化症などの前がん状態となり，やがて有棘細胞がんなどに変化すると考えられている。

● 真皮の光老化

　真皮では光老化によって**日光弾性線維症**がみられる。これは本来，病理学的にエオジン好性に染まる膠原線維で占められている真皮上層から中層が，淡い灰青色の不定形の線維あるいは凝集塊に置換されている状態である。この物質は弾性線維の変性したものではなく，線維芽細胞が産生する弾性線維自体に変化がおこったものと推測され，ミクロフィブリルの抗原性が失われており，こ

の部位に一致してプロテオグリカン[1]や糖鎖[2]（AGEs[3]など）も証明されている。しかし，その発生機序はいまだに十分に解明されているわけではない。

　このような日光弾性線維症が生じた皮膚では，大小不規則な深いしわが形成される。とくにこの変化の代表的なものは，**項部 菱 形皮膚**とよばれるもので，これは項部に深いしわが出現し，そのしわに囲まれた皮野が菱形を呈するものである。昔は農夫皮膚，漁師の皮膚と表現され，戸外労働者の特徴でもあった。

ゼミナール
復習と課題

❶ 原発疹と続発疹の種類と，その特徴を述べなさい。
❷ 瘙痒（かゆみ）の病態生理について述べなさい。
❸ 発疹にはどのようなものがあるか説明しなさい。
❹ 加齢に伴う皮膚症状についてまとめなさい。

---

1) プロテオグリカン：多くの糖鎖が結合した糖タンパク質の一種である。
2) 糖鎖：各種の糖がグリコシド結合によってつながった一群の化合物である。糖どうしだけでなく，タンパク質や脂質，その他の低分子とも結合して多様な分子をつくりだす。
3) AGEs：advanced glycation endproducts の略で，糖化反応によってつくられる生成物である。終末糖化産物とも訳される。

第 4 章

検査と治療・処置

本章で学ぶこと	□皮膚疾患の診察と診断の方法を理解する。
	□皮膚疾患の診断のために行われる検査の意義・目的・方法などについて理解を深める。
	□皮膚疾患特有の各種の治療・処置，とくに種々の全身療法・外用療法とその適応疾患および副作用について学ぶ。
	□手術療法・光線療法・レーザー療法などの概要と適応疾患について学ぶ。

A｜診察と診断の流れ

　皮膚病診断へのアプローチを表 4-1 に示す。皮膚科学的所見は，皮疹の性状，個々の皮疹の形態，多数の皮疹の配列，皮疹の分布からなる。皮疹の性状の観察においては，色調と硬軟など皮疹を触った感じをみる。また，皮膚の構成要素のどこが変化を受けているかを推測する。

　皮疹の現病歴は，表 4-2 を参考にして問診する。また，皮疹病変は全身疾患の一部症状である可能性もあることから，全身状態も観察し，ほかの症状がある場合には皮疹との関連性を考察する。さらに必要に応じて，皮膚科に特有な検査と一般ルーチン検査(日常検査)を行い，最終的な診断を下す。

B｜検査

　皮膚疾患の診断は視診と触診が主体となるが，そのほかにさまざまな検査を

▶表 4-1　皮膚病診断へのアプローチ

1. 患者を見たときの最初の印象
2. 皮膚科学的所見
3. 全身所見，とくにリンパ節腫脹，肝脾腫，関節の変形など
4. 皮疹の現病歴
5. 皮疹以外の現病歴
6. 皮疹と内臓病変との関連性についての考察
7. 既往歴
8. 家族歴
9. 職業，趣味など
10. 皮膚科に特有な検査と一般ルーチン検査（日常検査）
11. 最終診断とその確認

▶表 4-2　皮疹の現病歴

1. いつ皮疹が生じたのか。
2. 瘙痒(かゆみ)はあるのか。
3. からだのどの部位に皮疹が生じたのか。
4. 皮疹がどのように拡大したのか(皮疹の拡大様式)。
5. 個々の皮疹は，どのように変化したのか。
6. 皮疹の誘因はなにか。
7. これまで受けた治療はなにか。

要することがある。ここでは，皮膚疾患に比較的特有な検査法について述べる。

① 皮膚科的検査法

1 免疫・アレルギー検査

● 貼布試験(パッチテスト patch test)

貼布試験は，アレルギー性接触皮膚炎の確定診断に欠かせない検査である。疑わしい抗原を，通常は白色ワセリンあるいは蒸留水やプラスチベース®にさまざまな濃度で混合し，これをパッチ絆やフィンチャンバー®に塗り，皮疹が軽快した患者の健常皮膚(通常は背部)に貼布する。そして 48 時間後に絆創膏をはがし，15～30 分後(絆創膏の刺激反応が消失してから)に皮膚反応を観察する(▶図 4-1)。なお，遅発性反応をおこすことがあるので，72 時間後と 1 週間後にも判定する。

化粧品・衣類・皮革製品などは，そのままの状態で用い(アズイズテスト as is test)，揮発性の物質・洗剤・パーマ液など刺激性の強いものは，前腕屈側に直接塗布または滴下する開放式貼布試験(オープンパッチテスト open patch test)を施行する。

ある物質の希釈系列をつくり，一定の濃度以下で陰性化するならば一次刺激，濃度に関係なく陽性ならばアレルギー性と考えられる。

国際接触皮膚炎研究グループ International Contact Dermatitis Research Group (ICDRG)による貼布試験の判定基準は，表 4-3 のとおりである。

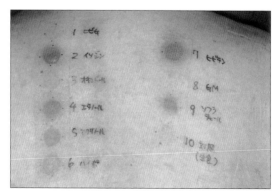

いくつかの消毒薬で陽性反応がみられる。

▶図 4-1　消毒薬でかぶれた患者の背中で施行した貼布試験

▶表 4-3 ICDRG による貼付試験の判定基準

ICDRG 基準	反応
−	反応なし
＋？	疑わしい反応(弱い紅斑)
＋	弱い陽性反応(紅斑・浸潤，ときに丘疹)
＋＋	強い反応(紅斑・浸潤・丘疹・小水疱)
＋＋＋	きわめて強い反応(水疱形成)
IR	刺激反応

● **単刺試験**(プリックテスト prick test)，**掻破試験**(スクラッチテスト scratch test)，**即時型皮内反応**

　前腕屈側などの皮膚表面に微細な傷をつけ(単刺試験では針で表皮を引っかき上げるように刺してはねる，掻破試験では針先で 2〜3 mm の傷をつける)，抗原液を 1 滴垂らして，その反応をみる。先に抗原液を滴下してから傷をつける方法もある。

　これに対して，抗原液 0.02 mL を直接皮内に注射して反応をみるのが**皮内テスト**である。通常 15〜30 分後に膨疹と発赤の短径をはかり，基準に従って判定する。

　一般に貼布試験が遅延型アレルギー反応をみるのに対して，これらの検査は即時型アレルギー反応をみるものであり，アトピー性皮膚炎のアレルゲンの検索にも用いられる。しかし，最近では放射性アレルゲン吸着試験 radio allergosorbent test(RAST)による抗原特異的 IgE の測定にとってかわられつつある。

NOTE
アトピー性皮膚炎患者における抗原特異的 IgE と即時型皮膚反応

　アトピー性皮膚炎はアトピー素因に基づいて発症し，左右対称に生じる湿疹様変化で，IgE 抗体を産生しやすい素因を有している。したがって，アトピー性皮膚炎患者では血清総 IgE 値の上昇，アレルゲン特異的 IgE 値の上昇をみとめ，多種のアレルゲンに対する即時型皮膚反応が陽性となる。

　乳幼児期には食物抗原に対する陽性反応が高くでることが多いが，年齢とともに食物抗原に対する陽性反応は減少し，かわって真菌・ハウスダスト・ダニ・植物といった環境抗原に対する陽性反応がみられるようになる。しかも，アトピー性皮膚炎がよくなってもわ

るくなっても，検査データは年齢とともに上記のような変化を示す。

　このようなことから，これらの検査はアトピー性皮膚炎を診断するのには役だつが(なれた皮膚科専門医がみれば，皮疹を見ただけでアトピー性皮膚炎と診断できる)，アトピー性皮膚炎の治療にはほとんど役だたないことがわかる。なぜならば，これらの検査値はアトピー性皮膚炎の原因としてではなく，アトピー性皮膚炎の結果として異常を示すからである。実際，米国の皮膚科学会では定期的なアレルゲン特異的 IgE の測定を行うべきではないとしている。

● 薬剤リンパ球刺激試験 drug-induced lymphocyte stimulation test (DLST)

患者の末梢血のリンパ球を分離し，薬疹の原因薬剤と思われる薬剤を添加し，リンパ球の増殖反応をみる検査である。

● 内服（再投与）試験

薬疹の診断には貼布試験・皮内反応・薬剤リンパ球刺激試験などが用いられるが，結果が偽陰性になったり薬剤リンパ球刺激試験では偽陽性になったりするため，診断の確定には再投与が必要である。再投与量は常用量の1/100〜1/10から開始し，2〜3日間様子をみて陰性の場合は徐々に増量し，その反応をみる。ただし，重症の薬疹では内服試験は禁忌とされている。

● （遅延型）皮内反応

皮内反応には先に述べた即時型アレルギー反応をみる皮内反応以外に，次のような遅延型アレルギー反応をみるものがある。

[1] **ツベルクリン反応（マントー反応 Mantoux reaction）** 抗原液 0.1 mL を前腕屈側に皮内注射し，48時間後に発赤と硬結の長径と短径をはかる。発赤 10 mm 以上を陽性とする。結核アレルギーの有無をみる検査であるが，細胞性免疫の低下によって陰性化する。

[2] **ツベルクリン反応以外の病原微生物抗原による皮内反応** スポロトリキン反応は，スポロトリコーシスにおいて陽性となり，特異性が高い。しかし，トリコフィチン反応は一般に白癬性肉芽腫では陰性で，そのほかの深在性白癬では陽性になることが多いが，特異性は低い。

● ジニトロクロロベンゼン dinitrochlorobenzene（DNCB）感作試験

1% DNCB アセトン溶液 0.025 mL を 24 時間貼布し（感作試験），2〜3 週間後に 0.1〜0.01% DNCB 溶液を別の部位に再貼布して（惹起試験），48 時間後に紅斑の有無をみる。細胞性免疫が正常であれば惹起試験によって接触皮膚炎の反応がみられる。

2 光線過敏性検査

● 最少紅斑量 minimal erythema dose（MED）の測定

最少紅斑量とは光線を照射後に紅斑を生じる最少の光線量をいい，通常，中波長紫外線（UVB）の測定にはサンランプ（FL20S-E ランプなど）照射 24 時間後，長波長紫外線（UVA）の最少紅斑量の測定にはブラックライト（FL20S-BLB ランプなど）照射 48〜72 時間後に紅斑の有無を肉眼的に観察する。

健常な日本人では，UVB の最少紅斑量は約 50〜150 mJ/cm^2 で，UVA では 18 J/cm^2 まで照射しても皮膚反応はみられない。最少紅斑量が低下していれば光線過敏性があるといえる。

可視光線による照射テストはスライドプロジェクターで代用され，通常は日光蕁麻疹の診断に用いられる。

● 光貼布試験（光パッチテスト）

通常の貼布試験を2系列行い，24〜48時間後にパッチ絆をはがし，1系列だけに最少紅斑量以下の UVA を照射し，24〜48時間後に皮膚反応を観察する。光線照射部位だけが陽性の場合は，光接触皮膚炎と判定する。この試験は，湿疹型の薬剤性光線過敏症の判定にも役だつことがある。

● 内服照射テスト

薬剤性光線過敏症の原因確認のために行う試験で，皮疹が消失したのちに最少紅斑量を測定する。その後，原因薬剤を投与し最少紅斑量が低下している場合は薬剤性光線過敏症と診断する。通常は，UVA の最少紅斑量を測定する。

3　画像検査

皮下軟部腫瘍は超音波検査で腫瘍の局在・大きさ，あるいは血流量などをおおまかに知ることができる。これに CT・MRI を加えることによってさらに詳細な情報を得ることが可能となった。また，通常の X 線検査でもカルシウムの沈着や骨との関係を知ることが可能である。シンチグラフィーは，リンパ腫やがんのリンパ節転移の判定に役だつ。

4　皮膚の生理機能検査

皮膚の生理機能検査にはさまざまなものがあるが，代表的なものは次のとおりである。

[1] **経表皮水分喪失量の測定**　湿度センサーを用いて，表皮からの微量な水分蒸発量を測定することによって角層の水分透過性をみる。この水分透過性は，皮膚のバリア機能の1つの指標となる。

[2] **角層水分量・水分保持能の測定**　高周波伝導度や電気容量から，角層水分量を非侵襲的に測定する。皮膚角層の水分保持能が低下して水分量が減ると，皮膚は乾燥してかさかさする。

[3] **皮膚微小循環の測定**　サーモグラフィーによる皮膚表面温度の測定や，レーザードップラー法による血流の測定によって皮膚微小循環を知ることができる。循環障害や膠原病の診断，あるいは血管腫や動静脈瘻の部位の推定に役だつ。

[4] **発汗検査**　古典的なヨードデンプン法を利用した発汗着色法や汗孔記録法

があるが，専用の機器を利用した換気法も開発されている。

5 ウッド灯検査 Wood's light examination

365 nm の波長をピークにもつ長波長紫外線を照射する発生装置をウッド灯といい，暗室でウッド灯の光を対象物にあて，対象物から発せられた蛍光を肉眼的に観察する検査法である。

イヌ小胞子菌感染症(ミクロスポルム-カニス *Microsporum canis* 感染症)では緑黄色，紅色陰癬ではあざやかな紅色またはサンゴ色，緑膿菌感染のある皮膚潰瘍では緑色，黄菌毛では黄色や青白色の蛍光を発する。またポルフィリン体の出す紅色の蛍光は，ポルフィリン症のスクリーニング検査に利用されている。

6 ツァンクテスト Tzanck test

水疱蓋を取り除き，綿棒などで水疱底を擦過して，付着した細胞成分をギムザ染色などを行って鏡検する方法である。水疱をきたす疾患の診断や鑑別に用いられ，天疱瘡ではツァンク細胞(大型で丸くふくらんだ変性表皮細胞)，ウイルス性水疱の場合はウイルス性巨細胞や封入体がみとめられる。

7 ダーモスコピー dermoscopy

皮膚表面観察用の顕微鏡をダーモスコープ(▶図4-2)とよび，これを用いて皮膚の観察を行う検査をダーモスコピーとよぶ。ダーモスコピーでは，皮膚表面の角質で生じる光の散乱を超音波検査用ゼリーなどを塗布して防ぎ，ハロゲンランプなどの光源で病変を明るく照らし，レンズを用いて皮膚水平面を上から観察する。

肉眼で見るよりは拡大して見るため，病変の詳細の観察が可能で，さまざまな病変における色素分布構造の違いが明瞭に観察できる。主として色素性病変の診断に用いられ，とくに母斑と悪性黒色腫との鑑別などに有用である(▶図4-3)。また，血管性病変の鑑別に用いることもできる。

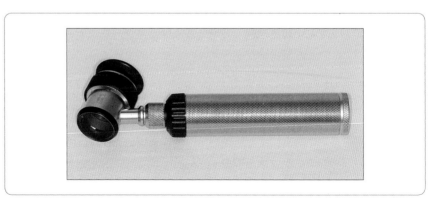

▶図 4-2 ダーモスコープ

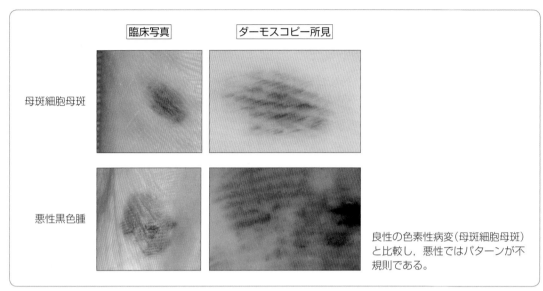

| 臨床写真 | ダーモスコピー所見 |

母斑細胞母斑

悪性黒色腫

良性の色素性病変（母斑細胞母斑）と比較し，悪性ではパターンが不規則である。

▶図4-3　母斑細胞母斑と悪性黒色腫の臨床写真とダーモスコピー所見の比較

8 その他の理学的検査

[1] 硝子圧法 diascopy　透明なガラス板あるいはプラスチック板で皮疹を圧迫して色調の変化を観察する。紅斑は消退するが，紫斑・色素斑は消退しない（▶図4-4）。また，尋常性狼瘡や顔面播種状粟粒性狼瘡にみられる狼瘡結節は，硝子圧によって退色せず黄色色素斑を残す。

[2] 皮膚描記法 dermography　正常な皮膚を比較的強くこすると，その部位がまず紅色となり（紅色皮膚描記症），ついで膨疹となる（隆起性皮膚描記症または人工蕁麻疹，▶図4-5）。これは健常者にもある程度みられるが，蕁麻疹患者で目だつ。しかし，アトピー性皮膚炎患者ではこすると逆に白くなり（白色皮膚描記症），しかも30分以上続くことがある。

〔ダリエー徴候 Darier's sigh〕　色素性蕁麻疹の病変部をこすると病変部に一致して膨疹が生じる。これをダリエー徴候というが，これも広い意味では皮膚描記症に属する。

[3] 知覚検査　毛筆による触覚検査，針による痛覚検査，温水あるいは冷水による温覚検査を行う。ハンセン病患者では，これらの感覚の低下あるいは脱失がみとめられる。

[4] ニコルスキー現象 Nikolsky's phenomenon　一見健常にみえる皮膚をこすると，容易に表皮剥離がみとめられる現象をいう。各種の天疱瘡・ブドウ球菌性熱傷様皮膚症候群・中毒性表皮壊死症などでみとめられる。

[5] ケブネル現象 Köbner's phenomenon　皮疹のみられない正常な皮膚に，摩擦などの刺激によって同一病変が生じる現象をいう。扁平苔癬・尋常性乾癬・青年性扁平疣贅などでみられるが，青年性扁平疣贅はウイルスの接種によるた

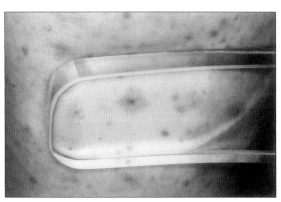

出血斑であるので，ガラス板で圧迫しても色は消退しない。

▶図 4-4　蕁麻疹様血管炎の皮疹で施行した硝子圧法

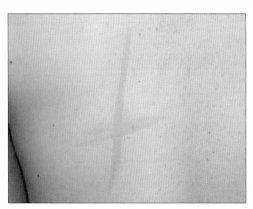

皮膚を強くこすると，その部位が赤く盛り上がる。
これを皮膚描記症という。

▶図 4-5　紅色皮膚描記症

め，厳密な意味ではケブネル現象ではない。

[6] **アウスピッツ現象** Auspitz's phenomenon　病変部の鱗屑をはがすと点状の
出血がみられる現象で，尋常性乾癬などでみとめられる。

[7] **針反応**　注射後 24〜48 時間して針穿刺部に生じる発赤・丘疹・膿疱など
の反応で，ベーチェット病でみられる。

② 病原微生物の検査法

1　細菌検査

● 一般細菌の検出法と培養法

検出法▶　膿汁や滲出液がある場合は，それをスライドガラスに薄くのばし，自然乾燥させたのち，火焔固定し（塗抹面を上にし，火焔の中ほどをゆっくり 3 回ほど横切るようにあてる），グラム染色する。グラム陽性菌は濃紫色，陰性菌は赤色に染色される。検鏡で菌が検出できたのに好気性培養で菌が得られなかった場合は，嫌気性菌の可能性が高い。

培養法▶　膿汁や滲出液，あるいは組織片を培養に供するが，皮膚表面に存在する常在菌の混合を避け，無菌的に採取することが大切である。得られた検体はすみやかに検査室に提出し，また可能な限り抗菌薬を投与する前に採取しなければならない。皮下膿瘍を形成している場合は，同時に嫌気性培養を行い，溶血性レンサ球菌感染症が疑われる場合は，咽頭培養も施行する。

● 梅毒トレポネーマ *Treponema pallidum* の検出法

検出法▶　初期硬結・硬性下疳・扁平コンジロームなどの湿潤性病変を先が鈍なもので軽くこすり，得られた滲出液（刺激漿液）を，暗視野法（暗視野顕微鏡で輝いて見える），墨汁法（滲出液と墨汁を等量混和して塗抹標本を作製すると透明に抜けて見える），パーカーインク法（墨汁のかわりにパーカーインクを使用したもので，青黒く染まる），蛍光抗体法（抗トレポネーマ蛍光抗体で染める方法）で観察し，糸状のスピロヘータを顕微鏡で検索する。

血清診断▶　さまざまな梅毒の血清学的診断法があるが，ウシの心臓から抽出したリン脂質で梅毒抗体と反応を示すカルジオリピン抗原を使用する方法（梅毒血清反応 serolgical test for syphilis〔STS〕）と，梅毒トレポネーマを抗原として使用する方法に 2 大別できる。

前者には補体結合反応（緒方法），ガラス板法（沈降反応），梅毒凝集法（受身凝集反応），RPR カードテスト[1]（沈降反応）がある。また後者には TPHA テスト[2]（梅毒トレポネーマ抗原を付着させた感作赤血球を使用した受身赤血球凝集反応），FTA-ABS 法[3]（被検血清中の非特異抗体を吸収したあとでの梅毒トレポネーマ抗原との蛍光抗体間接法）などがある。

---

1) RPR カードテスト：rapid plasma reagin（card test）の略。
2) TPHA テスト：*Treponema pallidum* hemagglutination（test）の略。梅毒トレポネーマ感作赤血球凝集試験。
3) FTA-ABS 法：fluorescent treponemal antibody absorption（test）の略。蛍光トレポネーマ抗体吸収試験。

STSはスクリーニングには適しているが，生物学的偽陽性 biological false positive（BFP）反応がみられることがある。最近はラテックス凝集法を用いて数値で測定する自動化法が行われるようになったが，STSの検査結果との乖離（かいり）がみられることがある。

　〔生物学的偽陽性〕　梅毒に罹患（りかん）していないにもかかわらず，梅毒血清反応が陽性となることをいう。カルジオリピン抗原を使用して行う梅毒血清反応でみとめられるが，梅毒トレポネーマを抗原とする場合はない。

　ハンセン病・結核・伝染性単核症・ウイルス性肝炎などの感染症やエリテマトーデス・関節リウマチなどの膠原病の際にはしばしば陽性となり，ときに妊婦にも陽性反応があらわれることがある。

　生物学的偽陽性が疑われる場合は，梅毒トレポネーマ抗原を用いる特異的検査法で再検査を行う必要がある。

● らい菌の検出法

活動性の病巣に小さい切開線を入れ，滲出液を採取あるいは鼻汁を綿棒で鼻中隔から採取し，スライドグラス上に塗沫してチール-ネールゼン染色 Ziehl-Neelsen stain をして鏡検すると，赤く染まった桿状ないし松葉状の菌が見つかる。

● 結核菌・非結核性抗酸菌の検出法と培養法

病変部の鱗屑や膿汁をチール-ネールゼン染色後に顕微鏡で観察するが，結核の場合は一般に菌の検出は困難である。また，オーラミン染色後に蛍光顕微鏡で観察すると，結核菌が見つかることがある。

以前は，培養は小川培地を用いていたが，最近は MGIT（Mycobacterium growth indicator tube）などの液体培地を用いることが多い。

2 真菌検査

真菌症と診断するためには，病変部に目的とする真菌の存在を証明しなければならない。多くの浅在性皮膚真菌症（白癬・カンジダ症・癜風（でんぷう））は真菌が皮膚表面に存在するため，直接鏡検によって菌の存在を証明できる。しかし，深在性皮膚真菌症の場合は，病変部から真菌を分離培養し，菌を同定しなければならない。

● 直接鏡検 direct microscopy

白癬・カンジダ症・癜風では菌は角層に存在するので，角層をメスかはさみで採取し，スライドガラスの上にのせ，10〜30％ 水酸化カリウム（KOH）液を滴下し，カバーガラスをかぶせ，顕微鏡で観察する（KOH直接鏡検法）。

● 墨汁法

クリプトコックス-ネオフォルマンス *Cryptococcus neoformans* は厚い莢膜を有するので，脳脊髄液などの検査材料に墨汁を滴下し顕微鏡で観察すると球状分芽胞子の厚い莢膜が白く抜けて見え，発見が容易となる。

● 培養同定法

皮膚表面に菌が存在しない深在性真菌症では，原因菌を分離培養しなければならない。通常，培養にはサブロー4%ブドウ糖寒天培地が用いられる。

培養された真菌の同定は菌集落の肉眼的形態や顕微鏡的形態などで判定されるが，形態的に菌の同定を行うことが困難な酵母のような場合は，分離菌の生化学的性状や生物学的性状が同定の目安になる。真菌に対する抗体がある場合は，その抗体による免疫凝集反応を利用して，菌の同定を行うことができる（カンジダチェックなど）。最近では，分子生物学的同定法が盛んになっている。

3 ウイルス検査

● ウイルスの分離培養法

急性期の時期に咽頭含嗽液・髄液・血液・尿・便などの検体を無菌的に採取し，培養細胞に接種し，細胞の変性（細胞変性効果 cytopathic effect〔CPE〕）をみる。専門的な検査であるため，一般的にはあまり行われていない。最近では，分子生物学的同定法が盛んに行われるようになった。

● 血清学的診断法

患者の血清中のウイルス抗体価を急性期と回復期に測定し，統計学的に有意な上昇（通常約4倍以上）がみとめられた場合は，ウイルス感染症と判定する。

ウイルス抗体価にはさまざまなものがあり，その測定法には補体結合反応（抗体は早期に消失するためスクリーニングに用いられる），中和反応（感染1週目から上昇し，長期持続する），赤血球凝集抑制反応（型特異性が強く，抗体は早期に上昇する），酵素抗体法（各免疫分画の抗体の定量が可能である），蛍光抗体法（型特異性がある），受身凝集反応，ウェスタンブロット法 Western blotting などがある。

● ウイルスの直接証明

蛍光抗体法 ▶ 水疱内容をスライドガラスに採取してアセトン固定し，蛍光色素で標識した抗体を反応させ，特異蛍光を観察する方法である。最近，ヘルペス感染症では保険適用になり，迅速診断法として有用である。

病理組織診断 ▶ 病変部の組織を採取し，ウイルス特有の変化（封入体・巨細胞・網状変性な

ど)を観察する方法である。また，組織や検体を電子顕微鏡で観察し，ウイルスの存在を直接証明する。

ウイルスの▶
DNA 診断　　ウイルス遺伝子の断片を証明することによって，ウイルスの同定，サブタイプの検索を行う。一部の検査施設でのみ行われている。

③ 病理組織検査法

皮疹の一部を切除して病理組織標本を作製し，顕微鏡によって観察を行って異常を調べる検査を**生検** biopsy といい，確定診断を下すうえで必須の検査である。生検の方法にはメスによる生検と，トレパン trepan という円筒形のキリで皮膚をくりぬくパンチ生検とがあるが，前者のほうが情報量の多い試料が得られる。

1 病理組織検査

生検材料は通常 10% ホルマリン液で固定され，その後パラフィンで包埋される。さらに生検材料は薄切され，薄切された切片をスライドガラスにのせ，通常はヘマトキシリン-エオシンで染色される。そして染色された切片を顕微鏡で観察し，病理診断が下される。そのほか特殊染色を加え，病理診断の補助とする。

2 免疫組織検査

免疫染色は特殊染色の 1 つで，目的とする抗原に対する抗体を病理切片上で反応させ，目的とする抗原の局在を可視化する方法である。蛍光色素で標識された抗体を用いる**蛍光抗体法**と，酵素で標識された抗体を化学的な発色反応によって可視化する**免疫組織化学染色**とがある。

蛍光抗体法は，水疱性疾患やいくつかの膠原病の診断に欠かせない検査であるが，通常の病理標本では抗原が失活し，目的とする抗原を染色できないので，液体窒素で凍結した材料を用いる(**蛍光抗体直接法**)。

免疫組織化学染色は，おもにさまざまな腫瘍の分化方向を検索するのに有用で，通常のホルマリン固定材料でも染色されることが多い。なお，蛍光抗体間接法は患者の血清中に存在する特異抗体を証明する方法で，抗核抗体や抗表皮細胞間抗体などの検出に利用されている。

3 電子顕微鏡検査

生検材料の超微細構造を知るための検査で，先天性表皮水疱症などの診断に用いられる。固定液は，通常は 2～5% グルタルアルデヒドが用いられる。

④ 分子生物学的検査法

分子生物学的検査法には，インサイチュー–ハイブリダイゼーション法，ドットブロット–ハイブリダイゼーション法(サザンブロット法，ノーザンブロット法)，ポリメラーゼ連鎖反応法 polymerase chain reaction (PCR 法)などがある。これらの方法によってウイルスの証明が容易になったが，その他の病原微生物もその存在を証明できるようになったため，感染症の迅速な診断が可能となった。

また，いくつかの皮膚腫瘍の診断にも分子生物学的手法が取り入れられている(B 細胞リンパ腫では免疫グロブリン遺伝子の再構成，T 細胞リンパ腫では T 細胞受容体遺伝子の再構成がみとめられる)。また患者の末梢血，そのほかから抽出した DNA を解析することによって，いくつかの遺伝性皮膚疾患の遺伝子診断が可能になった。

C 治療・処置

皮膚科の治療の特徴は，外用薬を駆使することにある。また，皮膚科の処置も局所処置がおもなものとなる。しかし，皮膚病変だけでなく，背景に存在する全身疾患も念頭において，総合的な治療・処置を行わなければならない。

① 全身療法(内服・注射薬)

副腎皮質▶
ステロイド薬
皮膚科では，副腎皮質ステロイドのなかで糖質ステロイドの作用を有する薬剤が用いられる。膠原病や天疱瘡などの自己免疫性水疱症などのほか，自家感作性皮膚炎・重症の接触皮膚炎・日光皮膚炎などに対しても短期間使用されることがある。

また，重症の薬疹にも用いられるが，中毒性表皮壊死症に対してはむしろ禁忌であるとの意見もある。

治療開始時に十分な量を投与し，徐々に漸減（ぜんげん）するのが一般的な使い方である。ステロイドの内服治療に抵抗する場合は，大量の副腎皮質ステロイド薬を間欠的に点滴静脈内注射をするパルス療法 pulse therapy も用いられている。

副腎皮質ステロイド薬には続発性副腎皮質機能不全・糖尿病・骨粗鬆（こつそしょう）症・消化性潰瘍・易感染性などの副作用があるため，生命的予後のよいものに対しては漫然と投与しつづけることは厳禁である。

抗ヒスタミン薬▶
ヒスタミン受容体によって H_1 阻害薬と H_2 阻害薬とがあるが，皮膚科で用いられるのは H_1 阻害薬である。肥満細胞から遊離されたヒスタミンによって

生じる血管透過性の亢進・浮腫・瘙痒を抑えるので，蕁麻疹に有効である。脳内のヒスタミン H_1 受容体占拠率の解析から，抗ヒスタミン薬は非鎮静性，軽度鎮静性，鎮静性に分類されている。湿疹・皮膚炎群の止痒目的でも使用されるが，ヒスタミンが関与しない瘙痒を抑える作用はない。

抗アレルギー薬▶ 肥満細胞や好塩基球・好酸球などからの化学伝達物質の生成や遊離を抑制する作用がある。アトピー性皮膚炎・蕁麻疹・湿疹・皮膚炎などに使用されている。

わが国で発売されている抗アレルギー薬の多くは抗ヒスタミン薬であり，このような薬剤は第2世代あるいは第3世代の抗ヒスタミン薬とよばれている。

抗菌薬▶ 原因菌の種類，抗菌薬に対する感受性，年齢・性，重症度，合併症や併用薬の有無，抗菌薬の体内動態から投与薬剤を選択し，投与量・投与回数・経路（経口か静脈内注射か）を決定する。もちろん細菌培養を行い起炎菌が同定されたならば，それに合わせて薬剤を変更することはいうまでもない。

皮膚科領域では黄色ブドウ球菌が起炎菌であることが多いため，セフェム系・マクロライド系・テトラサイクリン系抗菌薬やニューキノロン系抗菌薬が投与されることが多いが，最近ではこれらの薬剤に耐性を有するメチシリン耐性黄色ブドウ球菌（MRSA[1]）の増加が問題となっている。

皮膚科領域で分離されるメチシリン耐性黄色ブドウ球菌は，市中 MRSA であるため，ニューキノロン系抗菌薬やミノサイクリン塩酸塩に対して感受性があることがあり，また ST 合剤が有用なことが多い。しかし，高度耐性の MRSA に対しては，バンコマイシン塩酸塩などの MRSA 用抗菌薬の投与を要する。一方，分離頻度は低いが重篤な感染症をきたす頻度の高い溶血性レンサ球菌に対しては，ペニシリン系抗菌薬が第一選択薬である。

抗真菌薬▶ 経口抗真菌薬としては，イトラコナゾールやテルビナフィン塩酸塩，ホスラブコナゾール L-リシンエタノール付加物がある。

イトラコナゾールは皮膚糸状菌ばかりでなくカンジダなどの酵母にも抗菌活性を有するため，内臓真菌症にも有効である。一方で，テルビナフィン塩酸塩はイトラコナゾールよりも抗菌スペクトルが狭いため，皮膚真菌症だけに使用されている。ホスラブコナゾール L-リシンエタノール付加物は爪白癬にのみ使用されている。なお，イトラコナゾールには他剤との相互作用があることと，薬価が高いという欠点がある。また，テルビナフィン塩酸塩は重篤な副作用がみられることから，血液検査が必須となっている。

点滴薬としては，アムホテリシン B・ミコナゾール・フルコナゾールのほか，最近ではホスフルコナゾール・ボリコナゾール・ミカファンギンナトリウムが発売されたが，皮膚真菌症での使用はまれである。

---

1) MRSA：methicillin-resistant *Staphylococcus aureus* の略。この菌の問題点はメチシリンだけでなく，ほかの多くの抗菌薬に対しても耐性を有していることである。院内 MRSA と市中 MRSA とがある。

また，フルコナゾール・ボリコナゾールには経口薬もあるが，皮膚真菌症には保険適用となっていない。

抗ウイルス薬▶　ビダラビン(ウイルス性 DNA ポリメラーゼ活性阻害)，アシクロビル(ウイルス性 DNA ポリメラーゼ活性阻害およびその基質としての作用)，ファムシクロビル(抗ヘルペスウイルス薬のペンシクロビルのプロドラッグ[1])，アメナメビル(ウイルス DNA 複製の初期過程に必須の酵素であるヘリカーゼ・プライマーゼ複合体阻害)があり，単純疱疹(単純ヘルペス)・水痘・帯状疱疹に有効であるが，保険適用が認められていないものもあるため，使用上注意を要する。

前 2 者とも注射薬と外用薬とがあり，アシクロビルにはさらに内服薬もある。ファムシクロビルとアメナメビルは経口薬のみである。また，アシクロビルのプロドラッグである経口のバラシクロビル塩酸塩もあり，帯状疱疹・単純疱疹の保険適用がある。

ジアフェニルスル▶　DDS(レクチゾール®)はハンセン病の治療薬であるが，好中球浸潤が主体を
ホン(DDS)　占めるジューリング疱疹状皮膚炎・持久性隆起性紅斑・角層下膿疱症・血管炎などに有効とされている。

ヒドロキシクロ▶　全身性エリテマトーデスや皮膚エリテマトーデスに対して用いられる抗マラ
ロキン硫酸塩　リア薬である。おもな副作用は吐きけや下痢である。現在使用されている用量ではほとんど心配ないが，用量依存性におこりうる視力の低下や失明の予防目的で定期的な眼科受診が必要である。

非ステロイド性抗▶　化学構造にステロイド骨格をもたない抗炎症薬の総称で，鎮痛・解熱・抗炎
炎症薬(NSAIDs)　症作用を目的に使用される。副作用としては，胃腸障害・発疹・浮腫などがある。

ビタミン剤▶　ビタミン A 酸誘導体(レチノイド)のなかで抗角化作用の強いエトレチナートは遺伝性角化異常症や重症の乾癬に使用されているが，催奇性や過骨形成などの副作用に注意を要する。海外では，エトレチナートよりも副作用の少ない

📖 **NOTE**
シクロスポリンとタクロリムス水和物の作用機序

シクロスポリンやタクロリムス水和物などの免疫抑制薬は，おもに T 細胞の活性化初期段階に作用し，免疫応答に重要な役割を果たすサイトカイン遺伝子の発現を阻害することによって効果的な免疫抑制作用を発揮する薬剤である。

最近の研究によって，シクロスポリンやタクロリムス水和物は，細胞内でカルシウムイオンとカルモジュリン存在下で活性化される脱リン酸化酵素であるカルシニューリンに結合し，その活性を阻害して免疫抑制作用を発揮することがわかった。その結果，これらの薬剤はカルシニューリン阻害薬とよばれている。

---

1) プロドラッグ：体内で代謝を受けてはじめて活性を有するようになる薬剤である。

アシトレチンが発売されている。

免疫抑制薬▶ 　免疫抑制薬にはさまざまなものがあるが，現在はカルシニューリン阻害薬であ**シクロスポリン**がわが国では広く用いられている。しかし，海外では副作用のため，あまり使用されていない。対象疾患は重症の乾癬やベーチェット病の眼病変であるが，そのほかに全身性エリテマトーデス・皮膚筋炎・自己免疫性水疱症に使用されることもある。

　シクロスポリンには腎毒性があり，そのほか高血圧・多毛などの副作用に注意する必要がある。このほか，免疫調節作用のある PDE4 阻害薬アプレミラストが乾癬に対する内服薬として用いられている。

抗がん薬▶ 　有棘細胞がんに対しては，ブレオマイシン塩酸塩(BLM)・ペプロマイシン硫酸塩(PEP)が奏効するが，副作用の肺線維症に注意する必要がある。

　悪性黒色腫に対してはダカルバジン(DTIC)・ニムスチン塩酸塩(ACNU)・ビンクリスチン硫酸塩(VCR)の 3 剤併用の DAV 療法にインターフェロンベータの局所注射を組み合わせた治療法が用いられてきた。近年，免疫チェックポイント阻害薬であるニボルマブ(抗 PD-1 抗体)，イピリムマブ(抗 CTLA-4 抗体)に加え，低分子性分子標的薬ベムラフェニブ(BRAF 阻害薬)，ダブラフェニブ(BRAF 阻害薬)，トラメチニブ(MEK 阻害薬)が発売され，従来の化学療法と比較し，根治切除不能なメラノーマ患者の生存期間の改善がみとめられているため，こうした患者の第一選択となってきている。一方，免疫関連副作用(immune-related Adverse Events)に伴う死亡につながる重篤な副作用も散見されるため，十分な患者説明が必要である。

　皮膚のリンパ腫では，進行難治例に対してはヒストン脱アセチル化酵素阻害薬のボリノスタット，レチノイドであるベキサロテン，抗 CCR4 抗体モガムリズマブに加えて，CHOP[1]療法などが行われ奏効するが，完治は骨髄移植以外は困難である。

　このほかに抗がん薬にはさまざまなものが存在するが，固形がんに対する治療効果はまだ十分とはいえない。

生物学的製剤▶ 　尋常性乾癬・乾癬性関節炎などに TNF 抗体製剤(インフリキシマブ・アダリムマブ)や IL-12 と IL-23 の抗体製剤であるウステキヌマブ，IL-23 抗体製剤のグセルクマブ(掌蹠膿疱症にも適応追加)とリサンキズマブ，さらに IL-17 抗体製剤イキセキズマブ，ブロダルマブ，コセンティクス，アトピー性皮膚炎には IL-4/13 受容体モノクローナル抗体デュピルマブが使用可能になった。難治な慢性蕁麻疹には抗 IgE 抗体オマリズマブも用いられている。

---

1) CHOP：シクロホスファミド(CPA)＋ドキソルビシン塩酸塩(DXR)＋ビンクリスチン硫酸塩(VCR)＋プレドニゾロン(PSL)の併用療法。通常は 3 週間ごとに 8 コースの治療を行う。

② 外用療法

　　　　　多くの皮膚疾患は病変の主体が皮膚に存在することから，外用療法が治療法
の主体となる。外用薬は**基剤**と**主剤**からなり，基剤は主剤を病変部に運搬し，
経皮吸収を促進させ，主剤の薬理作用を発揮させる。

1 基剤

　　　　　基剤には，**軟膏** ointment，**クリーム** cream，**ローション** lotion（振盪合剤・乳
剤性ローション），**テープ剤** tape，**粉末剤** powder，**硬膏** plaster，**泥膏** paste，
糊膏 liniment，**ゲル剤** gel，**シャンプー**などがあり，皮膚の保護・軟化・冷却，
分泌物の吸収や除去，痂皮の軟化や除去のために用いられ，また抗炎症効果，
止痒効果を有し，病巣皮膚の症状を軽減させるはたらきがあるとされている。

　　　　　軟膏は基剤により，① 油脂性軟膏，② 乳剤性軟膏，③ 水溶性軟膏の3種類
に分類されている。油脂性軟膏は，動植物性油脂およびろう，あるいはワセリ
ンや流動パラフィンなどを基剤とする。乳剤性軟膏は，親水軟膏などの水中油
型（oil in water：o/w 型），吸水軟膏などの水相を含む油中水型（water in oil：
w/o 型）・親水ワセリンなどの水相を含まない油中水型の基剤を用いる。水溶
性軟膏は，完全に水にとけるマクロゴール軟膏が基剤として用いられている。

　　　　　油脂性軟膏は，皮膚の保護作用，柔軟作用，痂皮軟化作用，肉芽形成促進作
用があり，湿潤面・乾燥面ともに適応がある。

　　　　　乳剤性軟膏は，油脂と水分を乳化剤で混合したもので薬剤の浸透性は高いが，
湿潤面には不適当である。

　　　　　水溶性軟膏は，吸水性が強いため分泌物の吸収がよく，湿潤面に用いられる。

NOTE
外用薬混合の功罪

　しばしば異なる外用薬をまぜて使用する人がいる。
しかし，まぜ合わせれば，その主剤の濃度が下がるば
かりでなく，基剤との相性によって皮膚への吸収が低
下することが多い。また，基剤が異なれば，十分にま
ざらない。

　一般に医薬品は人を対象とした臨床試験を行い，有
効性が確かめられた場合に厚生労働省がその発売を認
可することになっている。つまり発売されている医薬
品は，主剤が効率よく皮膚に吸収されるために，どの
基剤との組み合わせがよいかを臨床試験で確かめてあ
るが，それ以外の外用薬とまぜ合わせた場合の有効性
は，臨床試験で確かめられているわけではない。した

がって，むやみにほかの外用薬をまぜると，その外用
薬の効果が計算以上に落ちたり，上がったりすること
がある。

　一般にジェネリック薬の効果がブランド薬よりも落
ちるのも，基剤との相性を臨床試験で確かめていない
からである。アメリカではジェネリック薬も臨床試験
で有効性を確かめないと発売できないため，ジェネ
リック薬とブランド薬との有効性，副作用にはほとん
ど差がない。しかし，わが国のジェネリック薬は，臨
床試験を行わなくても医薬品として発売してもよいこ
とになっているため，必ずしもその有効性と安全性の
担保がとれているわけではない。

2 主剤

主剤には，次のようなものがある。

副腎皮質▶
ステロイド薬
副腎皮質ステロイド薬は，すぐれた抗炎症作用があるが，内服療法であると皮膚ばかりでなく全身に薬剤がいきわたり，その副作用が問題となる。そこで病変部局所だけに薬理作用を及ぼすことが可能となる外用薬として開発された。

副腎皮質ステロイド薬は各種の皮膚疾患に適応があり，また有効であるが，副腎皮質ステロイド外用薬といえども全身に長期間にわたって大量(1日10〜60 g)に塗りつづけることによって全身的な副作用が生じることがあることも念頭におくべきである。

多くの副腎皮質ステロイド外用薬が開発されており，強弱によって5種類に分類されている(▶195ページ，表6-4)。なお，患者の症状に合わせて薬剤を選択するが，副作用がこわいからといって弱いものを選択すべきではない。病変部の炎症を抑えることのできる強さのものを使用し，皮疹がよくなった部位には，その使用を中止する。

抗菌薬▶
適応は皮膚表面の細菌感染症に限られ，あくまでも抗菌薬の全身投与の補助手段である。痤瘡に対して用いられる過酸化ベンゾイルあるいはクリンダマイシンとの合剤は，痤瘡悪化の要因となる細菌に対する抗菌活性を有している。

抗真菌薬▶
白癬・皮膚カンジダ症・癜風など大部分の表在性皮膚真菌症の第一選択薬で，イミダゾール系・モルフォリン系・チオカルバメート系・アリルアミン系・ベンジルアミン系の薬剤がある。イミダゾール系・モルフォリン系の薬剤は広い抗菌スペクトルを有するが，チオカルバメート系・アリルアミン系・ベンジルアミン系の薬剤は皮膚カンジダ・癜風菌には抗菌活性がやや落ちるため，皮膚カンジダ症・癜風には保険適用がないものもある。エフィナコナゾール，高濃度のルリコナゾール外用薬は，爪白癬に有効であるが，それ以外の外用薬は爪白癬に無効で，また保険の適用もない。

活性型ビタミン▶
D₃外用薬
タカルシトール水和物・カルシポトリオール・マキサカルシトールが発売されており，乾癬治療に用いられている。またタカルシトール水和物は，魚鱗(ぎょりん)癬・掌蹠膿疱症(せん・しょうせき)・毛孔性紅色粃糠疹(ひこう)の保険適用もある。

ステロイド/▶
活性型ビタミン
D₃配合外用薬
副腎皮質ステロイドと活性型ビタミン D₃ 外用薬は安定する pH が異なるため，そのまま混合すると安定性が通常損なわれるが，そうした問題のない配合剤も乾癬に対して使用可能となった。カルシポトリオール水和物・ベタメタゾンジプロピオン酸エステル軟膏およびマキサカルシトール・ベタメタゾン酪酸エステルプロピオン酸エステル軟膏があり，さらに前者は頭皮にも使用できるゲル製剤もある。いずれも乾癬治療の外用薬の第一選択薬となっている。

角質溶解薬▶
尿素軟膏やサリチル酸軟膏がある。尿素軟膏は保湿剤としても使用されているが，傷があるとしみるという欠点がある。

非ステロイド性抗▶
炎症薬(NSAIDs)　副腎皮質ステロイド外用薬に比べて，その作用は弱く，また接触皮膚炎もおこしやすいため，関節炎・帯状疱疹などの疾患に限られることが多い。なお，湿疹・皮膚炎群にはほとんど効果がない(非ステロイド性抗炎症薬を内服させても湿疹・皮膚炎群には効果がないのと同様)。

カルシニューリン▶
阻害薬　タクロリムス水和物の外用薬が開発され，アトピー性皮膚炎に使われるようになった。タクロリムス水和物は，とくに顔面の皮疹に有効であるが，外用開始2～3日は強い刺激があることに注意する。

抗がん薬▶　ブレオマイシン塩酸塩・フルオロウラシル(5-FU)などの外用薬が，手術適応のない皮膚悪性腫瘍や難治性の疣贅に使用されることがある。

免疫賦活薬▶　日光角化症に対しては免疫賦活化作用を有するイミキモドクリームがあり，尖圭コンジローマにも用いられる。

抗ヒスタミン薬▶　止痒目的で使用されるが，経皮吸収の点で問題があり効果は不確実である。

外用レチノイド▶　海外では古くから痤瘡に対して外用レチノイドが使用されているが，ようやくわが国でも外用レチノイドのアダパレン(ディフェリン®)が発売された。ピーリング作用があるため，強い刺激がある。そのため2日おきなど少量ずつ外用して徐々に慣れさせる。2～3週間ほどすれば刺激は少なくなり，毎日外用することができるようになる。

③ 手術療法

皮膚疾患でメスを必要とするものは多い。手術時の注意事項としては，① 手術療法が最善の治療法であるか否かを検討する(とくに悪性かどうかの判定)，② 患者の苦痛を最小限に抑える配慮をする，③ つねに不慮の事故を念頭におく(麻酔薬の過敏反応など)，④ 創痕は機能的にも整容的にも満足できるものにする，ことである。

おもな適応疾患としては，各種の母斑，良性腫瘍・悪性腫瘍，熱傷瘢痕，各種の難治性潰瘍(とくに放射線潰瘍)，慢性膿皮症などがあげられる。

NOTE
1 Finger Tip Unit

成人の人差し指の指先から第1関節までの範囲に出したステロイドチューブ軟膏の量を1FTU(1 finger tip unit)とよぶ。1FTU=0.5gとされ，この量は，大人の手(手掌と手指腹)2枚分の面積に相当し，投与量の目安とされている。

しかしこれは海外のように大きなチューブを使用する国にあてはまることである。製品によって口径が多少異なるが，わが国で汎用されている5gチューブのステロイド外用薬の場合は1FTU=0.25～0.3gとなり，十分な量ではない。したがって患者には多少べとつくぐらい(ティッシュペーパーがつくぐらい)つけるように指導する。

1　縫縮術 excision and suture

　　病巣が比較的小型の場合に用いる。手術後に瘢痕を目だたなくするためには，たとえば顔面ではしわに一致するよう縫合するなどの工夫をする。傷あとを目だたなくさせる目的で，Z 形成術(Z 状に切開を加える局所皮弁法)や W 形成術(W 状に切開を加える局所皮弁法)を行うこともある。

　　また大型の良性病巣では，2 回以上に分けて切除する連続切除術 serial excision という方法もある。

　　〔皮膚伸展術〕　切除すべき皮膚病巣部皮下にシリコンバッグを入れ，それを生理食塩水でふくらませて上部皮膚を伸展させる。2〜3 か月後にバッグを除去し，たるんだ皮膚内の病巣を切除・縫縮する。

　　この方法では，かなり大きな病巣でも植皮をすることなく処置することが可能である。

2　植皮術 skin graft

　　病巣が大型で縫縮できない場合に用いる。大別して，遊離植皮術と有茎植皮術とがある。

● 遊離植皮術 free skin graft

　　移植する皮膚を供給する部位から完全に切り離して，移動させる。したがって，植皮片は虚血状態を経てから血行再開によって生着する(この間約 4〜5 日)。含まれる真皮の厚さによって，全層植皮と分層植皮に分けられる。

　　広範囲熱傷時の網状植皮術 mesh skin graft も分層植皮の一種である。凍結乾燥した豚皮 lyophilized porcine skin などによる生体包帯としての同種ないし異種植皮術 allo or xeno graft は，一時的な生体被覆の目的で用いられる。

● 有茎植皮術 flap or tubed pedicle flap

　　皮膚と皮下組織を茎を介して移植する方法である。皮弁自身が血液供給路となっているので，受皮部の血行不良のときに用いられる(放射線潰瘍・深達性悪性腫瘍の切除後など)。図 4-6 に腹壁の皮膚を利用した有茎植皮術の　例を示す。

3　削皮術 dermabrasion, skin abrasion

　　高速グラインダー (3 万回転/分)で皮膚の表面をけずり取る方法である。真皮網状層をこえてけずるときはケロイドを生じやすく，浅くけずりすぎると再発や色素沈着をきたすなど，高度の技術と臨床経験を必要とするため，その使用は限られている。

　　かつて適応となっていたベッカー母斑 Becker's nevus・老人性色素斑・ポイ

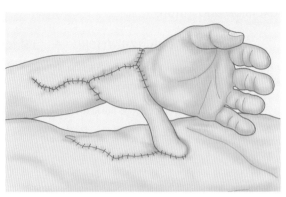

a. 前腕内側の皮膚欠損を補うため腹壁から有茎皮弁を作製し，手関節内側に縫着した状態

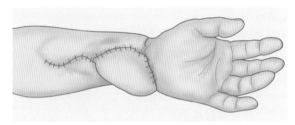

b. 腹壁からの有茎皮弁を切離した状態

▶図4-6　腹壁の皮膚を利用した有茎植皮術の一例

ツ-ジェガーズ症候群 Peutz-Jeghers syndrome・刺青は，レーザー治療にとってかわられた。

4 デブリドマン debridement

　創の異物や感染・壊死組織を除去することである。異物や感染・壊死組織があると創傷治癒が遅れるばかりでなく，感染源として新たな感染症を引きおこすことになる。

　デブリドマンには，メスやハサミを用いる外科的デブリドマンと，外用薬を用いる化学的デブリドマンとがある。ただし，デブリドマンといえば，外科的デブリドマンをさすことが多い。

5 人工被覆材（代用皮膚）

　熱傷や事故による皮膚欠損，分層植皮の採皮部や削皮術術後などの欠損部に用いる一時的な創傷被覆材で，① 生体被覆材（凍結乾燥豚真皮，キチン不織布，昆布抽出アルギン酸塩），② 合成材料（ポリウレタンフィルム，ハイドロコロイドドレッシング材），③ 生体由来，合成複合材料（ポリ-L-ロイシン-ナイロン複合製剤，コラーゲン-ナイロン複合製剤，人工真皮）などがある。

　これらの創傷被覆材のおもな効用は，創傷面に密着して疼痛を軽減し，滲出液の漏出を抑え，不感蒸泄をコントロールしながら表皮および肉芽形成をたすけることにある。しかし，創部を密封状態にするため既感染創部には不適で，滲出液が多い場合は密封状態を長く保つことはできず，また壊死組織が多く残存している場合は本来の目的を果たさない。

④ 光線療法

　光は波長によって**表4-4**のように分類され，その作用も異なる。この光の作用を利用した理学療法を光線療法とよび，レーザー療法も広義の光線療法に含まれる。狭義の光線療法は，赤外線による温熱療法以外はほとんどすべて太陽光線または人工太陽灯の紫外線領域の光を利用したものである。

　中波長紫外線(UVB)は，そのままで DNA を傷害する光毒性反応をおこし，長波長紫外線(UVA)は**光感作物質**(クロモフォア chromophore)を併用すると光毒性反応をきたす。長波長紫外線を治療に応用したものが光化学療法で，現在広く用いられている。しかし，紫外線療法における発がん性などの問題は，まだ十分には解明されているわけではなく，その適応に関しては十分に注意する必要がある。

赤外線療法▶ 赤外線の有する熱作用を利用したもので，温熱療法の一種である。

PUVA 療法▶ PUVA 療法 psoralen-ultraviolet A therapy の適応疾患は尋常性白斑・尋常性乾癬・掌蹠膿疱症・菌状息肉症・光線過敏症(日光蕁麻疹・多形日光疹・慢性光線〔過敏〕性皮膚炎など)の一部・アトピー性皮膚炎・痒疹群・円形脱毛症・局面状類乾癬・強皮症・色素性蕁麻疹などである。ただし，発がんや全身性エリテマトーデスなどの自己免疫疾患の誘発などの可能性も考慮して，従来の治療に抵抗する症例に限られる。

　方法としてはメトキサレン(8-MOP：8-methoxypsoralen)を内服し，2時間後に UVA を照射する(内服 PUVA 療法)か，メトキサレンのローションや親水軟膏を塗布し，1〜2時間後に UVA を照射する外用 PUVA 療法がある。

その他の紫▶ 外線療法 [1] **UVB 療法** UVB therapy　皮膚瘙痒症や乾癬に適応がある。乾癬に対する PUVA 療法との比較では，手技が簡単で治療後の日光曝露制限が不要であるという利点があるが，治療に要する期間が長い，再燃までの期間が短いという欠点もある。

▶表4-4　光の種類とその作用

光の種類	波長(nm)	作用	吸収体
紫外線	400 以下	光化学作用	タンパク質，核酸など
可視光線	400〜780	色覚作用	色素
赤外線	780 以上	光熱作用	水

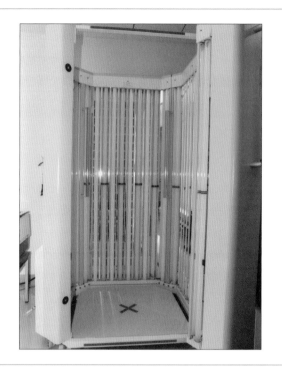

▶図4-7　ナローバンド UVB 照射装置

[2] **ナローバンド UVB 療法** narrow-band UVB therapy　最近では，311 nm に鋭いピークをもつ UVB ランプが開発され，乾癬・白斑の治療に用いられている。上記の UVB 療法を改良したものである（▶図4-7）。

[3] **UVA1 療法** UVA 1 therapy　最近では，波長 320〜400 nm の光が強皮症の治療に用いられている。

[4] **エキシマレーザー** excimer laser　紫外線を照射するレーザーで，さまざまな波長のエキシマレーザーがあるが，皮膚科領域では波長 308 nm のエキシマレーザーが乾癬や白斑の治療に用いられている。レーザー光なので照射野が小さく，細かい部位の照射には便利であるが，広範囲の照射には時間がかかり不便である。

光線力学療法▶　光感作物質（アミノレブリン酸塩酸塩など）を投与し，これが目的とする組織に取り込まれた時点で，その光感作物質に吸収される強力な光（通常はレーザー光）を局所に照射する光線療法である。

　光感作物質は照射された光を吸収し，光化学反応をおこし，目的とする組織・細胞を選択的に破壊する。しかし，光線力学療法のためには目的とする組織・細胞に光感作物質を選択的に取り込ませなければならない。また，光の深達度には限界がある。そのため光線力学療法は，通常は外科的手術を望まない表在性皮膚がんの治療に行われているが，痤瘡の治療に用いられることもある。PUVA 療法も広い意味では光線力学療法に属する。

⑤ レーザー療法

レーザーとは，light amplification by stimulated emission of radiation の頭文字をとった合成語で，直訳すると「放射（電磁波）の誘導放出による光の増幅」である。皮膚科領域におけるレーザー治療には，次の2種類がある。

1 組織を非特異的に焼灼する治療

レーザーメス ▶ レーザーの高い光エネルギーを利用して組織を非特異的に 焼 灼 するものである。炭酸ガスレーザーが用いられるが，従来の連続照射のレーザー装置も同じ目的で使用されることもある。基本的には後述する電気外科の電気乾固法（▶76ページ）と同じである。したがって，血管拡張性肉芽腫，汗管腫，結節性硬化症の脂腺腫，直径10 mm 以下の隆起性小腫瘍などの焼灼に使用される。

レーザーによる ▶ 20 年ほど前より，レーザーの有する非特異的な熱傷害作用を利用した皮膚
皮膚の若返り の若返りが行われるようになった。

最初に登場したアブレイティブレーザー ablative laser は，皮膚の表面をけずるもので，副作用が強く日本人には不適であった。次に登場したノンアブレイティブレーザー non-ablative laser は，皮膚の表面を冷やしながらけずるもので，副作用は少ないが，ほとんど効果がなかった。3番目に登場したフラクショナルレーザー fractional laser は，皮膚の表面に小さな点状の穴を空けるもので，にきび痕などの治療に使用され，ある程度の効果がみとめられる。

2 色素を有している病変を選択的に破壊する治療

可視光線が特定の色素に選択的に吸収される性質を利用して，色素を有している病変だけを選択的に破壊する治療には次のものがある。

血管腫の治療 ▶ 血管腫には波長 585〜595 nm（赤血球のヘモグロビンに吸収される光のなかで，最も皮膚深部に到達可能な光），パルス幅 450 μ 秒（赤血球に吸収されたレーザー光のエネルギーが毛細血管壁に伝わる半減期）の光を照射する色素レーザーが用いられる。

このレーザーはすべての血管腫に使用できるが，その治療効果は症例によって異なる。つより波長 595 nm の光の皮膚深達度には限界があるため，深部に存在する血管腫（海綿状血管腫など）には無効である。

また，このレーザーが有効な血管腫は，パルス幅 450 μ 秒に適した太さの血管からなる血管腫（小児のポートワインステイン）で，それより太いものには治療効果が落ちるため，Vbeam® という色素レーザーが用いられている。さらに血流が速いと，レーザー光の熱エネルギーが血流によって運び去られてしまい，治療効果が劣る。

このように血管腫の治療には，血管腫の存在する深さ，血管の太さ，血流の速さ，血管壁の厚さ，赤血球密度などによって治療効果が左右される。そのた

め，レーザー治療が無効なものに対して，むやみに高エネルギーの光を何回も照射すべきではない。また，イチゴ状血管腫は自然に消退するためレーザー治療の必要はない。

色素病変の治療 ▶　Q スイッチのルビー，ネオジウム・ヤグ(Nd：YAG)，アレキサンドライトの 3 種類のレーザーが有効で，治療効果はおおむねルビー≧アレキサンドライト≧ネオジウム・ヤグ(Nd：YAG)の順である。表皮内だけにメラニンが増加している色素病変に対しては，ノーマル発振のルビーレーザーでもよい。治療効果は次のとおりである。

[**1**] **真皮内にメラニンが増えている疾患(太田母斑など)**　通常 3〜4 か月おきに 4，5 回レーザー照射すれば，すべての患者で約 80% 以上の色調の改善がみられる。しかし，レーザー治療後に一過性の炎症後色素沈着がみられるので，治療間隔を空けないと脱色素斑になる可能性がある。

また，これらのレーザーは色素性母斑やレーザー光を吸収する色素の刺青にも有効であるが，レーザー治療後の色素性母斑の悪性化の可能性は不明である。

[**2**] **表皮にメラニンが増える疾患**　粘膜の色素斑に対しては，1 回のレーザー照射で治癒可能である。しかし，カフェオレ斑・扁平母斑・ベッカー母斑では一部の症例では効果がみられるものの，再発がみられたり，一過性の色素増強がみられたりし，その治療効果は一定しない。また，肝斑には無効である。しかし，表皮ケラチノサイトの異常である老人性疣贅や老人性色素斑には有効である。

レーザー脱毛 ▶　毛(白髪以外)はメラニンを含有しているので，レーザーによって脱毛することが可能である。しかし，白色人種と比べて表皮にメラニン含有量が多い日本人では，脱毛効果が弱くても表皮の傷害を少なくするため，エネルギー照射密度を低くしなければならない。

⑥ 放射線療法

かつては慢性炎症疾患にかなり用いられていたが，後遺症(とくに皮膚がんの発生)も少なくないことから，最近では使用は限られている。おもな適応疾患は，皮膚悪性腫瘍と一部の良性腫瘍であるが，治療の第一選択となることは少ない。また，炎症性疾患には禁忌である。

現在，主として使用されている線源は，ライナック linac (線形加速器)の超高 X 線，$^{60}Co\gamma$ 線，ライナックおよびベータトロン betatron から出る電子線などである。

⑦ 電気外科

電気分解法・電気凝固法・電気乾固法などがあるが，日常的には**電気乾固法**

が用いられる。

電気乾固法では1メガサイクル以上の高周波交流を用い，対極は不要で，熱作用は接触した部分だけに生じ，その部分の水分が蒸発して組織を乾燥・破壊する。適応疾患には，ウイルス性疣贅・黒子・結節性硬化症(プリングル病)にみられる皮膚腫瘍・多発性毛包上皮腫・クモ状血管腫などがあり，永久脱毛にも使用される。

⑧ 凍結療法

超低温で細胞を凍結させると，細胞の低温感受性や凍結条件(凍結–融解の速度，冷却温度，凍結時間，反復凍結の回数など)に応じて，組織は壊死に陥る部分と正常に保たれる部分とに分かれる。これを良性腫瘍・悪性腫瘍，母斑および血管腫の治療に，特殊な凍結装置を使って応用することを凍結療法という。

低温源としては，ドライアイス(−60℃)と液体窒素(−190℃)がおもに用いられる。

1 ドライアイス療法(雪状炭酸圧抵療法)

固型ドライアイス柱を皮膚病巣に垂直に押しあてる。主としてがんの前駆症に使用するが，特殊な適応疾患としては難治性円形脱毛症にも利用されている。かつては太田母斑などの色素病変の治療に使用されていたが，その多くはレーザー治療にとってかわられた。

2 液体窒素療法

液体窒素療法には，次のような方法がある。

[1] **綿球法** cotton tip application　綿棒の先に液体窒素を含ませて病巣にあてる方法で，各種の疣贅，血管拡張性肉芽腫，まれに難治性円形脱毛症などに用いられる(▶図4-8)。

[2] **クライオフォーセプス法** cryoforceps application　先端を液体窒素で十分に冷却した小型で肉厚の鋼製鑷子(ピンセット)で病巣をつまむ方法である。

[3] **クライオポール法** cryopole application　棒の先端に取りかえ可能なさまざまな大きさの鋼製チップが用意されており，これを液体窒素内で十分に冷却したのち，病巣に圧抵する。

クライオフォーセプス法とクライオポール法は，ともに綿球法に比べて繊細な治療を行うことができる点で有利であるが，線球法が一般的である。

⑨ 温熱療法

温熱を利用した物理療法であるが，現在では局所温熱療法以外はあまり行わ

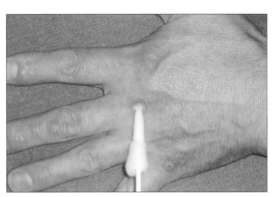

綿棒の先に液体窒素を含ませて疣贅(いぼ)にあてると，
疣贅が凍結して白色化する。

▶図4-8 手背の尋常性疣贅に施行した綿球法による液体窒素療法

れていない。

1 局所温熱療法

病巣部を約 42〜47℃ に加温することによる治療で，古くからスポロトリコーシス，マイコバクテリウム–マリヌム *Mycobacterium marinum* による非結核性抗酸菌症，ときに乾癬にも用いられているが，最近では悪性皮膚腫瘍の集学的治療の一環として，化学療法や放射線療法と併用して利用されることがある。

温熱の種類には，湯・カイロ・医療用発熱シートなどがある。なお，悪性腫瘍には特殊な温熱療法用の機械を用いる場合と，人工心肺を用いての灌流療法中に化学療法と併用して用いる場合とがある。とくに四肢メラノーマの所属リンパ節までの間の皮膚あるいは皮下の転移に対しては，温熱化学灌流療法が有効との報告もある。

2 全身温熱療法

全身温熱療法には，①温泉療法，②薬浴，③蒸気浴などがある。入浴剤には「湯の花」などが知られている。最近では，乾癬に対する PUVA 療法にメトキサレン浴が用いられることがある。

⑩ ケミカルピーリング chemical peeling

ある種の化学薬品を皮膚に塗って，皮膚をとかし，皮膚をある程度の深さで剝脱させる方法である。白色人種では老人性角化腫など，皮膚に多発する小腫瘍の除去に用いられることが多いが，黄色人種では深い部位までのピーリング

では，瘢痕形成などの副作用が強くでるため，皮膚表面だけのピーリング superficial chemical peel のことが多い。もし，深いピーリング deep peel を行う場合は，ピンポイントで行わないと瘢痕形成が目だってしまう。

使用する薬剤にはグリコール酸 20～70％，トリクロル酢酸(TCA) 10～25％，ジェスナー液(レゾルシノール・サリチル酸・乳酸・エタノール)などがあるが，ピーリング剤の種類や濃度，pH，塗布時間，塗り方，塗った回数などでピーリングの深さが異なる。当然深いピーリングでは瘢痕形成をきたすため，浅いピーリングから始めて，肌の状態などをみながら治療回数を重ねるべきである。おもな適応症は尋常性痤瘡・面皰である。

ゼミナール
復習と課題

❶ 皮膚貼布試験の具体的方法と，現在どのような目的で用いられているのかを説明しなさい。
❷ 最少紅斑量(MED)について説明しなさい。
❸ 皮膚疾患に特有な治療法についてまとめなさい。
❹ 外用薬の種類とその適応疾患についてまとめなさい。
❺ 植皮術についてまとめなさい。
❻ 紫外線療法の種類と適応疾患について述べなさい。

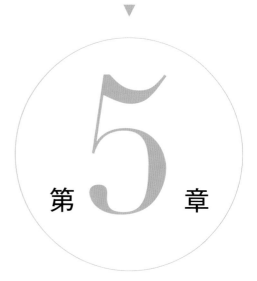

皮膚

第 **5** 章

疾患の理解

本章で学ぶこと □皮膚疾患患者を看護するうえで必要な基礎知識を得るために，おもな皮膚疾患のそれぞれの病態・病型・症状・治療法などを学ぶ。
□皮膚疾患の局所症状のみならず全身症状，また他臓器由来の疾患について理解をはかる。
□学習者自身の経験などをもとに話し合い，疾患と治療法について理解を深める。

A 表在性皮膚疾患

表皮自体や真皮浅層の炎症性病変のため表皮に変化がみられる疾患群には，次のようなものがある。

① 湿疹・皮膚炎群 eczema/dermatitis group

湿疹とは，表皮をおもな場とする炎症性皮膚病変であり，皮膚炎も同様な意味で使用され，湿疹・皮膚炎群として一括されることが多い。

1 湿疹 eczema（皮膚炎 dermatitis）

分類▶ 湿疹は皮膚科外来の 1/3～1/5 を占め，表 5-1 のように分類できる。

湿疹・皮膚炎群にはさまざまなものがあり，発症部位・皮膚症状・原因などによってさまざまな病名がつけられているが，その臨床像は基本的には図 5-1 のような湿疹反応である。

▶表 5-1　おもな湿疹・皮膚炎群

外因性湿疹	接触皮膚炎(かぶれ) 　一次刺激性接触皮膚炎 　アレルギー性接触皮膚炎 光接触皮膚炎 　光毒性接触皮膚炎 　光アレルギー性接触皮膚炎 手湿疹(主婦湿疹) おむつ皮膚炎
内因性湿疹	アトピー性皮膚炎 脂漏性皮膚炎
その他	皮脂欠乏性湿疹(老人性湿疹) 貨幣状湿疹 自家感作性皮膚炎 うっ滞性皮膚炎

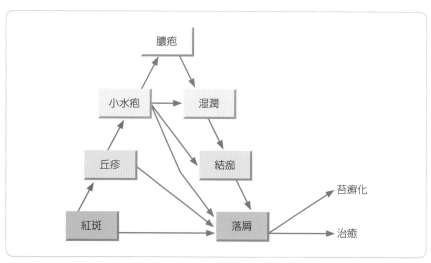

▶図5-1 湿疹反応（湿疹の三角形）

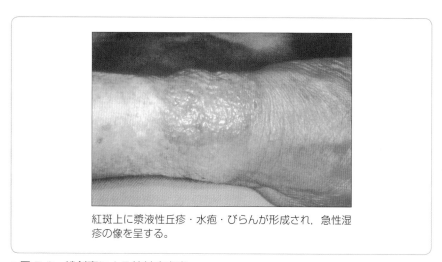

紅斑上に漿液性丘疹・水疱・びらんが形成され，急性湿疹の像を呈する。

▶図5-2 絆創膏による接触皮膚炎

　湿疹は浮腫性の紅斑として始まり，続いて紅斑上に丘疹（漿液性丘疹）を生じ，やがて小水疱・膿疱・びらん・痂皮・鱗屑を形成して治癒に向かう（急性湿疹〔▶図5-2〕）。

　慢性化すると，急性湿疹の症状を一部に残しながらも皮膚の肥厚・苔癬化傾向を示し，色素沈着・色素脱失が一部にみられる慢性湿疹となる（▶図5-3）。

鑑別診断▶　湿疹はさまざまな皮膚疾患との鑑別を要するが，① 丘疹・小水疱などの点状状態，② 多形性（紅斑・丘疹・痂皮など多彩な皮疹要素の混在），③ 瘙痒，が3徴候とされている。項部や前腕伸側，大腿内側に生じた苔癬化の目だつ慢性湿疹はヴィダール苔癬とよばれることがある。

治療▶　湿疹・皮膚炎群の治療の基本は副腎皮質ステロイド薬の外用で，抗ヒスタミン薬・抗アレルギー薬の内服はあくまでも補助療法である。

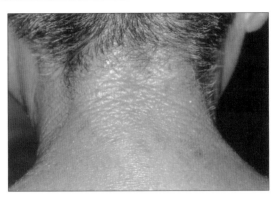

湿疹が慢性化すると皮膚の肥厚・苔癬化(皮溝・皮丘の形成が著明な状態)がみられる。

▶図5-3　項部に生じたヴィダール苔癬(慢性湿疹)

2　接触皮膚炎 contact dermatitis

分類▶　皮膚に接触する外界物質の機械的刺激・化学的刺激，あるいはその物質に対するアレルギー反応の結果として生じる皮膚炎で，俗に「かぶれ」ともいう。接触源が作用した部位に限局した湿疹反応で，次の2つに分類される。

[1] 一次刺激性接触皮膚炎　触れた物質が直接傷害を与えるもので，はじめて触れた物質でも高濃度であれば誰にでも生じるものである。皮膚に触れた物質が直接，角化細胞のサイトカインの産生を誘導して炎症を引きおこす。刺激の程度によって蓄積傷害性と急性毒性に分けられる。蓄積傷害性の代表的なものは主婦の手荒れ(主婦湿疹)であり，急性毒性の極端なものは化学薬品による化学熱傷などの毒物性皮膚炎である。

[2] アレルギー性接触皮膚炎　あらかじめ感作された物質に触れることで生じる皮膚炎である。通常，接触後1〜2日たって皮疹を生じる。病初期には急性湿疹の病像を示すが，患者自身が原因となったものをそのまま使用していると，慢性湿疹の病像も加わってくる。

原因物質▶　原因物質は無数あり，生活環境内のほとんどすべてのものが接触源になりうる。わが国で多いのは，クロム・ニッケル・コバルトなどの重金属類(皮革製品，セメント，メッキ製装身具などに含まれる)や，ウルシ・サクラソウ・ギンナン(銀杏)などの植物，パラフェニレンジアミン(染毛剤)，防腐剤，外用薬などである。

症状▶　接触皮膚炎は，原因となった物質が触れた部位に湿疹の症状を引きおこすので，発症部位をみればなにによってかぶれたかがわかることが多い。たとえば，耳垂に皮疹があればイヤリングによる金属かぶれであり，手首にあれば時計バンド・ブレスレットによることが多い。

金属かぶれは，汗などで金属がイオン化しないとかぶれないため，同じ装身

具を身につけていても汗をかかない冬季にはかぶれ症状はあまりみとめられず，夏季に多い。また，サクラソウ・ギンナンなどの植物による接触皮膚炎も植物に触った手掌にはあまり症状がみられず，その手で触った皮膚のやわらかい部位に接触皮膚炎をおこすことが多い。そのため，患者自身が植物によるかぶれと気がつかないことが多い。

診断▶　診断の確定と原因物質の究明のためには，貼布試験を行う。

治療▶　接触源の確認と除去であるが，対症療法としては副腎皮質ステロイド薬の外用，重症例では短期の副腎皮質ステロイド薬の内服を行う。

3 手湿疹 hand eczema（主婦湿疹 housewife's eczema）

病態▶　水仕事の多い人の手に生じる落屑と皮膚の菲薄化に続く湿疹反応で，進行性指掌角皮症・異汗性湿疹なども含まれる。女性に多く，結婚・出産などで水仕事が増えたときに発生しやすく，美容師など職業的に手を使用する人に多い。また，アトピー素因がある人に発症しやすい。

症状▶　手掌・指腹部の潮紅，角質増殖，亀裂などをきたし，手指背では貨幣状湿疹様となることがある。なお，きき手に発症する傾向がある。異汗性湿疹は汗疱の湿疹化したものと考えられているが，掌蹠膿疱症の初期病変の可能性もある。

治療▶　水仕事を中止し，軽症例では尿素軟膏・白色ワセリン，中等度以上の症例では副腎皮質ステロイド薬の外用を行う。手洗いなど手をぬらす行為も水仕事であることを認識させる。

4 おむつ皮膚炎 diaper dermatitis

おむつのあたる部位に紅斑，ときに漿液性丘疹・びらんを生じるもので，尿・便の刺激，おむつの機械的刺激，密閉環境などによる。皮膚カンジダ症との鑑別が重要である。

5 アトピー性皮膚炎 atopic dermatitis

病態▶　アトピー素因の個体に発生しやすく，左右対称に生じる湿疹様変化である。末梢血好酸球の増加，血中総 IgE の増加（高 IgE 血症），アレルゲン特異的 IgE 抗体の出現や皮膚血管反応の異常（白色皮膚描記症・アセチルコリン遅発蒼白反応など）がみられる。搔破などによって，伝染性膿痂疹・伝染性軟属腫・カポジ水痘様発疹症などの感染症に罹患しやすい。

乳児の症状▶　年齢によってその臨床症状をかえ，乳児期では湿潤傾向の強い鮮紅色斑で始まり，頭部・顔面・頸部などから体幹・四肢へと拡大する。漿液性丘疹・落屑・痂皮などを伴うが，重症例ではびらん・湿潤などをきたす。

小児の症状▶　小児期になると鮮紅色調は薄れ，乾燥傾向・毛孔性角化・粃糠様落屑などが目だつようになる。ときには貨幣状湿疹様局面，痒疹結節などの散在性皮疹の

多発をみる。慢性に経過し，完成された病巣では苔癬化が著明である。瘙痒があり，瘙痒はときに発作的である。皮疹は季節的消長を示すことが多く，増悪と軽快を繰り返すことが多い。多くは思春期前に軽快するが，約10〜20% の症例では存続あるいは，いったんよくなってから成人期になって再発する。

成人の症状▶　成人のアトピー性皮膚炎は皮疹の程度は重く，また顔面に好発しやすい。

治療▶　副腎皮質ステロイド薬あるいはカルシニューリン阻害薬(タクロリムス水和物軟膏)の外用を行えば，大部分は軽快する。外用治療のみで難治な場合にはシクロスポリン内服，デュピルマブ(抗 IL-4/13 受容体抗体)を外用治療と併用して行うこともある。ただしシクロスポリンは副作用のため海外ではほとんど使用されることはない。

　また，JAK 阻害薬の外用剤であるデルゴシチニブ軟膏は世界で初めてわが国で使用できるようになった。アトピー性皮膚炎の病態にかかわるサイトカインのシグナル伝達を阻害することで，治療効果を発揮する。

6　脂漏性皮膚炎 seborrheic dermatitis（脂漏性湿疹 seborrheic eczema）

症状▶　有髪頭部・耳介とその周囲，外耳道・顔面・腋窩・正中線部・臍窩・外陰部などの脂漏部位に，ほぼ左右対称に発生する落屑性紅斑局面で，慢性に経過し，重症化すると脂漏性の痂皮形成がみられる。新生児期と思春期以後に多いが，両者は別症とする考えもある。

　瘙痒は必発ではなく，ふけ症(頭部に粃糠様落屑)は軽症の脂漏性皮膚炎と考えられている。とくに髪の毛のはえぎわに病変が強く出る傾向にあり，顔面では眉毛(まゆ毛)のはえている部位，鼻のわき，耳介後部にも粃糠様落屑を伴う軽い紅斑がみられることが多い(▶図5-4)。マラセチア *Malassezia* 属の真菌の関与が疑われている。

NOTE
重症アトピー性皮膚炎の原因

　以前，副腎皮質ステロイド外用薬の副作用を必要以上に誇張した報道がなされ，それ以降，副腎皮質ステロイド外用薬の使用を拒否する患者が増加した。その結果，無治療の患者や民間療法に走るアトピー性皮膚炎患者が増え，皮疹をかきくずし，重症化する患者が増加した。最近では，副腎皮質ステロイド外用薬の有用性が再認識され，重症のアトピー性皮膚炎患者は減少しているが，いまだに副腎皮質ステロイド外用薬に強い拒否反応を示す患者や医師がいる。実際，欧米と比べわが国は重症アトピー性皮膚炎患者は多い。

　実際に副腎皮質ステロイド外用薬を使用してもよくならない患者はいるが，その大部分はもともとアトピー性皮膚炎でなかったり，アトピー性皮膚炎であっても使用する副腎皮質ステロイド外用薬を保湿剤などで薄めて使用したり，炎症を抑えることができない弱いステロイドを使用している患者である。

　アトピー性皮膚炎に限らず，ほかの湿疹・皮膚炎も炎症を抑えることが可能な強さの副腎皮質ステロイド外用薬を使用するのが治療の原則で，1日2回べとつくぐらい皮疹部位だけに外用すれば2〜3週間で軽快する。ただし，よくなった部位には治療薬をつけないようにする。

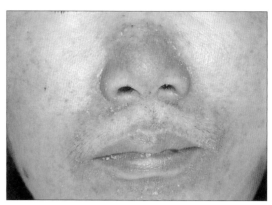

鼻のわきを中心に脂漏性の落屑または痂皮の付着する紅斑局面がみとめられる。

▶図 5-4　脂漏性皮膚炎

治療▶　副腎皮質ステロイド薬の外用，あるいは抗真菌薬の外用を行う。

7　貨幣状湿疹 nummular eczema

症状▶　四肢伸側・腰部・殿部に散布される類円形(貨幣状あるいはコイン状)の湿疹局面で，強い瘙痒を伴う。漿液性丘疹・湿潤・痂皮・落屑などが混在し，重症例では分泌物を伴う。中年以降に発症することが多く，搔破によって増悪し，しばしば自家感作性皮膚炎の原発巣となる。

治療▶　副腎皮質ステロイド薬の外用を行う。

8　自家感作性皮膚炎 autosensitization, autosensitive dermatitis

症状▶　原発巣となる皮疹が急性増悪し，他の皮膚に散布性に小さな皮疹(散布疹)が急速に多発する状態である(▶図5-5)。原発巣は貨幣状湿疹・接触皮膚炎・

Column　からだの洗い方

　最近，テレビのコマーシャルのせいか，頭皮をごしごし洗いする人がいる。本人は頭皮をきれいにするつもりかもしれないが，ごしごし洗うと皮膚に傷をつけ，湿疹を悪化させる。頭部は皮脂の分泌が多いところなので，洗髪をするのはわるくないが，頭皮を傷つけないように洗うべきである。また櫛やブラシで頭皮に傷をつけるのもよくない。実際，頭部の湿疹の多くは，このような機械的刺激によって生じたものである。

　同様にからだがかゆい場合，皮膚がよごれていると思い，ごしごし洗う人がいる。これも湿疹や皮膚炎の悪化要因となる。皮膚はなでるように洗わなければならないし，あまりに洗いすぎると皮膚の保護膜である皮脂膜をとることになり，乾燥肌になる。

　また手あれも同様で，手洗いも含めて水に触れることを避けるのが重要であるし，気にして自分の皮膚の皮をむくのも厳禁である。最近は清潔志向が強いせいか，洗いすぎによる皮膚トラブルが増えている。

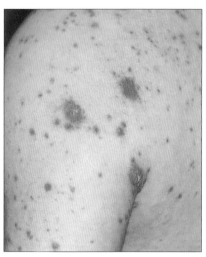

原発巣となった貨幣状湿疹以外に散布性の
小さな皮疹（散布疹）が多数みとめられる。

▶図5-5　自家感作性皮膚炎

うっ滞性皮膚炎・下腿潰瘍など滲出傾向の強い湿疹病変で，下腿に好発する。
　　散布疹は小型の紅斑・丘疹・漿液性丘疹で，皮疹は体幹・四肢近位部に多く
みられ，瘙痒が著しい。放置すれば個々の皮疹は成長し，貨幣状湿疹様となる。
治療▶　湿疹・皮膚炎の治療に準じるが，症状が激しい場合は短期間の副腎皮質ステ
ロイド薬の内服も行われる。なお，先行病巣の適切な治療も大切である。

9　皮脂欠乏性皮膚炎 asteatotic eczema（老人性乾皮症 senile xerosis）

　　皮膚の生理的老化による皮脂の低下のため皮膚が乾燥し，かさかさするもの
で，とくに冬季に悪化し，瘙痒を訴える。とくに下腿に好発し，掻破を続ける
ことによって貨幣状湿疹を続発しやすい。過度の入浴を避ける必要がある（と
くに冬季）。

② 蕁麻疹群

1　蕁麻疹 urticaria

病態▶　真皮上層の一過性の浮腫を生じる疾患を蕁麻疹といい，膨疹はその皮疹の名
称である。肥満細胞からヒスタミン・セロトニンなどの化学伝達物質が放出さ
れ，毛細血管の透過性が亢進した結果，真皮に浮腫が生じ，膨疹が形成される
（▶図5-6）。また，一過性（通常1〜数時間）に経過する瘙痒を伴った限局性の皮
膚の浮腫であるので，1日以上膨疹が続いている場合や皮疹が消失したあとに

不規則地図状の膨疹がみとめられるが、これらの膨疹は
数時間以内に消失する。

▶図 5-6　蕁麻疹

紫斑や色素沈着を伴う場合は、蕁麻疹様血管炎を疑い膠原病などの基礎疾患の
検索を行う。

分類▶　蕁麻疹の分類には、次のようなものがある。

　[1] **経過による分類**　急性と慢性に分類される。

　①**急性蕁麻疹**　1 か月以内におさまるもので、アレルギー機序が多いとされ
ているが、原因が特定されないことが多い。

　②**慢性蕁麻疹**　1 か月以上にわたって反復するもので、非アレルギー機序が
多い。

　[2] **発症機序による分類**　アレルギー性と非アレルギー性に分類される。

　①**アレルギー性蕁麻疹**　I 型アレルギー反応でおこるもので、肥満細胞上の
IgE に特異抗原が結合し、さらに IgE 抗体が強固に結合して肥満細胞からヒス
タミンなどの化学伝達物質が放出されて生じたものである。アレルゲンとして
は、食物・薬剤・吸入物などがある。

　②**非アレルギー性蕁麻疹**　アヘン製剤などヒスタミン遊離物質が肥満細胞に
直接作用して生じる蕁麻疹である。また、アスピリン・サリチル酸誘導体・非
ステロイド性抗炎症薬などは肥満細胞からヒスタミン遊離をおこしやすく、蕁
麻疹を誘発することがある。

　[3] **発症誘因からみた分類**　機械性蕁麻疹(人工蕁麻疹・皮膚描記症)、寒冷蕁
麻疹(寒冷刺激による)、日光蕁麻疹(日光曝露による)、温熱蕁麻疹(温熱刺激
による)、コリン性蕁麻疹、接触蕁麻疹(なんらかの物質の接触による)などが
ある。

　①**日光蕁麻疹**　作用波長によって 6 型に分類され、作用波長 285〜320 nm
の I 型はアレルギー性、同じく 400〜500 nm の IV 型もおそらくアレルギー性
と考えられている。膨疹を抑える抑制波長のある症例もある。

　②**コリン性蕁麻疹**　発汗を伴う運動、感情的興奮などによって誘発され、膨

疹の大きさが小さく(粟 粒 大程度)，その周囲に紅暈をめぐらすという特徴がある。

治療▶　原因があればそれを取り除くことであるが，原因不明のことが多い。抗ヒスタミン薬の内服は有効で，重症例には一時的な副腎皮質ステロイド薬の内服やオマリズマブの投与を行うこともある。

2 血管神経性浮腫 angioneurotic edema（クインケ浮腫 Quincke's edema）

病態▶　蕁麻疹が真皮上層の浮腫であるのに対して，真皮下層・皮下組織・その他の組織に生じた浮腫をいう。遺伝性血管神経浮腫 hereditary angioneurotic edema（HANE）と非遺伝性血管神経浮腫とがあり，遺伝性のものは常染色体優性遺伝で，血清補体 C1 阻害因子の低下あるいは欠損による。

症状▶　急に限局性の浮腫を生じ，数時間から数日間持続する。顔面(眼瞼・口唇・頬)に好発し，まれに粘膜(咽喉頭に生じると呼吸困難を引きおこす)にも生じることがある。

治療▶　抗ヒスタミン薬の内服，ひどい場合には副腎皮質ステロイド薬の内服・注射を行う。遺伝性血管性浮腫の確定診断がついている場合は，その急性発作時あるいは発症抑制目的で乾燥濃縮人 C1-インアクチベーター製剤が投与されることもある。

③ 痒疹 prurigo

病態▶　激しい搔痒を特徴とし，慢性・再発性に経過する丘疹・小結節を主症状とする一群の反応性皮膚疾患は，痒疹とよばれている。搔破によって症状の悪化をみる。

分類▶　経過によって急性・亜急性・慢性に分けられる(▶表 5-2)。また，関連する内臓病変によって分類されることもある。経過が長いものでは，アトピー性皮膚炎・糖尿病・妊娠・肝疾患・白血病・ホジキンリンパ腫・内臓がん・多血症・痛風・尿毒症などが原因になることがある。

▶表 5-2　痒疹の分類

病型	代表的疾患	好発年齢	好発時期	好発部位	その他
急性痒疹	小児ストロフルス	乳幼児	夏季	四肢伸側・体幹	きわめてまれ
亜急性痒疹	亜急性単純性痒疹	成人(中年〜初老)	とくになし	四肢伸側・体幹	——
慢性痒疹	多形慢性痒疹　結節性痒疹	成人(中年〜老年)　学童期〜思春期	とくになし　秋・冬季	腹部・腰部・殿部・四肢・下腿(局在型)	汎発型(体幹・四肢)はまれ

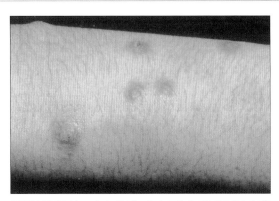

最初は丘疹であったものが，かきこわしているうちに徐徐に盛り上がり，大きくなって結節となったものである。

▶図 5-7　上肢に生じた結節性痒疹

症状▶　浮腫性紅色丘疹や漿液性丘疹で始まり（急性痒疹），かいているうちに徐々に盛り上がり小結節となる。さらにかきこわしていると結節は大きくなり，表面は疣贅状・粗糙な結節となる（結節性痒疹〔▶図5-7〕）。

治療▶　抗ヒスタミン薬・抗アレルギー薬の内服，副腎皮質ステロイド薬の外用を行うが難治である。慢性病巣には，副腎皮質ステロイド薬の閉鎖密封療法あるいはテープ剤を使用し，直接掻破ができないようにする。それでも効果がない場合は，副腎皮質ステロイド薬の局所注射を1～2週間に1回行うこともある。また，痒疹の難治例では凍結療法，少数のものでは外科的に切除するなどの治療法もある。

④ 紅斑症 erythema

紅斑（硝子圧法で消失する）を主病変とする疾患群の一部を紅斑症といい，次のようなものがある。

1 多形滲出性紅斑 erythema exsudativum multiforme

病態▶　滲出傾向の著明な紅斑が四肢伸側・顔面などに多発する反応性皮膚疾患である。感染（ウイルス・マイコプラズマ・溶血性レンサ球菌など），薬剤など病因は多彩であるが，単純ヘルペスウイルスによること（疱疹後多形紅斑）が多いとされている。

症状▶　紅斑の辺縁は堤防状に隆起し，中央部がやや陥凹して蒼紅色となり，虹彩状病変 iris lesion や，標的状病変 target lesion と称されることが多い（▶図5-8）。重症例では粘膜疹を生じ，全身状態もおかされて粘膜・皮膚・眼症候群に移行する。

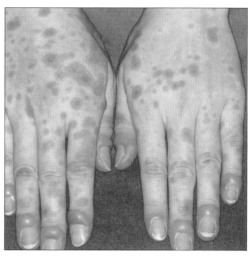

中央部がやや陥凹して蒼紅色となった紅斑が多発している。爪囲では水疱形成がみられる。

▶図 5-8　手背の多形滲出性紅斑

治療▶　原因を確定することが重要である。重症例では，副腎皮質ステロイド薬の内服が行われることが多い。

2 スティーヴンス-ジョンソン症候群 Stevens-Johnson syndrome （粘膜皮膚眼症候群 mucocutaneous ocular syndrome）

　　　　　　眼・口腔粘膜・外陰部，および皮膚をおかす疾患の総称である。最近では多形滲出性紅斑の重症型に対して用いられている。皮膚粘膜移行部に重篤な粘膜病変が生じ，発熱を伴う。薬剤によることが多い。

治療▶　被疑薬の服用を中止し，眼科的管理，皮膚の局所処置，栄養管理（食事摂取がむずかしくなるため），感染防止が重要となる。副腎皮質ステロイド薬全身投与，高用量ヒト免疫グロブリン静注（IVIG）療法，血漿交換療法が行われる。

3 スイート病 Sweet's disease （急性熱性好中球性皮膚症 acute febrile neutrophilic dermatosis）

症状▶　①多発性で圧痛のある紅斑，②敗血症を思わせる持続性高熱，③末梢白血球（とくに好中球）の増加，④病理組織像（真皮における密な好中球の浸潤）の 4 徴候がみられる。骨髄異形成症候群に合併してみられるものは，やや非典型的な臨床像を示し，予後はわるい。

治療▶　副腎皮質ステロイド薬の内服を行う。ヨウ化カリウムの内服が行われることもある。

4 ベーチェット病 Behçet's disease

徴候▶　口腔粘膜の再発性アフタ性潰瘍，皮膚症状（結節性紅斑・血栓性静脈炎・無

菌性膿疱・針反応陽性など)，外陰部潰瘍，眼症状を4徴候とするが，これら
がすべてそろう完全型とそうでない不完全型とがある。

治療▶　眼症状に対しては，コルヒチンや免疫抑制薬が使用されることが多い。血栓
症状に対しては，抗凝固療法を行う。眼症状がある場合は，原則として副腎皮
質ステロイド薬の全身投与は行わないが，消化管症状・血管症状・中枢神経症
状が顕著な場合は副腎皮質ステロイド薬の投与が行われる。

⑤ 薬疹 drug eruption

病態▶　薬剤の内服・注射・吸入によって引きおこされた皮疹および粘膜疹を薬疹と
いう。

症状▶　さまざまな皮疹をとりうるが，特徴的なものに**固定薬疹**がある。固定薬疹は
特定の薬剤の内服のたびに，同一部位に反復しておこる限局型薬疹である。皮
疹は円形ないし楕円形，境界明瞭な紅色ないし紫紅色斑で，しばしば水疱と
紅暈で発症することもある。再発するたびに暗褐色色素沈着の度合いを増す。

そのほか，フルオロウラシル(5-FU)では掌蹠(手掌と足底)の角化を伴う色
素沈着，ペニシラミンでは天疱瘡型薬疹，ブレオマイシン塩酸塩・ペプロマイ
シン硫酸塩ではスクラッチ皮膚炎(瘙痒を伴い，掻破痕に一致して線状の蕁麻
疹様紅斑を生じる)をきたす。最近ではDPP-4阻害薬による水疱性類天疱瘡，
免疫チェックポイント阻害薬使用に伴う自己免疫疾患関連副作用としての薬疹
もあり，今後も新規薬剤の増加とともに薬疹そのものの種類が増え，多彩にな
ると予想される。

薬剤の投与から発症までの時間は蕁麻疹型は直後，固定薬疹は24時間以内，
そのほかは数日から数週間であるが，非アレルギー性の薬疹は長期間の投与後
に薬剤が蓄積されて生じることもある。またX線造影剤の一部(ヨード剤)で
は，1回投与後，数日から十数日後に薬疹が生じることもある。

治療・予後▶　大部分の薬疹は原因薬剤を中止すれば軽快するが，臨床上重要なものは紅皮
症型，スティーヴンス-ジョンソン症候群型，中毒性表皮壊死症(TEN型また
はライルLyell型)などの重症型薬疹で，ただちに入院加療を行う必要がある。

とくにTEN型薬疹はスティーヴンス-ジョンソン症候群型の重症型ともい
えるもので，全身に紅斑，水疱，びらんが生じ，全身熱傷様になる。ニコルス
キー現象は陽性で，死亡率も高く，治療に血漿交換を必要とすることもある。

また，スティーヴンス-ジョンソン症候群型では治癒後に瘢痕を残すことも
あり，ときに予後不良となる。

重症薬疹の治療の原則は，わが国では副腎皮質ステロイド薬の全身投与であ
るが，感染症を誘発するなどの理由から賛否両論がある。

▶表 5-3　紅皮症の分類

湿疹続発性紅皮症	湿疹・脂漏性皮膚炎・アトピー性皮膚炎・自家感作性皮膚炎
各種疾患続発性紅皮症	乾癬・扁平苔癬・毛孔性紅色粃糠疹・魚鱗癬様紅皮症・疱疹状膿痂疹・ジューリング疱疹状皮膚炎・尋常性天疱瘡・落葉状天疱瘡
中毒性紅皮症	薬剤・感染症
腫瘍性紅皮症	菌状息肉症・セザリー症候群・ホジキンリンパ腫・白血病

⑥ 紅皮症 erythroderma（剝脱性皮膚炎 exfoliative dermatitis）

　　紅皮症は全身皮膚が潮紅し，これに落屑を伴った状態である。瘙痒があり，しばしば発熱・悪寒・全身倦怠感を伴い，リンパ節は腫脹する。紅皮症の状態が続くと，脱毛，爪の変形・脱落をきたすことがある。なお，紅皮症の原因となる疾患を表 5-3 に示した。

⑦ 水疱症 bullous dermatosis

　　水疱を主症状とする疾患にはいくつかあるが，そのうちウイルス感染症や熱傷などを除く一群の疾患で，自己免疫性と先天性遺伝性に分けられる。

1 天疱瘡 pemphigus

病態▶　本症は水疱形成を特徴とする疾患の総称であったが，今日では尋常性天疱瘡・増殖性天疱瘡・落葉状天疱瘡・紅斑性天疱瘡の 4 つに分類されている。

　　これらの天疱瘡群は，細胞間接着装置であるデスモソームを構成するカドヘリンファミリーの膜貫通型糖タンパク質であるデスモグレイン desmoglein（Dsg）に対する自己抗体によって生じる疾患で，病理組織像で表皮内に棘融解性水疱，蛍光抗体直接法で角化細胞間に IgG や補体の一種の C3 の沈着，蛍光抗体間接法で血清中に抗表皮細胞間抗体（天疱瘡抗体）がみとめられる。

病型▶　[1] 尋常性天疱瘡 pemphigus vulgaris　天疱瘡群のなかでは最も頻度が高く，40〜60 歳に発症しやすい。多くは突然に健常皮面に大小の水疱を生じ，最初は緊満性であるが，のちに弛緩して混濁，ときに多少の紅暈を伴う。容易に破れてびらん面となり，触れると疼痛がある。ニコルスキー現象は陽性で，瘙痒はないかあっても軽度である。やがて一過性に色素沈着して瘢痕はなく治癒するが，再発を繰り返す。

　　粘膜病変はほぼ必発で，しかも初病変としてみられることが多い。Dsg 1 とDsg 3 に対する自己抗体がみとめられるが，まれには粘膜だけのことがあり（粘膜型尋常性天疱瘡），この場合は Dsg 3（粘膜と表皮下層に存在する Dsg）に対する自己抗体のみがみられる。

組織は表皮基底細胞層の直上の棘融解による表皮内水疱で，内容は多少の好酸球と棘融解性細胞(細胞間橋が消失し，丸くなった遊離表皮細胞)，つまりツァンク細胞 Tzanck cell をみる。

[2] **増殖性天疱瘡** pemphigus vegetans　尋常性天疱瘡の一亜型で，間擦部・口唇・口腔粘膜などの皮膚粘膜移行部に疣状・乳頭状の増殖性皮膚病変がみられる。臨床的に尋常性天疱瘡と移行のある難治性のノイマン Neumann 型と，膿疱が主体で間擦部位に限局する予後の比較的良好なアロポー Hallopeau 型の 2 型に分類される。

[3] **落葉状天疱瘡** pemphigus foliaceus　30〜60 歳代の頭部・顔面・前胸部・上背部に好発する。表皮の上層に存在するが粘膜には存在しない Dsg 1 に対する自己抗体によって生じる疾患である。そのため，組織は表皮浅層の棘融解性水疱で，臨床像も落葉状の鱗屑・痂皮が主体となり，ときに剝脱性皮膚炎様となる。

[4] **紅斑性天疱瘡** pemphigus erythematosus（**シネア-アッシャー症候群** Senear-Usher syndrome）　抗核抗体陽性など，免疫異常を背景に発症した落葉状天疱瘡の一亜型である。顔面・頭部・体幹をおかすが，四肢をおかすことはまれである。顔面皮疹は，紅斑性狼瘡様ないし脂漏性皮膚炎様の像を呈する。胸腺腫・重症筋無力症・全身性エリテマトーデスとの合併例や落葉状天疱瘡に移行する例もある。

治療▶　副腎皮質ステロイド薬の内服が主で，ほかに免疫抑制薬の内服および血漿交換療法などが行われる。副腎皮質ステロイド薬に抵抗性の尋常性天疱瘡には，大量の免疫グロブリンの静脈内注射療法が保険適用になった。

2　水疱性類天疱瘡 bullous pemphigoid

病態▶　ヘミデスモソームの構成タンパク質である 180 kD 類天疱瘡抗原 bullous pemphigoid antigen 2（BPAG2：XVII型コラーゲン）と 230 kD 類天疱瘡抗原 bullous pemphigoid antigen 1（BPAG1）に対する自己抗体が検出されるが，前者の一部（NC16a 部位）に対する抗体が病原性を有する。妊娠・出産に伴い生じる妊娠性類天疱瘡など特殊な病態もある。

組織学的に表皮下水疱で，蛍光抗体直接法で表皮真皮境界部に IgG や C3 の沈着，蛍光抗体間接法で血清中に抗基底膜部抗体をみる。

症状▶　60〜70 歳以上の高齢者の四肢ついで体幹に好発するが，粘膜侵襲はまれである。健康皮膚面上または紅斑上に大型の緊満性水疱を生じ，疱膜は厚く破れにくい(▶図 5-9)。しばしば浮腫性紅斑が先行し，小水疱が多発することもある。瘙痒を訴えるが全身症状は軽い。

治療▶　副腎皮質ステロイド薬が内服・外用ともに有効であるが，難治例もある。重症例では，ステロイドパルス療法，アザチオプリンなどの各種免疫抑制剤，血漿交換療法，大量ガンマグロブリン静注(IVIG)療法などを併用する。

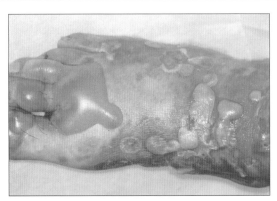

健常皮膚面上または紅斑上に大型の緊満性水疱が生じ，
一部は破れてびらん面となっている。

▶図 5-9　水疱性類天疱瘡

3 表皮水疱症 epidermolysis bullosa

病態▶　比較的軽微な外力で皮膚や粘膜に水疱を生じる遺伝性疾患で，遺伝形式・病理所見・臨床所見によって単純型(ケラチン 5, 14 の遺伝子異常による表皮内水疱)，接合部型(ラミニン 5, BP 180, α_6/β_4 インテグリンの遺伝子異常による透明層内水疱)，優性および劣性栄養障害型(Ⅶ型コラーゲンの遺伝子異常による真皮内水疱)に大別される。

症状▶　多くは生後 1 年未満で発症し，機械的刺激を受けやすい手足・肘頭・膝蓋部などに水疱・びらんを反復する。

　　　単純型は単に水疱形成だけであるが，接合部型は皮膚萎縮や歯の形成不全などを伴う。優性および劣性栄養障害型は瘢痕を生じ，とくに劣性栄養障害型では指趾癒着や歯の形成不全や粘膜症状を伴う。

治療▶　有効な治療法がないため，対症療法となる。

予後▶　単純型と優性栄養障害型は年齢とともに軽快傾向を示すが，接合部型と劣性栄養障害型は重症で難治である。

⑧ 膿疱症 pustulosis

　　　病因不明の無菌性膿疱を主体とする一群の疾患を膿疱症という。

1 掌蹠膿疱症 pustulosis palmoplantaris

症状▶　無菌性の膿疱が掌蹠に生じ，数日で乾燥して褐色の痂皮，鱗屑を形成する。膿疱はつぎつぎと新生し，落屑性角化性紅斑局面を形成する(▶図 5-10)。爪は点状陥凹，粗糙化し，ときに胸肋鎖骨間骨化症を合併する。

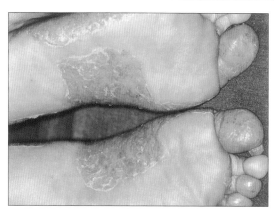

足底・趾腹に無菌性膿疱と痂皮・鱗屑が付着する角化性紅斑局面がみられる。

▶図 5-10　掌蹠膿疱症

欧米では掌蹠に限局した膿疱性乾癬_{かんせん}と考えられている。

治療▶　歯周病，齲歯，扁桃炎，副鼻腔炎などの慢性感染症がある場合には，その治療により改善することがある。尋常性乾癬（▶100 ページ）に準じる。生物学的製剤の抗 IL-23 抗体（グセルクマブ）も保険適用となった。

2　疱疹状膿痂疹 impetigo herpetiformis

妊娠中期から末期の妊婦に生じた膿疱性乾癬の一亜型と考えられているが，通常は乾癬の既往，家族歴はない。

症状▶　発熱・悪寒戦慄_{せんりつ}を伴って紅斑が生じ，紅斑上に無菌性膿疱が環状あるいは集簇性_{しゅうぞく}に発生する。臍周辺部に初発することが多く，以後，体幹・四肢などに拡大する。

治療▶　全身管理を行い，副腎皮質ステロイド薬の内服を行う。また，副腎皮質ステロイド薬やビタミン D_3 の外用も行う。

予後▶　周期的に繰り返し，ときに死の転帰をとることがあるが，出産とともに皮疹は改善する。

⑨　角化症 keratosis（角皮症 kerutodermia）

角質の増殖あるいは蓄積をきたし，肉眼的に角質肥厚や鱗屑を主徴とする疾患をいう。多くは遺伝性（魚鱗癬_{ぎょりんせん}，掌蹠角化症，ダリエー病 Darier's disease など）であるが，非遺伝性のものとして胼胝_{べんち}・鶏眼_{けいがん}などがある。

1　魚鱗癬 ichthyosis

葉状の鱗屑が付着し，一見すると魚のうろこ状になった状態がみられる遺伝

性角化症の一群をいうが，後天性のものもあり(後天性魚鱗癬)，この場合はホジキンリンパ腫などのリンパ系悪性腫瘍などを合併することがある。

病型▶[1] **尋常性魚鱗癬** ichthyosis vulgaris　魚鱗癬のなかでは最も多い病型で，常染色体優性遺伝であるが，出生時は正常で発症は1歳過ぎてからと遅い。潮紅を伴わない鱗屑と皮膚の乾燥を特徴とし，皮疹は四肢伸側と背部に著明で，屈側・腹部・顔面はあっても軽微である。冬季に増悪し夏季に軽快する。また，加齢によって皮疹は改善する。

[2] **伴性遺伝性魚鱗癬** X-linked ichthyosis　ステロイドスルファターゼは角質細胞どうしの接着に関与する硫酸コレステロールを分解する酵素で，その欠損によって角質細胞剝離が引きおこされ魚鱗癬となる。

尋常性魚鱗癬よりも重症で生後まもなく生じ，関節屈側や腹部もおかし季節的変動もない。

[3] **水疱型先天性魚鱗癬様紅皮症** bullous congenital ichthyosiform erythroderma**(表皮融解性角質増殖症** epidermolytic hyperkeratosis**)**　ケラチンK1またはK10(表皮基底細胞より上の角化細胞に存在するケラチン)の遺伝子異常によって生じる常染色体優性遺伝の角化症で，組織学的に顆粒変性がみられる。生下時に全身のびまん性潮紅と鱗屑・水疱形成がみられるが，年齢とともに潮紅と水疱形成は減り，角質肥厚がとくに関節屈側で目だってくる(▶図5-11)。

[4] **非水疱型先天性魚鱗癬様紅皮症** nonbullous congenital ichthyosiform erythroderma**(先天性魚鱗癬** congenital ichthyosis**・葉状魚鱗癬** lamellar ichthyosis**)**　生下時から存在し，ほぼ全身に厚い鱗屑とびまん性潮紅をきたす。単一疾患でな

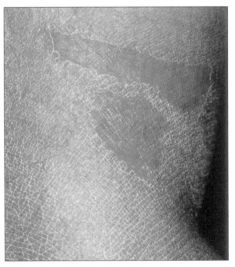

年齢とともに潮紅と水疱形成は減り，魚鱗癬様皮疹が目だってくる(5歳時)。

▶図5-11　水疱型先天性魚鱗癬様紅皮症

く，一部はトランスグルタミナーゼの異常によって生じる。

[5] **魚鱗癬症候群** ichthyosis syndromes　魚鱗癬のほかに外胚葉(毛髪・歯・爪甲・眼・中枢神経系)を中心に系統的な症状を合併する症候群(レフスム症候群 Refsum's syndrome，シェーグレン-ラルソン症候群 Sjören–Larsson syndrome，ラッド症候群 Rud's syndrome，ケイアイディー症候群 KID syndrome，コンラディ症候群 Conradi's syndrome，ネザートン症候群 Netherton's syndrome など)である。皮疹は非水疱型先天性魚鱗癬様紅皮症であることが多い。

治療▶　レチノイドの内服，角質溶解薬・尿素軟膏の外用を行う。

2 毛孔性苔癬 lichen pilaris（毛孔性角化症 keratosis pilaris, pilar keratosis）

症状▶　頻度の高い疾患で，家族内発症がみられる。小児期から思春期に小さな常色ないし灰褐色の毛孔一致性角化性丘疹が四肢伸側に多発する。尋常性魚鱗癬・顔面毛包性紅斑黒皮症・クッシング症候群などでもみられる。加齢とともに軽快する傾向がある。

治療▶　対症的に角質溶解薬の外用を行う。

3 胼胝(胼胝腫) callus, tylosis（たこ）

症状▶　慢性機械的刺激に基づく境界が明瞭な角質増殖で，足が好発部位である。職業上の慢性機械的刺激によるものは，どの部位にもみられる。

治療▶　治療の根本は機械的刺激を避けることであるが，対症的には角質溶解薬を外用する。

4 鶏眼 corn（うおのめ）

症状▶　胼胝腫のうち，肥厚した角質が半透明の円錐を形成し，圧迫によって疼痛を伴うものをいう。皮膚直下に骨の突出部がある部位(第4，5趾が互いにあたる部位など)に好発しやすい。足底にできる鶏眼は足底疣贅とまぎらわしいが，鶏眼は通常単発し，表面には掌紋が残存し，側方圧迫より上方圧迫のほうが疼痛が強く，けずっても疣贅のように点状出血をみとめない。

治療▶　原因となる圧迫を取り除くことが最善であるが，痛い場合は角質溶解薬の外用後にけずる。

⑩ 炎症性角化症 erythrosquamatous dermatoses

炎症を伴う角化症，つまり潮紅と角化を主徴とする一群の疾患を炎症性角化症とよぶ。

1 乾癬 psoriasis

病態▶　境界が明瞭な紅斑上に厚い銀白色の鱗屑が付着する皮疹が多発する慢性再発

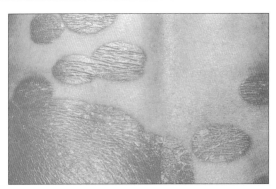

厚い銀白色の鱗屑が付着する紅斑局面が多発し，一部で
は融合して大型の局面を形成している。

▶図5-12　尋常性乾癬

性難治性の炎症性角化症で，①尋常性乾癬，②滴状乾癬(小型の皮疹が多発したもので小児に多く一過性のことが多い)，③乾癬性関節炎(強い関節症状を伴うもの)，④乾癬性紅皮症(尋常性乾癬が汎発化して紅皮症になったもの)，⑤膿疱性乾癬などがある。白色人種に多いが，わが国の有病率も増加傾向にあり，人口の0.3％程度とされる。

病型▶　**[1]尋常性乾癬** psoriasis vulgaris　皮疹は頭部・四肢伸側・体幹のとくに機械的圧迫を受けやすい部位に生じ，融合して大型の紅斑落屑性局面を形成することもある(▶図5-12)。鱗屑を剝離すると点状の出血がみられ(アウスピッツ現象)，ケブネル現象もみとめられる。また爪甲には点状陥凹・肥厚・白濁化などの変形をきたし，瘙痒は約半数にみられる。

　[2]膿疱性乾癬 pustular psoriasis　尋常性乾癬患者や乾癬の既往のない人に発熱・悪寒戦慄を伴って全身に紅斑を生じ，紅斑・潮紅上に無菌性膿疱が多発したものである。粘膜・爪も高率におかされ，ときに死亡する。また，副腎皮質ステロイド薬の内服が誘因となることがある。

治療▶　副腎皮質ステロイド薬・ビタミンD_3やその配合剤の外用，およびPUVA療法・ナローバンドUVB療法などの紫外線療法がある。中等症以上ではわが国ではエトレチナート・メトトレキサート・シクロスポリン・アプレミラストなどの内服が行われる。ただし，エトレチナートには催奇形性や骨障害，メトトレキサートには肝障害，シクロスポリンには腎障害や血圧上昇などの副作用があるので注意が必要である。最近では，生物学的製剤(皮下注射，静脈内注射)の投与も行われるようになった。

2　扁平苔癬 lichen planus（扁平紅色苔癬 lichen ruber planus）

症状▶　帽針頭大からエンドウ豆大までのろう様光沢を有する紫紅色の扁平に隆起した多角形の丘疹で，表面に細かい灰白色線条が網の目状にみられる(ウイッカ

ム線条 Wickham's striae)。

　瘙痒を伴うことが多く手背・四肢に好発するが，体幹・外陰部にもみられる。口腔粘膜では，とくに頬粘膜に網の目状に配列する乳白色線条がみられる。ケブネル現象は陽性で，皮疹の消退後は色素沈着を残す。薬剤，とくに降圧薬（扁平苔癬型薬疹）やカラーフィルム現像液によるものがある。

治療▶　強力な副腎皮質ステロイド薬の外用が有効で，薬剤性のものは原因薬を中止する。

3　ジベールバラ色粃糠疹　pityriasis rosea Gibert

症状▶　長径1〜3cmの卵円形で皮疹の辺縁にカラー状に鱗屑が付着する淡紅色斑（初発疹）が1〜2個生じる。約1〜2週間後に，体幹ないし四肢近位側に軽い紅斑と鱗屑からなる指頭大の皮疹が散布性に多発する。

　散布疹は楕円形で，その長軸を皮膚割線方向に一致させて配列し，背部ではクリスマスツリー様となる（▶図5-13）。ときに軽度の瘙痒がある以外に自覚症状はない。

予後▶　約3〜8週間で自然消退する。

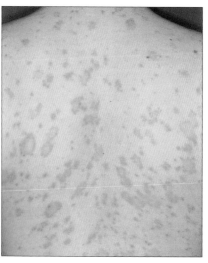

軽度の鱗屑の付着する淡紅色斑が多発し，
背部ではクリスマスツリー様にみえる。

▶図5-13　ジベールバラ色粃糠疹

B 真皮・皮下脂肪織および皮膚付属器の疾患

真皮または皮下脂肪織におもな病変がみられる皮膚疾患と，皮膚付属器(汗腺・毛包脂腺系・爪)の疾患をまとめて述べる。

① 真皮の疾患

結合組織異常症など真皮に病変の主体がみられる疾患のうち，他に分類不能な一群の疾患群を次に記す。

1 ムチン沈着症 mucinosis

真皮にムチン(中性および酸性ムコ多糖類とタンパク質との複合体)がびまん性または限局性に異常沈着する疾患の総称で，皮膚に沈着するムチンは大部分がヒアルロン酸タンパク質複合体である。

[1] 成人型甲状腺機能低下症 hypothyroidism adult type **(粘液水腫** myxedema**)** 甲状腺機能低下によって，皮膚は乾燥し浮腫状に硬化する。顔面では眼瞼・口唇・舌などが浮腫状になる。

四肢の皮膚は蒼白で冷たく浮腫状であるが圧痕を残さない。眉毛(まゆ毛)・腋毛・恥毛は脱毛し少なくなる。

[2] 脛骨前粘液水腫 pretibial myxedema　おもに青年・成人の女性に多くみられる下腿前面に生じる比較的境界明瞭な局面もしくは塊状に隆起したろう様黄褐色の浸潤で，弾性硬・ミカンの皮様外観を呈する。多毛を伴うこともある。甲状腺機能亢進に伴ってみられる。

[3] 粘液水腫性苔癬 lichen myxedematosus **(丘疹性ムチン沈着症** papular muci-nosis**)**　四肢伸側・顔面などにエンドウ豆大までの透明黄色ないし赤色のろう様丘疹が集簇したものである。わが国では肝障害を伴うことが多い。

[4] 硬化性粘液水腫 scleromyxedema　広範囲に強皮症様肥厚をきたすもので，粘液水腫性苔癬の一異型である。

[5] 毛包性ムチン沈着症 follicular mucinosis **(ムチン沈着性脱毛症** alopecia mucinosa**)**　毛包性小丘疹・局面・結節状浸潤などの形態を示す。わずかに発赤・落屑し，脱毛を伴う。40歳以上では菌状息肉症などの悪性リンパ腫に移行する可能性がある。

[6] 成年性浮腫性硬化症 scleredema adultorum　成人の項頸部・肩甲部に左右対称に発症する浮腫性硬化で，上背部・胸部・上腕に拡大することもある。皮

膚は平滑・蒼白色・ろう様光沢などを示し，指圧痕を残さない。自覚症状はないが，鎧を着たような感じを訴えることもある。

急性上気道感染症や外傷に引きつづき生じ，数か月から2年以内に自然消退する成年性浮腫性硬化症と，糖尿病に合併し自然治癒傾向のない糖尿病性浮腫性硬化症とがある。

治療▶ 皮疹に対しては，とくに有効な治療法はない。

2 弾性線維性仮性黄色腫 pseudoxanthoma elasticum

病態▶ 細胞外への物質の排泄に関与する膜タンパク質の遺伝子である ATP-binding cassette subfamily C member 6（*ABCC6*）の異常によって，主として皮膚・眼・血管系の弾性線維に変性がみられる遺伝性疾患で，常染色体優性と劣性がある。

症状▶ 側頸部や関節屈曲部（腋窩・肘窩・膝窩・鼠径部）に黄色ないし黄白色の小丘疹（黄色腫に似る）が対称性に多発集簇して網の目状の局面を形成し，加齢とともにちりめん状に萎縮する。

両眼の眼底に，乳頭を中心に放射状に走る血管より太めの褐色線条（血管様線条 angioid streaks）が存在し，視力障害をきたすことがある。

皮膚症状と眼症状を伴うものを**グレンブラッド-ストランドベルグ症候群** Grönblad–Strandberg syndrome という。また，高血圧・狭心症・心筋梗塞・消化管出血・腎出血・脳出血・間欠性跛行などの心血管系の異常を伴うことがあり，生命予後は血管系障害の程度に支配される。

治療▶ 皮疹に対しては，とくに有効な治療法はない。

② 皮下脂肪織の疾患（脂肪織炎 panniculitis）

脂肪織炎は皮下脂肪織を中心に有痛性の紅斑または硬結を形成する疾患で，次のようなものがある。

病型▶ [1] **結節性紅斑** erythema nodusum　おもに下腿伸側に2〜3cmの圧痛を伴う発赤・腫脹する皮下結節が多発する。個々の結節は，約2〜4週間であとかたもなく消退する。若い女性に多い。ベーチェット病・サルコイドーシス・ハンセン病などの部分症状としてもみられる。

[2] **バザン硬結性紅斑** erythema induratum Bazin　結核疹とされ，20〜50歳の女性に好発する。結節性紅斑に似るが，通常は自覚症がなく皮下硬結は1〜2か月で消退するが，約25%は軟化・潰瘍化し瘢痕性治癒をきたす。組織学的に結核結節がみられ，またツベルクリン反応は強陽性である。

[3] **ウェーバー-クリスチャン病** Weber-Christian disease　発熱などの全身症状を伴った再発性の皮下結節で，成人女性の大腿・下肢に好発する。皮疹は最初圧痛のある直径1〜数cmの浮腫性の皮下結節あるいは皮下硬結で，しだいに

浮腫は消退し，数日から数週間で色素沈着と皮膚陥凹を残す。発熱は抗菌薬に反応しない。

[4]**その他の脂肪織炎**　①ステロイド後脂肪織炎（大量の副腎皮質ステロイド薬の投与中止または減量によって生じる脂肪肉芽腫），②寒冷脂肪織炎（乳幼児の寒冷にさらされた部位にみられる自然治癒する皮下硬結），③外傷性脂肪織炎（外傷に伴うもの），④注射後脂肪織炎（油性薬剤の皮下注射によるもの），⑤新生児皮下脂肪壊死症（分娩後から肩・腰部を中心に対称性に生じる脂肪壊死と脂肪肉芽腫），などがある。

治療▶　硬結性紅斑は，皮膚結核の治療に準じる。ウェーバー-クリスチャン病には副腎皮質ステロイド薬の内服を行う。そのほかのものは対症療法を行う。

③ 肉芽腫症 granulomatosis

病理学的に類上皮細胞からなる原因不明の疾患を肉芽腫症といい，次におもなものについて述べる。

1 環状肉芽腫 granuloma annulare

症状▶　正常皮膚色または淡紅色で，やや光沢を有するかたい小結節が環状に配列し，中央はやや陥凹する。好発部位は指背部，四肢，体幹，趾背部の順で，自覚症状はない。環状構造を示さない非定型疹もあり，皮下に結節を生じたり，小丘疹が多発することもある。

一定の部位に限局する限局型と，多数の皮疹が対称性に生じる汎発型（播種状環状肉芽腫）があり，汎発型の約半数に糖尿病を伴う。限局型は小児と青年に多く，男性よりも女性に多い（1：2）。

経過▶　自然治癒することが多いので，副作用がある治療は避ける。

2 サルコイドーシス sarcoidosis

多臓器にわたる原因不明の肉芽腫性疾患で，女性にやや多い。

全身症状▶　多彩で，両側性の肺門リンパ節腫脹 bilateral hilar lymphadenopathy（BHL）や頸部・鼠径部のリンパ節腫脹，両眼性のぶどう膜炎がみられる。そのほか，耳下腺・骨・肝臓・心臓・筋肉・神経にも病変を生じる。

皮膚症状▶　皮膚症状としては，①結節性紅斑，②瘢痕浸潤（外傷や手術などの古い瘢痕が急に赤く腫脹してくるもの），③皮膚サルコイド（病理学的に皮膚に類上皮細胞性肉芽腫がみられるもの）がある。

皮膚サルコイドは丘疹が多発する結節型が最も多く，ついで堤防状に隆起した斑状皮疹を呈する局面型があり，顔や手足の腫脹をきたすびまん浸潤型，皮下硬結を生じる皮下型などさまざまな病型がある。

診断▶　臨床症状と胸部X線像，組織生検像による。

治療▶　副腎皮質ステロイド薬が有効であるが，皮膚サルコイドの場合は自然治癒例もあるため必ずしも治療を行う必要はない。

④ 汗腺の疾患

1 汗疹 miliaria

病態▶　俗に「あせも」とよばれる。高温のため過度の発汗があるとエクリン排出管（エクリン汗管）がさまざまな理由によって閉塞し，その結果，汗の皮表への流出が妨げられ，エクリン汗管が破綻すると生じる。

分類▶　エクリン汗管の閉塞部位によって，次のように分類される。
(1) 水晶様汗疹（角層内汗孔の閉塞で水滴のように見えるもの）
(2) 紅色汗疹（表皮内汗管の閉塞で紅色丘疹となるもの）
(3) 深在性汗疹（真皮上層の汗管閉塞）

治療▶　高温多湿の環境を避ける。湿疹様変化は湿疹の治療に準じる。

2 多汗症 hyperhidrosis, hyperidrosis

分類▶　全身性多汗症と局所性多汗症とがある。全身性多汗症は原因不明のものと，感染症や内分泌異常，代謝異常，悪性腫瘍などに続発するものとがある。局所多汗症には，掌蹠多汗症，腋窩多汗症，顔面多汗症などがある。

治療▶　20% 塩化アルミニウム水，またはアルコールの外用を行う。また，水道イオントフォーレシスが用いられる。重症例に対しては，交感神経遮断術やA型ボツリヌス毒素の局所注射が試みられている。

3 臭汗症 bromidrosis, osmidrosis

病態▶　体臭はおもにアポクリン汗腺によって生じる。腋臭症はそのにおいがひどく悪臭を生じたものをいう。しかし，神経症的要素が強い症例も多い。腋臭症以外に足臭汗症もある。

治療▶　局所の清潔，乾燥をはかる。20% 塩化アルミニウム水，またはアルコールなどの制汗剤や抗菌薬軟膏の外用を行う。腋臭症に対しては，手術療法を行うこともある。

⑤ 毛髪の疾患

毛の異常にはさまざまなものがあるが，おもなものは脱毛症と多毛症である。

1 脱毛症 alopecia

分類▶　脱毛症の分類にはさまざまなものがあるが，ここでは先天性と後天性に分類

して解説する。

[1] 先天性脱毛症　びまん性脱毛症と，限局性脱毛症に分類される。

　①びまん性脱毛症　① 先天性無毛症(ハッチンソン-ギルフォード症候群 Hutchinson–Gilford syndrome・有汗性外胚葉性形成異常症・角質囊腫を伴う先天性無毛症など)，② 代謝異常症(アルギニノコハク酸尿症・高リジン血症・キンキィヘア病 kinky hair disease など先天性代謝異常症で，毛髪が折れやすく，粗となる)，③ その他(ウェルナー症候群 Werner's syndrome では毛髪の減少をみることがある)がある。

　②限局性脱毛症　① 先天性毛包欠損・奇形(皮膚欠損症・脂腺母斑・表皮母斑・色素失調症など)，② 瘢痕性(鉗子分娩・吸引分娩によるもの)などがある。

[2] 後天性脱毛症　瘢痕や皮膚病変のみられない脱毛症と，皮膚病変のみられる脱毛症とがある。

　①瘢痕や皮膚病変のみられない脱毛症　次のものがある。

(1) 円形脱毛症：円形の脱毛巣で始まり，ときに全頭・全身皮膚に及ぶが，脱毛巣には炎症や萎縮はみられない。

(2) 男性型脱毛症：いわゆる若はげである。前頭部のはえぎわから頭頂部に向かって頭髪がしだいに粗となる。男性の頭髪の加齢による生理的変化である。

(3) 外傷性脱毛症：物理的外力によって生じる限局性の脱毛で，① 新生児後頭脱毛(生後数か月までの乳児において，枕との摩擦によって生じる生理的脱毛)，② 牽引性脱毛症(結髪のための毛の長期牽引による)，③ 圧迫性脱毛症(手術時における長時間の頭部の強い固定による)，④ トリコチロマニア trichotillomania(抜毛症：抜毛癖のため患者自身による毛髪の抜去による)などがある。

(4) その他の脱毛症：内分泌異常・薬剤・栄養障害・代謝障害・中枢神経病変によるものがある。

　②皮膚病変のみられる脱毛症　感染症(白癬・癤・毛包炎・ハンセン病・梅毒・リーシュマニア症・水痘)・転移がん・腸性肢端皮膚炎・栄養障害性表皮水疱症・ポルフィリン症・全身性あるいは円板状エリテマトーデス・皮膚筋炎・全身性強皮症・毛包性ムチン沈着症などがあり，病変に一致して毛包が破壊され脱毛斑となる。

治療▶　皮膚病変のみられないものには，植毛・かつらの装着などがある。皮膚病変のみられるものは，皮膚病変の治療を行う。

　円形脱毛症は対症療法となるが，副腎皮質ステロイド薬の外用や塩化カルプロニウム液の外用などがある。難治性の円形脱毛症には副腎皮質ステロイド薬の局所注射や PUVA 療法・液体窒素療法・局所免疫療法などがあるが確実ではない。

　トリコチロマニアに対しては，精神科的治療を要する。男性型脱毛症では，

ミノキシジルの外用や男性ホルモン阻害薬(フィナステリド，デュタステリド)の内服がある。

2 多毛症 hypertrichosis

成人男性にみられるような剛毛性のひげ・胸毛・腋毛・陰毛が小児や女性に生じることがあり，このようなものを男性型多毛症という。また，それ以外の多毛症もある。

⑥ 毛包脂腺系の疾患 (座瘡 acne)

座瘡は俗に「にきび」ともいわれ，毛包一致性の丘疹・膿疱で，思春期ごろから顔面・前胸部・上背部などに発症する。

病態▶ 最初は皮脂腺の分泌亢進と毛囊漏斗部の異常角化によって毛孔が閉塞し，皮脂腺内に皮脂が貯留し，面皰 comedo を形成する。ついで常在菌であるアクネ桿菌 *Propionibacterium acnes* やその他の細菌が増殖し，これらの細菌が直接あるいはこれらの細菌が産生するリパーゼなどが炎症を引きおこし，紅色丘疹や膿疱などの炎症病変を形成すると考えられている。ときに硬結・囊腫・瘢痕などの皮疹が混在してみられる。

そのほかに遺伝的因子・年齢・食事性因子・機械的刺激・ストレス・化粧品などの内的・外的諸因子も発症に関与している。

治療▶ 増悪因子を見いだし，それを除去するように患者を指導する。面皰に対しては局所療法(面皰圧出器による面皰内容物の圧出，ケミカルピーリング)，炎症を伴うものは抗菌薬の外用(クリンダマイシンリン酸エステル・ナジフロキサシン・過酸化ベンゾイル)，重症例には抗生物質(テトラサイクリン系・マクロライド系など)による全身療法を行う。

なお，欧米では異常角化を抑えるために，尋常性座瘡にはレチノイドの外用，集簇性座瘡(尋常性座瘡の重症型とも称すべき疾患で慢性膿皮症に近い)にはレチノイド(イソトレチノイン)の経口投与が行われている。わが国でも外用レチ

📖 **NOTE**

座瘡(にきび)に対する世界標準治療

わが国でも，座瘡で悩んでいる患者は多いが，座瘡患者に処方できる薬剤は，抗菌薬の外用と内服しかなかった。しかし，海外では欧米ばかりでなくアジア諸国でも，座瘡の治療は外用レチノイドと抗菌薬，とくに耐性菌の報告がないベンゾイル・ペロキサイドとの併用が主流になっている。

しかしわが国では，これらの薬剤は認可されておら

ず，座瘡の治療では世界で最も遅れているといわざるをえなかった。その結果，わが国ではケミカルピーリングがはやる要因になっていたが，2008(平成20)年に外用レチノイド，2015(平成27)年にベンゾイル(・ペロキサイド)がようやく認可された。しかし，イソトレチノインはまだ認可されていない。

ノイドが使用できるようになっている。

⑦ 爪の疾患

爪の変形▶　爪には，次に述べるようなさまざまな変形がある。

[1] **爪甲脱落症** onychomadesis　爪甲が爪根部ではずれて脱落する現象である。爪甲剥離症とは異なって爪甲と爪床の剥離は近位部から遠位部に向かって進む。

[2] **爪甲横溝** transverse groove or furrow　爪郭部に炎症が生じたり，外傷などによって爪甲に横走するみぞが形成されたものである。

[3] **爪甲剥離症** onycholysis　爪甲が爪床から離れている状態をいう。

[4] **匙状爪** spoon nail　爪甲中央がくぼみ，スプーン状になったものである。手指に多く，低色素性貧血などでみとめられる。

[5] **ばち指** clubbed finger　時計ガラス爪ともいわれ，指の先端をまるく包み込むような爪甲の彎曲と指のばち状肥大がみられるものをいう。慢性の心肺疾患によるものが多い。

[6] **陥入爪** ingrown nail　爪甲側縁が爪溝に深く陥入したもので，その結果陥入した部位の爪囲炎や肉芽腫を生じる（▶図5-14）。母趾爪に多い。きつい靴をはいたり爪の側縁を深爪することによって生じることが多い。再発を繰り返すうちに陥入爪の程度がひどくなり，肉芽形成がみとめられ，著明な疼痛を訴え靴がはけなくなる。

[7] **爪の栄養障害**　爪甲の発育不全による爪の変形で，さまざまな爪の変形がみられるが自覚症状は通常ない。学童の爪に生じる栄養障害性変化は，数年のうちに自然治癒することが多い。

[8] **爪の形成異常**　生下時から爪の形態に異常がみとめられ，形態異常は終生不変である。形態異常は爪甲が大きかったり小さかったりで，欠如することもある。しばしば骨の異常を伴い，症候群の一症状のこともある。

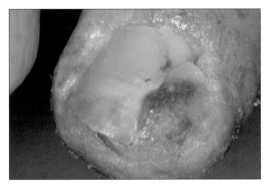

爪が陥入した部位に肉芽形成をみとめる。

▶図5-14　陥入爪

爪の色の変化▶ 　爪の色の変化には，次に述べるようなものがある。

　　[1] **緑色爪甲**　爪甲剝離などの爪病変に緑膿菌が爪甲内で腐生的に増殖し，菌の産生する色素のため爪甲が緑色を帯びるものをいうが，緑膿菌以外の混合感染もあるため黒色調や黄褐色調のこともある。多くは爪甲剝離を伴う。

　　[2] **黄色爪症候群**　爪の黄色着色，リンパ浮腫，肺の慢性病変を 3 主徴とした原因不明の疾患である。

　　[3] **黒色爪**　爪甲に縦走する幅数 mm の褐色から黒色の線状の色素沈着を爪甲帯状色素沈着症といい，指爪とくに母指・示指・中指に多い。

　　[4] **白色爪**　爪甲に変形がなく，爪甲に点状，横走する線状の白斑がみられたり，爪甲全体が白濁する。

治療▶ 　原因となる疾患があれば，その疾患の治療を行う。また，マニキュアや外傷などが原因の場合は，それらを避ける。

C 脈管系の異常による皮膚疾患

　　真皮・皮下脂肪織に存在する脈管(血管・リンパ管)が病変の主体である皮膚病変には，次のようなものがある。

① 血管炎 vasculitis, angitis

　　通常，血管炎といえば病理学的に血管壁に多核白血球が浸潤し，壁構造の破壊とフィブリノイド変性のみられる壊死性血管炎をさす。壊死性血管炎がみられるのものには，次のようなものがある。

1 IgA 血管炎 IgA vasculitis

病態▶ 　下肢に好発する紫斑病である。病理学的に本症は真皮乳頭下の小血管の壊死性血管炎で，一過性に経過して予後は良好であるが，腎障害をきたすことがある。

　　小児では，溶血性レンサ球菌の感染後に発症することがある。予後を決定するものは糸球体腎炎で，IgA 腎症のことが多い。

症状▶ 　点状から爪甲大の出血斑が左右対称性に多数散在し，ときに癒合傾向を示し，出血性小水疱となることもある(▶図 5-15)。

　　腹痛・下痢・血便などの腹部症状，膝・足などの関節痛，血尿やタンパク尿などの腎症状がみとめられることもある。

治療▶ 　対症療法が主体であるが，軽症例ではジアフェニルスルホン(DDS)が有効で，重症例では副腎皮質ステロイド薬の全身投与を行う。

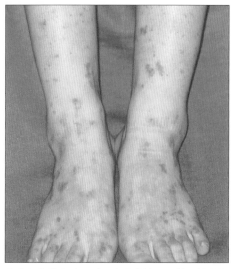

紫斑を主徴とするが，病理学的には壊死性血管炎である。点状から爪甲大の出血斑がみられる。

▶図 5-15　IgA 血管炎

2　皮膚白血球破砕性血管炎 cutaneous leukocytocalastic angiitis

病態▶　IgA 血管炎よりは深部に存在する真皮上層の血管の壊死性血管炎である。

症状▶　臨床症状は多彩で紫斑・丘疹・結節・水疱が生じ，さらに壊死や潰瘍が加わることもある。好発部位は四肢，とくに下腿・前腕で左右対称性に発生する。通常は全身症状を欠く。

治療▶　安静のほか，症状に合わせて副腎皮質ステロイド薬の全身投与を行う。

② 血行障害 functional and organic angiopathy

皮膚の血行障害による皮膚病変には，次のようなものがある。

1　皮斑 livedo

皮膚末梢循環障害に起因する，網の目状の紅斑を主徴とする皮疹をいう(▶図 5-16)。皮斑は機能障害によって発生する大理石様皮膚と，血管の器質的変化に基づく網状皮斑と分枝状皮斑に区別される。

[1] **大理石様皮膚** cutis marmorata　圧迫によって消退し，色素沈着を残さない。寒冷によって生じる皮斑で，小児や若い女性では生理的にみられることがある。また，出生時に存在することもある(先天性血管拡張性大理石様皮斑)。

[2] **網状皮斑** livedo reticularis　おもに若い女性の膝や下肢を中心として，淡紅色の網の目状の持続性紅斑として発生する。この紅斑は数 mm 程度の一定の

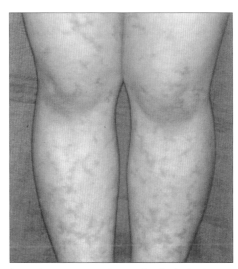

大腿から下腿にかけて網の目状の紅斑がみられる。

▶図5-16　皮斑

幅をもっており，網の目は閉じている。特殊型として赤外線こたつなど，熱線刺激によって褐色の色素沈着を伴う網状皮斑が生じるが，これは「火だこ」とよばれている。

[3] **分枝状皮斑** livedo racemosa　四肢に樹枝状で，網の目が閉じていない紫紅色持続性紅斑として出現する。全身疾患に伴ってあらわれやすい。

原因▶　網状皮斑と分枝状皮斑の原因には，凍瘡，動脈硬化，膠原病(結節性多発動脈炎・リウマチ性動脈炎・全身性エリテマトーデス・皮膚筋炎・リウマチ熱)，梅毒，結核，膵炎，血管内凝固-動脈塞栓(クリオグロブリン血症・血小板増加症・真性多血症・白血病・潜函病)，粘液水腫，キニジン硫酸塩水和物(抗不整脈薬)やアマンタジン塩酸塩(抗パーキンソン病薬)などの薬剤，などがある。

治療▶　原因疾患があるものはその治療を行う。火だこは熱線刺激を避ける。

2　レイノー現象　Raynaud's phenomenon

　　寒冷刺激によって四肢末端細動脈の一過性収縮がおこり，蒼白からチアノーゼ，発赤という皮膚の色調が変化する現象をいう。色調変化とともに，冷感・蟻走感・疼痛などを生じる。レイノー現象の原因を**表5-4**に示す。原因疾患があってレイノー現象をおこすものを**レイノー症候群**といい，原因不明のものを**レイノー病**という。

3　閉塞性血栓血管炎　thromboangiitis obliterans（バージャー病 Buerger's disease）

病態▶　下肢の中小動脈に慢性の血栓性の多発性閉塞をきたし，末梢部に難治性の阻血性変化をおこす閉塞性血管炎である。東洋人の若年男性に好発し，喫煙者に

▶表5-4　レイノー現象の原因

レイノー病	特発性，基礎疾患のみられないもの
膠原病	全身性強皮症・全身性エリテマトーデスなど
職業性	振動病，キーパンチャー，ポリ塩化ビニル工場の工員など
神経性	頸肩腕症候群・多発性硬化症・片麻痺など
薬物性	β遮断薬，麦角アルカロイド，重金属など
閉塞性動脈疾患	動脈硬化症・閉塞性血栓血管炎など
血液疾患	骨髄腫，クリオグロブリン血症など血液粘稠度上昇をきたすもの
外傷	手術後など

多い。

症状▶　初発症状としては，指趾の冷感・しびれ・蒼白がみられ間欠性跛行を訴える。そして，しだいにチアノーゼ・阻血性発赤がみられるようになり，進行すると阻血性潰瘍を形成し壊死に陥る。安静時疼痛が強い。なお，1～数週間の経過で治癒と再発を繰り返す遊走性血栓性静脈炎がみられることもある。

治療▶　禁煙が最も大切で，軽症では血小板凝集阻止薬・抗凝固薬・血管拡張薬などの薬物療法を続ける。重症例では血行再建術・交感神経切除術などが試みられている。

〔遊走性血栓性静脈炎〕　下肢表在性静脈の炎症によって血栓が形成され，罹患静脈の走行に一致した有痛性硬結が生じる。浮腫・発熱を伴うことがあるが，硬結は数週間で消失する。

4 閉塞性動脈硬化症 arteriosclerosis obliterans（ASO）

腹部大動脈，中等大動脈（腸骨動脈など），四肢動脈の動脈硬化による大中動脈の閉塞によって，四肢に虚血性変化をきたす疾患をいう。間欠性跛行など閉塞性血栓血管炎と同様の症状がみられるが，その症状は閉塞性血栓血管炎よりも軽度のことが多い。閉塞性血栓血管炎とは，発症年齢や性別，全身状態などから鑑別される。

5 下腿潰瘍 leg ulcer

下腿に生じる慢性難治性の潰瘍で，原因としては閉塞性血栓血管炎・閉塞性動脈硬化症・静脈瘤・リンパ管疾患などの循環障害のほか，糖尿病・膠原病・血液疾患（溶血性貧血・無フィブリノゲン血症・クリオグロブリン血症など）がある。

そのほか，肉芽腫性炎症・化膿性炎症・悪性腫瘍・ウェルナー症候群 Werner's syndrome・フェルティ症候群 Felty's syndrome などによることもある。

最も頻度の高いものは，静脈瘤性下腿潰瘍で，皮膚の炎症はうっ滞性皮膚炎とよばれる。

〔うっ滞性皮膚炎〕　静脈瘤があると下腿, とくに下1/3に浮腫・うっ血性紫斑・皮膚硬化・静脈炎・色素沈着・下腿潰瘍などをおこしやすい。このうち下肢の静脈血流不全によって生じた皮膚炎をうっ滞性皮膚炎とよび, おもに下腿下1/3に発生しやすい。発赤を伴った暗褐色色素沈着局面で, 経過が長く, しばしば増悪して自家感作性皮膚炎の原発巣となる。また, 難治性下腿潰瘍の発生母地となる。

治療は弾性包帯を使用し, 副腎皮質ステロイド薬の外用などの保存療法が主体となるが, 外科的には静脈瘤抜去術, 難治性潰瘍に対する植皮術などがある。

治療▶　原因となる疾患の治療を行う。下腿潰瘍に対しては, 抗潰瘍薬の外用などの対症療法を行う。

③ 紫斑を呈する疾患

出血斑は鮮紅色から暗赤色, 紫褐色, 黄色へと変化し, やがて退色する。硝子圧法で退色しないことで紅斑と区別できる。表5-5に示したような疾患がある。

[1] **特発性血小板減少性紫斑病** idiopathic thrombocytopenic purpura　血小板減少による紫斑である。

[2] **老人性紫斑** senile purpura　ごく軽微な外傷による斑状の出血で, 老化による血管支持組織の脆弱化による。

[3] **ステロイド紫斑** steroid purpura　副腎皮質ステロイド薬の長期投与中(6か

▶表5-5　紫斑病の種類

種類	原因	病名
血小板性紫斑	血小板減少による	特発性血小板減少性紫斑病
	血小板機能異常による	ウィスコット-オールドリッチ症候群
血液凝固因子の異常による紫斑	凝固系活性化のため	播種性血管内凝固症候群 カサバッハ-メリット症候群
	凝固因子の欠如	血友病
血漿タンパク異常症	血漿タンパクの異常のため	高ガンマグロブリン血症・マクロググロブリン血症・クリオグロブリン血症・クリオフィブリノゲン血症
支持組織の脆弱による紫斑	老化による	老人性紫斑
	薬剤による	ステロイド紫斑
	ビタミンの欠乏による	壊血病
	遺伝性	エーラス-ダンロス症候群
血管性紫斑	壊死性血管炎	IgA血管炎
慢性色素性紫斑	原因不明, 全身症状なし	マヨッキー血管拡張性環状紫斑 シャンバーグ病 色素性紫斑性苔癬様皮膚炎

月以上)に生じる紫斑で，副腎皮質ステロイド薬による支持組織(膠原・弾性線維)，血管壁の変化による。

[4] **壊血病** scurvy　ビタミン C の欠乏で，血管壁が脆弱になることによって生じる紫斑である。

[5] **血漿タンパク異常症** dysproteinemia　高ガンマグロブリン血症・マクログロブリン血症・クリオタンパク血症(クリオグロブリン血症・クリオフィブリノゲン血症)などによる。

[6] **播種性血管内凝固症候群** disseminated intravascular coagulation(DIC)　血液凝固系の活性化のため血管内に小血栓を生じ，血小板，フィブリノゲン，さまざまな凝固因子が消費される。また，二次的に線溶系が亢進する。

[7] **慢性色素性紫斑** purpura pigmentosa chronica　マヨッキー血管拡張性環状紫斑(遠心性に環状に拡大)・シャンバーグ病(点状出血で初発し，局面を形成)・色素性紫斑性苔癬様皮膚炎(丘疹で始まり苔癬化をきたす)などがあり，これらを総括して血管皮膚炎ともいう。いずれも全身症状をきたすことはなく，また血液凝固系に異常をみとめない。

治療▶　慢性色素性紫斑に対しては，副腎皮質ステロイド薬の外用や血管強化薬の投与が一般的に行われているが，有効であるとの評価は得られていない。

D 物理・化学的皮膚傷害

温熱・寒冷・圧迫・日光・放射線・化学物質などによる過度の物理・化学的刺激による皮膚疾患には，次のようなものがある。

① 光線性皮膚疾患 sun light-induced cutaneous disorders

光線によって生じる皮膚疾患を総称して光線性皮膚疾患というが，おもなものには次のようなものがある。

1 日光皮膚炎 solar dermatitis (日焼け sunburn)

症状▶　日光の強くあたった露出部(顔面・肩から上背・上肢下肢伸側など)に数時間後に紅斑，ついで浮腫を生じ，高度な場合には水疱形成や灼熱感・疼痛を伴う。

また，全身に広範囲に生じた場合には，熱射病様全身症状がみられることもある。

反応は 12〜24 時間後をピークとして減弱し，数日後に落屑・色素沈着(黒化 suntan)を残して治癒する。一般に太陽光中の中波長紫外線(UVB)が紅斑形

成に関与するが，大量の長波長紫外線(UVA)によっても生じる。

治療▶ 予防にはサンスクリーン剤の塗布を，治療にはステロイドクリームの外用を行う。皮膚色の白い人ほどおこりやすい。

〔黒化〕 黒化には，UVAおよび可視光線の照射直後におこる第1次黒化と，UVB照射後数日して始まる第2次黒化とがある。第1次黒化は表皮内の還元メラニンの酸化によって，第2次黒化はメラニン生成の増強による。なお，第2次黒化は大量のUVA照射でもおこる。日本語の「日焼け」は英語のsunburn(日焼け)とsuntan(黒化)を含む。

2 光線過敏症 photosensitivity

病態▶ 光線過敏症とは，健常者ではなんらの変化をきたさない日光曝露によって生じる皮膚疾患の総称である(▶表5-6)。皮疹は日光曝露部であるVネック・両側頰部・手背に顕著で，日光のあたらない顎の下やしわの中には発疹がないのが特徴である。

分類▶ 内因性と外因性の光線過敏症がある。内因性のものにはメラニン産生の低下による白皮症，フェニルケトン尿症，DNAの修復障害による色素性乾皮症，ポルフィリン代謝異常によるいくつかのポルフィリン症，ニコチン酸代謝異常のペラグラ，ハルトナップ病Hartnup disease，早老症候群としてのロートムンド-トムソン症候群Rothmund-Thomson syndromeなどがある。外因性のも

▶表5-6 光線過敏症の分類

光感作物質の皮膚集積	内因性：ポルフィリン症・ペラグラ・ハルトナップ病 外因性：光接触皮膚炎・光線過敏型薬疹
DNAの修復障害	色素性乾皮症・コケイン症候群・ブルーム症候群
メラニンの減少	白皮症・フェニルケトン尿症
原因不明	種痘様水疱症・日光蕁麻疹・多形日光疹・慢性光線性皮膚炎

Column 日焼けサロンの功罪

紫外線は，乾癬や白斑などの皮膚病変の治療に使用されている。そのため，このような患者が日焼けサロンに行くことは必ずしもわるくはない。しかし，治療を受けるのであれば，医師の管理下で治療を受けるべきである。

紫外線は波長の短い順から，UVC，UVB，UBAに分かれていて，波長が短いほど細胞毒性が強い。日焼けサロンで使用されている紫外線はおもにUVAであるが，UVAはUVCやUVBよりは皮膚の損傷が少な

いというだけで，安全というわけではない。むしろUVAのほうが皮膚の深達度が高いために，しわをつくる作用はUVBより強いと考えられている。

日焼けサロンに行って皮膚の色を黒くしても，健康そうに見えるだけで，肌にはよくない。将来，年をとってから同じ年代の人よりしわやしみが多い肌となるだけで，最悪の場合は皮膚がんになる可能性もある。日焼けサロンは，百害あって一利なしと認識すべきである。

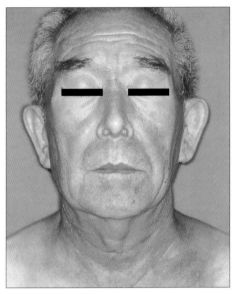

原因薬剤を内服後，日光にあたった部位に一致して日光皮膚炎様の症状がみられる。日光のあたらない顎の下には発疹がないのが特徴である。

▶図5-17　光線過敏型薬疹

のには光接触皮膚炎・光線過敏型薬疹がある。

　原因物質が皮膚に接触したのちに日光の照射を受けた場合，原因物質の接触部位だけに皮膚炎を生じたものを**光接触皮膚炎**，薬剤の内服後に日光照射部位だけに皮膚炎が生じたものを**光線過敏型薬疹**という（▶図5-17）。

　作用機序としては，①ソラレン・アントラセン・タールのほか，イチジク・モクレン・パセリ・セロリなどの植物由来物質などの光毒性物質によって生じる**光毒性反応**と，②アレルギー反応による**光アレルギー性反応**とがある。

　光毒性反応には光線照射後短時間で生じる蕁麻疹・紅斑・灼熱感などの反応と数時間から数日後に生じる日光皮膚炎様反応とがある。光アレルギー性反応の原因物質にはサルファ剤・クロルプロマジン・トルブタミドなどの薬剤やハロゲン化フェノールなどの殺虫防腐剤などがあり，臨床的に瘙痒が強く湿疹様変化をきたす。

治療▶　外因性の場合は原因薬剤や原因物質を避ける。そのほかは遮光に努める。皮膚炎をおこした場合には，副腎皮質ステロイド薬の外用を行う。

② 温熱による傷害

1 熱傷 burn, scald（火傷，やけど）

　　　　高熱のものに，曝露または接触して生じる皮膚傷害である。熱傷の深度・面積以外に気道熱傷の有無，年齢，合併症の有無などを勘案して重症度を判定するが，熱傷の症状および重症度は時間とともに刻々と変化するので，治療を行いながらそのつど修正する。

重症度の判定法▶　受傷面積の算定は，重症度を評価するうえで最も重要である。受傷面積の算定法にはウォーレス Wallace の「9 の法則 rule of nines」が汎用されているが，頭部の占める割合が大きい幼児・小児にはブロッカー Blocker の「5 の法則 rule of fives」が便利であり，さらに正確な算定法として「ランド-ブラウダーの公式 Lund-Browder charts」がある（▶図 5-18）。また，小範囲の受傷面積の算定には，患者の手掌面積を 1% とする手掌法を用いることもある。

　　　　熱傷深度は熱傷の深さと臨床所見にしたがって診断する（▶表 5-7）。また，

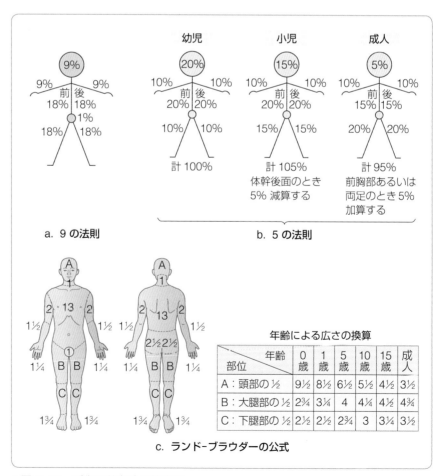

▶図 5-18　受傷面積（%）の算定法

▶表5-7　熱傷の深さと臨床所見

熱傷深度	深さ	皮膚所見	経過・予後	治療
Ⅰ度	表皮	発赤，乾燥	1週間以内に治癒し，瘢痕形成なし	保存的治療を行う
Ⅱ度	真皮浅層まで	発赤，浮腫，水疱，びらん	3週間以内に治癒し，瘢痕形成は少ない	保存的治療を行う
	真皮深層まで	発赤，水疱，壊死，潰瘍	治癒までに1か月を要し，あとに瘢痕を残す	植皮を要することが多い
Ⅲ度	皮下に及ぶ	壊死，潰瘍，乾燥，焼痂	難治性潰瘍になり，きわめて小範囲の場合を除き，自然治癒はない	植皮を要する

▶表5-8　熱傷指数と熱傷予後指数の算定法

1. **熱傷指数(BI)** ＝Ⅲ度熱傷面積(%)＋1/2×Ⅱ度熱傷面積(%)
   10～15を重症として扱い，30以上は死亡率が約50％となる。
2. **熱傷予後指数(PBI)** ＝BI＋年齢
   80～100を重症熱傷とし，120以上は致命的熱傷と考える。

▶表5-9　アルツの基準

	Ⅱ度(面積)	Ⅲ度(面積)	合併症	輸液	治療
重症	30％以上	10％以上，または顔面・手・足・外陰部	呼吸器障害，骨折，大きな軟部損傷	必要	総合病院に入院
中等度	15～30％	10％以下，ただし顔面・手・足・外陰部を除く		症状による	一般病院に入院
軽症	15％以下	2％以下		不要	外来治療

受傷部位が気道であるとその死亡率は最大20％以上増加し，顔面・両手の熱傷では瘢痕拘縮，外陰部の熱傷では全身的な感染症が問題となる。

　このような因子を加味して熱傷の重症度を総合的に判定する基準が考案され，**熱傷指数** burn index（BI）や**熱傷予後指数** prognostic burn index（PBI）（▶表5-8），**アルツ** Artz **の基準**（▶表5-9）などがある。また，わが国では原因や年齢なども加味した SCALDS[1]スコアも実用化されている。

治療▶　受傷部の処置としては初期には十分な冷却，ついで創部の保護と感染予防が重要である。熱傷の深さに応じて創傷被覆材が使用されることがあり，広範囲受傷例では早期に積極的な植皮，とくに少量の皮膚で広範囲をカバーしうる**メッシュ植皮**がよく用いられる。その他，壊死組織は細菌の培地となるのでデブリドマンを行い，浮腫が強い場合は減張切開を行う。初期輸液量の算定にはエバンス法 Evans blotting，ブルーク法 Brook blotting，バクスター法 Baxter

---

1）SCALDS：Spread（広さ）：0～12点，Cause（原因）：0～3点，Age（年齢）：0～3点，Location（部位）：0～3点，Depth（深さ）：0～3点，Sign or Symptom（他の症状）：0～1点の各項目でスコアをつけ，合計点で軽度・中程度・重症の分類を行うものである。

blotting などの公式がある。

2 電撃傷 electric burn

高エネルギーの電流による傷害をいい，通電による直接損傷と電気火花による熱傷とがある。電流の流出入部に熱傷など深達性の皮膚損傷を生じ，樹枝状紋理(電撃斑)を形成することもある。場合によって心停止・呼吸停止をきたす。

③ 寒冷による傷害

1 凍傷 frostbite, congelation

病態▶ 皮膚が強い寒冷にさらされたために組織障害をおこした状態で，程度によって次の3度に分類されている。
(1) 第1度：発赤・浮腫(浮腫性紅斑)
(2) 第2度：水疱
(3) 第3度：壊死・潰瘍
　原則的には第1度・第2度は回復し，第3度は黒変部が硬結萎縮してやがて脱落する(第4度凍傷)。ただし，第2度で血疱を形成し，暗紫色調が強いものは壊死に陥ることがある。
　凍傷は長時間寒冷にさらされると誰にでもおこりうるが，高齢者・虚弱者・やせた人は重症化しやすい。また，冬山登山者・酩酊者，ときに職業災害でも発生する。
治療▶ 保温が第一で，ついで感染予防を行い，壊死部の境界が明瞭になったら外科的処置を行う。

2 凍瘡 chilblain, pernio

病態▶ いわゆる「しもやけ」で，凍傷とは異なり，寒冷に対する病的反応に基づく循環障害である。小児・女性に多く，臨床的に樽柿型と多形紅斑型がある。
症状▶ 樽柿型はびまん性のうっ血性浮腫が主体で，多形紅斑型は指頭大以下の浸潤

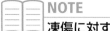

NOTE
凍傷に対する緊急処置

　凍傷は皮膚が直接冷却されたことによっておこる疾患であるので，緊急処置としてあたためることが大切である。しかし，ドライヤーなどの乾熱であたためることは，組織を乾燥させ，また温度の設定も不適切となるため禁忌である。
　あたため方は，約30分，40〜42℃の清水に浸してあたためる。また，体温が35℃以下の場合は，四肢から先にあたためると冷やされた末梢の血流が中枢に戻り，低体温を助長する場合があるので注意する。

性紅斑を生じるが，両者が混在する場合もある。あたたまると瘙痒があり，多形紅斑型では顕著である。小児は樽柿型，成人は多形紅斑型が多く，厳冬よりも初冬や初春に発生しやすい。好発部位は手指・足趾で，ついで耳介・頬部である。

治療▶　保温やマッサージによる予防が大切であるが，軽快しない場合は全身性エリテマトーデスなどを考慮する。

④放射線傷害（放射線皮膚炎 radiodermatitis）

大量曝露による急性放射線皮膚炎と，少量反復照射による慢性放射線皮膚炎とがある。

症状▶　急性放射線皮膚炎では紅斑や浮腫が生じるが，大量曝露では水疱・びらん・壊死・潰瘍などを形成する。慢性放射線皮膚炎では皮膚は萎縮して乾燥し，角質増殖・色素沈着・色素脱出・毛細血管拡張などがみられ，皮膚は全体として硬化して下床と癒着し，難治性の潰瘍を形成することがある。

治療▶　慢性放射線皮膚炎から，のちに皮膚がんが発生することがあるので，硬化や潰瘍がみられる場合は切除して植皮をすることが望ましい。

⑤化学的皮膚傷害 chemical injuries（化学熱傷 chemical burn）

病態▶　強酸・強アルカリ・有機溶剤など，強力な刺激性あるいは腐食性を有する物質による急性毒性接触皮膚炎である。

症状▶　熱傷に似るが，とくにアルカリによるものはみかけよりも進行性，深達性である。

治療▶　治療には中和剤は使用せず，大量の流水で洗浄し，その後は熱傷の治療に準じる。

⑥褥瘡 bed sore, decubitus

特論「褥瘡患者の看護」の項に記載した（▶249ページ）。

E｜腫瘍および色素異常症

皮膚を構成する細胞には上皮系細胞と間葉系細胞があり，皮膚ではこれらの細胞に分化する腫瘍が発生する。また間葉系細胞に属するメラニン産生細胞の量的異常によって色素異常症が生じるため，ここでは両者をまとめて述べるこ

とにする。

① 上皮系腫瘍 epithelial tumor

表皮および皮膚付属器を構成する上皮細胞からなる腫瘍を上皮系腫瘍という。

1 脂漏性角化症 seborrheic keratosis（老人性疣贅 verruca senilis）

20歳代から発症し，60歳代では約80％，80歳以上では約100％の人にみられる。

症状▶ 隆起性の褐色ないし黒色調局面で，表面は疣贅状のものが多い。また，平滑なもの，有茎状のものなどさまざまな臨床像を示すが，通常は皮膚面に粘土細工をはりつけたような形をとることから，ほかの腫瘍との区別は容易である。なお，表面の角質物質がとれて一時的に扁平化することもある。

治療▶ 外科的切除，液体窒素療法などを行う。

2 粉瘤 atheroma

病態▶ 表皮に包まれた角質囊腫で，囊腫のなかで最も発症頻度が高い。病理学的には類上皮囊腫と外毛根鞘囊腫の2種類が含まれるが，発症頻度は類上皮囊腫がはるかに高い。

[1] **類上皮囊腫** epidermoid cyst（**表皮囊腫** epidermal cyst）　皮内または皮下に存在する囊腫で表皮とは癒着するが，下床とは可動性である。表面は常色ないし淡青色で，ときに中央に面皰様黒点があり，強く圧迫すると腐臭を伴う黄白色のかゆ状物質が排出される。

弾性硬で自覚症状はないが，二次感染によって発赤・腫脹・疼痛を伴う（炎症性粉瘤）。顔面・頸部・胸背部に好発する。

[2] **外毛根鞘囊腫** trichilemmal cyst（**毛髪囊腫** pilar cyst）　被髪頭皮に好発する直径1〜数cmの囊腫である。常色でわずかに隆起し，比較的かたく触れる。

治療▶ 囊腫の全摘出が必要で，囊腫壁を残すと再発する。

3 類器官母斑 organoid nevus（脂腺母斑 nevus sebaceus）

次のような経過をたどりさまざまな皮膚腫瘍が生じるので，思春期ごろまでには切除することが望ましい。

症状▶ （1）第1期（乳幼児）：円形脱毛症様の蒼白調または黄色調局面を呈する。
　　（2）第2期（小児）：加齢とともに扁平に隆起し，表面の凹凸が目だち，徐々に疣贅状となる。色調も褐色調を帯びてくる（▶図5-19）。
　　（3）第3期（成人）：第2期の病変が臨床・組織像ともに顕著となり，加えてさまざまな上皮系腫瘍（基底細胞がんなど）が発生する。

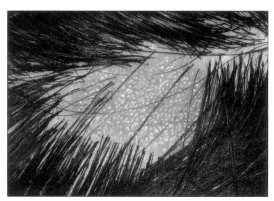

脱毛斑であったものが，14歳時には写真のように表面
細顆粒状または疣贅状の黄褐色局面となってきた。

▶図5-19　第2期の類器官母斑

4　光線角化症 actinic keratosis（日光角化症 solar keratosis）

　　長期の紫外線曝露によって生じる前がん状態で，日光露出部に常色から褐色までの小さな角質増殖病変がみられる。角質は剥離しがたく，固着性で堆積した角質によってときに皮角を形成する。放置すると有棘細胞がんに進展することがある。

治療▶　外科的切除・電気焼灼・液体窒素による凍結療法などがあるが，広範囲に多発するものではイミキモドやフルオロウラシル（5-FU）の外用やレチノイドの内服なども行われる。

5　上皮系がん epithelial carcinoma

　　[1] **基底細胞がん** basal cell carcinoma（**基底細胞腫** basalioma）　皮膚がんのなかで最も頻度が高く，局所浸潤を主とし，転移することはまれである。

　　鼻の周囲・眼瞼・耳の周囲に多発するが，毛包を欠く掌蹠に発生することはまれである。わが国の基底細胞がんは，黒褐色調を示すことが多い。さまざまな臨床・組織像を呈するが，典型例では黒色の真珠様光沢のある結節で，中央が潰瘍化することが多い（▶図5-20）。

　　[2] **ボーエン病** Bowen's disease　体幹・四肢に単発，まれに多発する境界明瞭な紅斑性・角化性局面で，湿疹と間違われやすい。組織学的には表皮内に限局する有棘細胞がんである。

　　慢性ヒ素中毒に続発することがあり，この場合はヒ素角化症などのヒ素中毒の皮膚症状を合併することが多い。多発するものや日光のあたらない部位に生じた場合は，内臓悪性腫瘍を合併していることが多いといわれている。

　　外陰部皮膚に限局する疾患で，組織学的にボーエン病と同一の所見を呈する

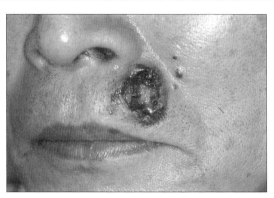

中央の潰瘍局面を黒色の真珠様光沢のある結節が取り囲んでいる。

▶図5-20　左鼻翼と上口唇の間に生じた基底細胞がん

ものに**紅色肥厚症**がある。

[3] **有棘細胞がん** squamous cell carcinoma（**扁平上皮がん**）　色素性乾皮症などの特別な例を除き，40歳以上の顔面・手背などの日光露出部や熱傷・外傷瘢痕・慢性放射線皮膚炎・尋常性狼瘡・包茎・白板症(ロイコプラキー leukoplakia)・円板状紅斑性狼瘡・光線角化症・汗孔角化症などの皮疹に続発することが多い。

　腫瘍は半球状または乳頭状の結節で，噴火口状の潰瘍を形成し，やがて出血がみられることが多い。通常は単発で，放置すると深部の筋・骨中に浸潤し，所属リンパ節転移や血行性転移をきたして死の転帰をとる。

[4] **パジェット病** Paget's disease　表皮内に胞体の明るい大型の細胞(パジェット細胞)がみられる腺がんで，乳房パジェット病と乳房外パジェット病に分けられる。

Column　サンスクリーン剤は皮膚がんの発症防止に役だつか

　基底細胞がんをはじめとして有棘細胞がん・悪性黒色腫の発症に，紫外線曝露が大きく関与していることは事実である。この紫外線の曝露を防ぐためにサンスクリーン剤を使用することは，これらの皮膚がんの発症を抑えるのに有用であると信じられていた。

　しかし一方で，サンスクリーン剤を使用しても皮膚がんの発症頻度は下がらないという報告がある。だが，これはサンスクリーン剤を使用する必要がないということを意味しているのではない。サンスクリーン剤をつけたからといって，安心して紫外線を長時間曝露し

てはいけないということである。

　さらにサンスクリーン剤は薄く塗ると効果が落ち，しかも汗などで取れるので，数時間おきに塗り直さなければならない。これらのことをまもれば，皮膚の老化を遅らせ，皮膚がんの発症頻度を減らすことができると思われるし，最近そのような報告もある。

　皮膚がんの予防に重要なことは，日中は外出を控えること，また外出の際にはサンスクリーン剤だけでなく，帽子や傘，衣類で肌を紫外線からまもるということである。

　　　乳房パジェット病は乳がんの一特異型で，乳管がんの表皮内浸潤したものと考えられている。乳房外パジェット病はわが国では男性に多く外陰部に発症するが，肛門周囲や腋窩に生じることもある。

　　　肛門周囲パジェット病では，大部分が肛門管がんの表皮内浸潤であるため予後がわるいことが多い。また，膀胱がんの表皮内浸潤でも乳房外パジェット病になることがある。

　　　パジェット病は，紅斑あるいは脱色素斑として発症し，徐々に周囲に拡大し，湿潤性紅斑となり湿疹と間違われやすい。

治療▶　皮膚がんは，できるだけ早期の段階で広範囲に切除することが望ましい。進行した大型の原発巣の場合は，手術前に放射線療法や化学療法を行うこともある。所属リンパ節転移がみられる場合は，リンパ節郭清術を行う。抗がん剤としては，有棘細胞がんの場合はペプロマイシン硫酸塩が標準的であるが，シスプラチン（CDDP）とアドリアマイシン（ADM）を併用する CA 療法も奏効する。

② メラノサイト系腫瘍 melanocytic tumor

　　　間葉系細胞のうち，メラニンを合成する細胞からなる腫瘍をメラノサイト系腫瘍という。

1 色素性母斑 nevus pigmentosus （色素細胞母斑 pigment cell nevus, melanocytic nevus, nevocytic nevus，母斑細胞母斑 nevocellular nevus）

病型▶　日常最もよくみられる黒あざの一種で，次の3型がある。

[1] **小型色素性母斑** small-sized pigmented nevus　俗に「ほくろ」といわれ，最も小型のものである。3〜4歳ごろから生じ，思春期までに大きさ・隆起・色調・数を増し，以後はしだいに退色して脂肪組織や線維組織で置換される。通常，長径1.5 cm以下で，多くの場合は後天性母斑に属する。掌蹠にみられるものは扁平な黒褐色の色素斑を呈することが多い。

[2] **先天性（通常型）色素性母斑** congenital (mediumsized) pigmented nevus　最も多くみられる型で，大きさ・形・色調・表面の性状などは多種多様である。それぞれに応じた病名がつけられている（例：有毛性色素性母斑〔▶図5-21〕・疣状色素性母斑・点状集簇性母斑・爪甲線状母斑・分離母斑など）。通常，長径1.5〜20 cmで，後述の巨大型とともに先天性母斑に属する。

[3] **先天性巨大型色素性母斑** congenital giant pigmented nevus　体幹・四肢の大部分ないし顔面のほぼ全体を占めるものをいう。剛毛を伴うことが多い（獣皮様母斑）。先天性母斑の典型で，通常，長径20 cm以上のものが多い。また，全身に小型ないし中等大の先天性母斑が播種状にみられることが多い。この型では悪性黒色腫の発生頻度が高く，ときに脳・神経系での同様病変を合併する（神経皮膚黒色症）。

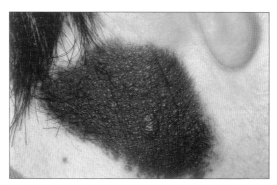

俗に黒あざといわれているもので、黒色斑内に硬毛が多発している。

▶図 5-21　右項部に生じた有毛性色素性母斑

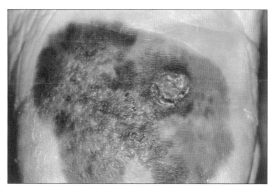

黒色斑は不規則地図状で色調の濃淡があり、辺縁では茶褐色のしみ出しがみとめられる。一部では結節を形成している。

▶図 5-22　足底に生じた悪性黒色腫

治療▶　病型に応じて外科的切除術・植皮術を行う。小型のものはレーザー治療が簡便である。

2　悪性黒色腫 malignant melanoma

病態▶　メラノサイト系細胞のがん化によって生じる悪性腫瘍であり、転移を生じやすく、きわめて悪性度の高い腫瘍である。発生母地は、表皮基底層に存在するメラノサイトと考えられているが、色素性母斑から生じるとする説もある。

症状▶　多くは黒褐色調の病変として皮膚に生じる(▶図 5-22)。まれに、眼(脈絡膜など)や粘膜(口腔など)にもみられる。

病型▶　悪性黒色腫は臨床的・病理組織学的所見によって、結節型、表在拡大型、悪性黒子型、末端黒子型の 4 病型に分類されている(クラーク Clark 分類)。日本

人では足底と手足の爪部に発生する末端黒子型が最も多く，ついで結節型，表在拡大型，悪性黒子型の順である。

　悪性黒子 lentigo maligna は不規則形で濃淡差の目だつ黒褐色斑状皮疹で，悪性黒子型黒色腫の早期病変としてみられるが，頻度は低い。なお，原発巣の厚さ（表皮顆粒層から最深部の腫瘍細胞までの距離）が悪性黒色腫の予後を左右することが多く，予後判定の目安になる。

治療▶　外科的切除を行う。外科的切除が困難な場合は，免疫チェックポイント阻害薬であるニボルマブ（抗 PD-1 抗体），イピリムマブ（抗 CTLA-4 抗体）に加え，低分子性分子標的薬であるベムラフェニブ（BRAF 阻害薬），ダブラフェニブ（BRAF 阻害薬），トラメチニブ（MEK 阻害薬）が選択肢となっている。

③ 間葉系腫瘍 mesenchmal tumor

血管・神経・真皮などを構成する間葉系細胞からなる腫瘍をいう。

1 皮膚線維腫 dermatofibroma （組織球腫 histiocytoma）

直径数 mm から 2〜3 cm までの褐色調，かたく触れる小硬結で，比較的よくみられる。成人の四肢に好発する。単発性で，ときに多発性のものもみられる。

2 アクロコルドン acrochordon, skin tag

有茎性軟腫・糸状線維腫・軟性線維腫ともよばれる。中年以降で，とくに女性の頸部・上胸部・腋窩に好発する直径 1〜数 mm，有茎性，柔軟の褐色小腫瘤である。組織学的には真皮成分を含んだ皮膚ポリープで，一種の皮膚の老化現象とみなされている。

3 肥厚性瘢痕およびケロイド hypertrophic scar and keloid

分類▶　皮膚損傷後の創面が扁平に隆起し，ときに蟹足状突起を生じる結合組織の肥大増殖症をいう。その程度によって次のように分類される。

　［1］**肥厚性瘢痕** hypertrophic scar　創面に一致して隆起する紅色調のかたい瘢痕である。増大時には，瘙痒や圧痛が強い。誰にでも生じうるが，通常は 1〜数年以内に萎縮性瘢痕となることが多い。

　［2］**瘢痕ケロイド** scar keloid　症状は肥厚性瘢痕とほぼ同じであるが，難治性で自然消退はあまり期待できない。

　［3］**真性ケロイド** true keloid　瘢痕ケロイドよりもさらに高度の病変で，もとの創部の範囲をこえて拡大し，腫瘤状に累々と盛り上がったものである。きわめてまれな疾患で，治療に頑強に抵抗する。前胸部・頬部・下顎部・上腕・肩・上背部に好発する。

治療▶ 初期にはスポンジによる圧迫固定，副腎皮質ステロイド薬の局所注射，または副腎皮質ステロイド薬の密封包帯療法 occlusive dressing technique（ODT）が有効である。高度の場合や機能障害を伴うものでは，切除後 Z 形成術ないし植皮術を施行する。その後も上記の治療を強力に施行する。

赤みが強い場合は，血管腫用の色素レーザーが有効との報告がある。

4 毛細血管奇形 hemangioma simplex（ポートワインステイン portwine stain）

症状▶ 昔は単純性血管腫といわれたもので，出生時よりみとめられる皮面と同高の赤色斑で，通常は片側性である。自然消退することはなく，加齢によって多少色調が濃くなり，顔面・頭部では結節状隆起を生じることが多い。

治療▶ できるだけ早期に，血管腫用の色素レーザーによる治療を行う。

5 正中部母斑 nevus teleangiectaticus medianus et symmetricus（サーモンパッチ salmon patch）

症状▶ 新生児期から乳児初期にかけて生じる眉間（みけん）・前額正中・上眼瞼内側・人中（じんちゅう）（鼻と上唇の間にあるみぞ）・項部などにみられる境界不鮮明，色調にむらのある隆起しない紅斑である。新生児の約20〜30％にみられる。生後 1 年半以内に大部分は自然消退するが，項部のもの（ウンナ母斑 Unna's nevus）は，その半数が成人期まで残存する。

治療▶ 残存したものは，血管腫用の色素レーザー治療を行う。

6 乳児血管腫 infantile hemangioma

症状▶ 昔はイチゴ状血管腫といわれたもので，生後 2〜3 週間（遅くとも 3 か月）以内に虫刺され様の紅色丘疹として発生し，1〜2 週間で急速に拡大隆起する表面細顆粒状の鮮紅色を呈する境界鮮明なやわらかい腫瘤である（▶図 5-23）。

その後，腫瘤は 6 か月から 1 年で最大に達し（増殖期），全例がおもに中央

NOTE
乳児血管腫に対するレーザー治療

わが国では，乳児血管腫に対してレーザー治療の保険適用があるせいか，早期からレーザー治療が行われている。しかし，乳児血管腫は例外なく自然消退傾向があるため，海外では乳児血管腫に対するレーザーの早期治療は行われていない。レーザー治療を行うのは，7〜8 歳まで待って完全に消失しない乳児血管腫に対してである。

実際，増殖期の乳児血管腫に対しては，レーザー治療の効果は乏しい。確かにレーザー治療を行えば早く色は薄くなるが，無治療部も自然に消退するので 7〜8 歳後には治療部と無治療部では差がなくなる。むしろ何回もレーザー治療を繰り返すと，瘢痕が目だってしまう。

増殖期の乳児血管腫の治療には，プロプラノロールか副腎皮質ステロイド薬の投与が最もすぐれ有効であるが，自然消退するのでこれらの薬の投与を行うのは後遺症を残す可能性がある眼・耳・鼻・口唇などに生じた乳児血管腫に対してだけである。

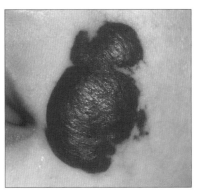

急速に拡大隆起する血管腫で，平坦で拡大しない毛細血管奇形とは異なる。

▶図 5-23　左口角の外側皮膚に生じた乳児血管腫

部から徐々に自然退縮する（退縮期）。大きなものは退縮後に毛細血管拡張やぶよぶよしたたるみ，軽度の皮膚萎縮や瘢痕を残すことがある。

　また経過中表在性のものは，出血やまれに潰瘍がみられ，耳・鼻・口唇では組織欠損となることがある。

治療▶　原則として自然消退を待つ。しかし，次の場合には積極的に治療を行う。

（1）生命維持に必要な器官への侵襲（視力保持，気道閉塞や哺乳困難の改善など）

（2）放置すると，整容的に大きな問題を残すと思われる巨大な病巣

（3）出血，潰瘍形成を繰り返すもの

　治療は副腎皮質ステロイド薬の内服・局所注射，プロプラノロールの内服などがある。

7 カサバッハ-メリット症候群 Kasabach-Merritt syndrome（血管腫血小板減少症候群 thrombocytopenia-hemangioma syndrome）

　乳児における巨大血管腫と血小板減少症の合併で，治療の時機を逸すると播種性血管内凝固症候群（DIC）が高度となり，生命予後はわるくなる。そのため巨大な血管腫では，定期的に血小板数や血液凝固・線溶系の検査を行う必要がある。

治療▶　DIC の治療を行う。

8 菌状息肉症 mycosis fungoides（MF）

症状▶　皮膚の T 細胞性悪性リンパ腫の一型で，きわめて慢性の経過をとる。最初は慢性湿疹に類似した局面状類乾癬の症状で始まり（前息肉症期），数か月から数年を経て炎症症状や浸潤を増し（扁平浸潤期），ときに多形皮膚萎縮症の状態となる。

初発より数年から十数年を経過して同部に腫瘤を形成する(腫瘍期)とともに，他臓器にも侵襲をきたし，死亡することが多い。なお，まれにはこれらの前駆症状を欠き，あるいは短期間で皮疹が広範化して紅皮症状態となり，腫瘍細胞が末梢血中にも出現することがある(セザリー症候群 Sézary's syndrome)。

治療▶ 進行難治例に対してはヒストン脱アセチル化酵素阻害薬のボリノスタット，レチノイドであるベキサロテン，抗CCR4抗体モガムリズマブに加えてCHOP療法などが行われるが，完治は骨髄移植以外は困難である。

9 成人T細胞白血病リンパ腫 adult T-cell leukemia/lymphoma

レトロウイルスのHTLV-1(Human T-lymphotropic virus 1)感染によって発症する末梢T細胞系悪性腫瘍である。主として40歳以上の人に発症し，南西日本やカリブ海地域に多い。

症型▶ 白血病やリンパ腫など多彩な病型を呈し，高率に皮膚病変を生じる。皮膚型は，菌状息肉症やセザリー症候群に酷似することがある。

診断▶ サザンブロット法 Southern blotting による腫瘍細胞へのHTLV-1プロウイルスDNAの単クローン性組み込みの有無によってなされる。

治療▶ 白血病・リンパ腫に準じた治療が行われるが，予後不良なことが多い。

④ 色素異常症 dyschromatosis

色素異常症はメラニン以外の色素によっても生じるが，その大部分はメラニンの量的異常によって生じる。大きく色素脱失症と色素増加症に分類される。

1 色素脱失症 hypopigmentary disorders

色素脱失症には，表5-10に示したようなものがある。

[1] **尋常性白斑** vitiligo vulgaris 俗に「白なまず」ともよばれ，最も頻度の高い後天性の色素脱失症である。皮疹は境界鮮明なほぼ完全な脱色斑で，自覚症状はなく，通常は徐々に増大し1〜2年の経過で病像が固定することが多い。

▶表5-10 色素脱失症の分類

メラノサイトの欠如	後天的消失	尋常性白斑・サットン現象・フォークト-小柳-原田症候群・白斑黒皮症
	移動定着障害	まだら症(ぶち症)
	老化現象	老人性白斑
メラノソームの形態異常		チェディアック-東症候群
メラノソームの成熟障害		脱色素性母斑・プリングル病の葉状白斑
チロシンの減少		フェニルケトン尿症
チロシナーゼの欠損ないし減少		白皮症

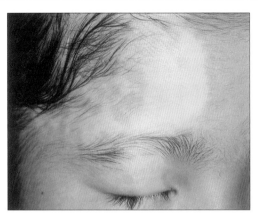

境界鮮明な脱色素斑で，脱色素斑内の毛は白毛化している。

▶図5-24　顔面に生じた尋常性白斑

白斑部の毛は白毛化する（▶図5-24）。

　全身のあちこちに白斑がみとめられる汎発型は，メラノサイトに対する自己免疫疾患である（抗メラニンないし抗メラノサイト抗体）。神経分布に沿って白斑ができる分節型は，末梢神経機能異常によるとの説がある。

[2] **サットン白斑** leukoderma Sutton（**白暈母斑** halo nevus）　色素性母斑を中心にもつ白斑で，ほぼ円形で徐々に拡大する。青色母斑・悪性黒色腫・血管腫・老人性疣贅・線維腫などを中心にして周囲に白斑を生じたものは**サットン現象**とよばれ，いずれも自己免疫機序によると考えられている。

[3] **まだら症** piebaldism（**ぶち症**）　幹細胞成長因子の受容体遺伝子（シーキット c-kit 遺伝子）の異常のため，胎生期に表皮へのメラノサイトの移動が完成しないために部分的に白斑が生じたもので，病巣内ではメラノサイトは欠如する。前頭部から前額部にかけて三角形ないし菱形の白斑と白毛 white forelock がみられる。常染色体優性遺伝である。

[4] **白皮症** albinism（**眼皮膚白皮症** oculocutaneous albinism）　メラノソームの生成障害によって皮膚・眼・毛髪の色素低下ないし脱失のみられる疾患で，眼では青い眼・羞明・眼振・視力障害がみられる。

　病因遺伝子によって，①チロシナーゼ関連型（Ⅰ型），②Pタンパク質関連型（Ⅱ型），③TRP 1（tyrosinase-related protein 1）関連型（Ⅲ型），④ハーマンスキー–パドラック症候群 Hermansky-Pudlack syndrome（チロシナーゼ陽性型白皮症，血小板異常による出血傾向，セロイド ceroid 様色素を含有したマクロファージの3主徴がみられる），⑤チェディアック–東症候群 Chédiak-Higashi syndrome（白血球中に巨大顆粒がみられ，易感染性がある），⑥未分類，の6種類に分類される。

　また，Ⅰ型はチロシナーゼ陰性型（IA型）と黄色変異型（IB型）に分かれる。

Ⅱ型はチロシンの輸送に関与する P タンパク質の異常，Ⅲ型はメラニン合成経路ではたらく TRP 1 活性の喪失による。

チロシナーゼ陰性型以外はさまざまな程度のメラニン合成がおこるため，成長にしたがってある程度の色素産生がみられる。

治療▶　尋常性白斑には，PUVA 療法やナローバンド UVB 療法などの紫外線療法，副腎皮質ステロイド薬の外用ないし内服が行われる。サットン白斑は，尋常性白斑に準じる。または中心部の母斑を切除する。まだら症には，PUVA 療法やナローバンド UVB 療法などの紫外線療法や表皮移植が行われる。白皮症には，遮光を指導する程度で有効な治療法はない。

2 色素増加症 hyperpigmentation

色素増加症にはさまざまなものがあるが，全身性と限局性の色素増加症に分類できる。このうち全身性色素増加症は，アジソン病などの内分泌疾患や腎障害・肝障害などによる。おもな限局性色素増加症を次に示す。

[1] **カフェオレ斑** café-au-lait macule　出生時あるいは生後まもなく生じる直径 0.2〜20 cm の境界鮮明なコーヒー牛乳色の色素斑である。色調・大きさ・形状は多種多様であるが，色調が一様であることが特徴である。単発のものは 10〜20％ の人に存在するが，直径 1.5 cm 以上の色素斑が 6 個以上あれば神経線維腫症 1 型（フォン-レックリングハウゼン病）を疑う。

[2] **扁平母斑** nevus spilus　生来性の色素斑であるが，わが国では神経線維腫症 1 型やオルブライト症候群 Albright's syndrome にみられる色素斑をカフェオレ斑と称し，それと臨床的にまったく区別できない色素斑があっても，他の疾患に生じた場合は扁平母斑とよんでいる。

一方，欧米では扁平母斑は境界鮮明な淡褐色斑内にそれよりも濃い褐色の斑あるいは丘疹が点状に存在するものをいい，黒褐色の丘疹は母斑細胞からなっている。また点状集簇性母斑も扁平母斑とよばれる。

[3] **ベッカー母斑** Becker's nevus（**遅発性扁平母斑** nevus spilus tardus）　思春期前後に生じる大きな（平均 125 cm² 程度）淡褐色から褐色の色素斑で，表面はやや疣贅状である。境界は鮮明で，辺縁は鋸歯状である。肩甲部から前胸部にかけて好発するが，腹部・四肢などに生じることもある。なお，約半数に多毛を伴う。

[4] **太田母斑** nevus of Ota　三叉神経第 1，2 枝の支配領域にみられることが多い自然消退傾向のない褐青色斑で，真皮内にメラノサイトが存在する（▶図 5-25）。皮膚のみならず眼・鼓膜・鼻粘膜・咽頭後壁・口蓋などにも色素斑がみられる。通常は片側性である。両側性のものでは遺伝傾向があることがある。

太田母斑は，早発型（生後まもなく発症）と，遅発型（思春期前後に発症）との 2 型に分類されているが，20 歳以降に発症することもまれではない。また早発型の場合は，その半数は思春期前後に皮疹の増悪をみる。

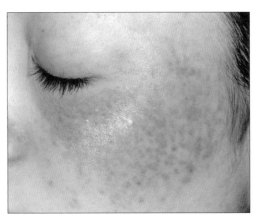

青色斑上に点状の褐色斑が混在してみられる。

▶図 5-25　太田母斑

　顔面以外にも同様の色素斑がみられることがあり，この場合は褐青色母斑とよばれ，とくに肩峰三角筋部に生じたものは**伊藤母斑** nevus of Ito とよばれる。

[5] **蒙古斑** mongolian spot　胎生期の真皮メラノサイトが一部残存しているもので，黄色人種ではほぼ 100% にみられる。生後 2 年ごろまでは青色調を増し，その後退色に向かい，10 歳前後で消失する。

　通常は仙骨・腰殿部を中心に生じるが，四肢・体幹腹側面に生じたもの（異所性蒙古斑）は残存することが多く，成人期にまで残るもの（持続性蒙古斑）は全体の約 3〜4% である。

[6] **雀卵斑** ephelides（そばかす）　顔面正中部を主とし，直径数 mm までの不規則な形の小色素斑である。発症は 5〜6 歳ごろで，思春期に皮疹は著明となる。顔面に好発するが散在・多発性に生じ，紫外線に曝露されない冬季にはほとんど目だたなくなる。わが国で臨床的に雀卵斑と診断されている症例の約 1/3 の色素病変は両側性の太田母斑で，残り 2/3 は小型の色素性母斑や老人性色素斑を「そばかす」と言っている人が多い。

[7] **肝斑** melasma, chloasma　日光曝露によって増悪し，紫外線を避けるだけでも薄くなる（▶図 5-26）。思春期以降，30 歳前後から始まることが多い。額・眼窩下部から頬骨にかけて，そして口囲周囲に好発するが，下眼瞼や上眼瞼をおかすことはない。

　色素斑の大きさや濃さは症例によってさまざまであるが，境界は鮮明な対側性・びまん性の褐色調地図状色素斑で，点状色素斑はみられない。

　肝斑の俗称は「しみ」ということになっているが，一般の人が言う「しみ」は老人性色素斑であることが多い。

[8] **老人性色素斑** senile pigment freckle, lentigo senilis　日光曝露部に生じる境界鮮明な円形から類円形の淡色ないし黒褐色斑で，点状のものから貨幣大のも

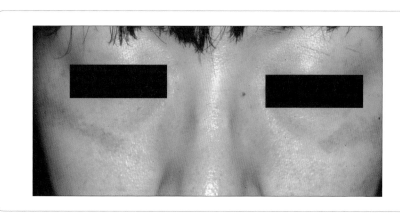

▶図5-26　肝斑

のまである。なお，扁平な脂漏性角化症が老人性色素斑とよばれることもある。

治療▶　肝斑に対しては，紫外線を避けることと，ハイドロキノンの外用が有効である。肝斑以外の色素増加症はレーザー治療の適応があり，奏効するが，カフェオレ斑・扁平母斑・ベッカー母斑の褐色斑には無効例が多い。

⑤ 母斑症 phacomatosis

さまざまな皮膚病変に対して母斑という病名が歴史的に慣用されているが，母斑の定義に関しては必ずしも意見が一致しているわけではない。一方，母斑症は母斑の範疇に属する皮膚病変と同様な病変が他の諸臓器にも生じる疾患であるが，欧米では母斑症という病名はあまり使用されていない。

1 結節性硬化症 tuberous sclerosis（ブルヌヴィーユ-プリングル病 Bourneville-Pringle disease）

病態▶　*TSC1*（ハマルチン hamartin とよばれるタンパク質の遺伝子）または *TSC2*（チュベリン tuberin の遺伝子）の異常により，下流の mTORC1 が恒常的に活性化し，皮膚症状，過誤腫，中枢神経症状（けいれん発作，知能障害）を主徴とする常染色体優性遺伝性疾患である。

皮膚症状▶　①顔面（頬部・鼻・頤部に好発）の血管線維腫（古くは脂線腫とよばれたもので，生下時にはまれであるが学童期までに出現），②葉状白斑（乳児早期から出現する長楕円形の不完全脱色素斑），③粒起革様皮（腰背部に好発する表面がぶつぶつした，なめしていない皮のような皮膚で，組織像は結合織母斑），④爪周線維腫（ケネン腫瘍 Koenen's tumor：かたい紡錘形小結節で爪上に突出）などがある。

内臓病変▶　頭部 CT で脳室壁に結節状石灰化がみられ，そのほか多発性腎血管平滑筋脂肪腫・囊胞腎・網膜過誤腫・心臓横紋筋腫などがみられる。

治療▶　臓器病変に対してシロリムスやエベロリムスなどの mTORC1 阻害薬の内服薬が，皮膚病変にはシロリムスの外用ゲル製剤が使われる。

2　神経線維腫症 1 型 neurofibromatosis type1（NF1）（フォン-レックリングハウゼン病 von Recklinghausen's disease）

病態▶　*NF1* 遺伝子（ニューロフィブロミン neurofibromin とよばれるタンパク質の遺伝子）の変異により多発する神経線維腫を主徴とする常染色体優性遺伝性疾患である（▶図 5-27）。

症状▶　皮膚症状には，カフェオレ斑（必発で多くは生下時より存在し 2 歳以降増加しない），雀卵斑様色素斑（小児期から徐々に増加し，腋窩部雀卵斑様色素斑は診断的価値が高い）などの色素斑，多発する神経線維腫（思春期ごろから顕在化）などがある。また，びまん性神経線維腫，貧血母斑，若年性黄色肉芽腫などがみられることがある。

　　そのほかに，骨変化（脊椎側彎など），眼変化（紅彩小結節など），中枢神経病変（神経線維腫・髄膜腫・神経膠腫などがみられるが頻度は少ない）がみとめられる。

診断▶　出生時に，直径 1.5 cm 以上のカフェオレ斑が 6 個以上あれば本症を疑う。

治療▶　根本的な治療法はなく，対症的に神経線維腫の外科的切除を行う。

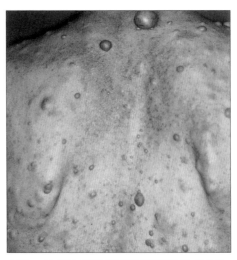

カフェオレ斑と多発する神経線維腫がみられる。
そのほかに脊椎側彎もみとめられる。

▶図 5-27　神経線維腫症 1 型（NF1）

3 毛細血管奇形を伴う母斑症

[1] **スタージ-ウェーバー症候群** Sturge-Weber syndrome　顔面に生じた毛細血管奇形に同側の軟脳膜血管腫症を合併したもので，血管腫は顔面の三叉神経第1枝および第2枝領域に生じ，通常は片側性である。

脈絡膜血管腫をしばしば合併し，緑内障あるいは牛眼（ぎゅうがん）が血管腫と同側の眼に生じ，ときに失明にいたる。また大脳皮質の萎縮，石灰沈着などによって，てんかんが約75〜90%の症例にみられ，知能発育遅延など神経症状を伴う。

これらの神経症状は約半数の症例で幼児期から存在し，20歳以降に発症することはまれである。早期診断による眼圧の調整，抗痙攣薬によるてんかんのコントロールが重要である。

[2] **クリッペル-トレノネー-ウェーバー症候群** Klippel-Trénaunay-Weber syndrome　本症は生下時から幼時期に四肢片側性の毛細血管奇形で始まり，やがて患肢の骨・軟部組織の肥大延長をきたすものをいう。しばしば静脈瘤を合併する。上肢よりも下肢に好発し，患肢の多汗や疼痛を伴うことが多い。

治療▶　血管腫に対しては，色素レーザーによるレーザー療法を行う。

F｜感染症

細菌・真菌・ウイルスなどの病原微生物が感染して生じる皮膚病変や，寄生虫・昆虫などの動物が皮膚に寄生して生じる皮膚疾患には，次のようなものがある。

① 一般細菌感染症

細菌のなかで，とくに化膿菌による皮膚の感染症を膿皮症という。

1 毛包性膿皮症 follicular pyoderma

病態▶　化膿球菌（ブドウ球菌・溶血性レンサ球菌）による毛囊の急性化膿性感染症で，主としてコアグラーゼ coagulase 陽性の病原性黄色ブドウ球菌によるが，ときにコアグラーゼ陰性の弱病原性表皮ブドウ球菌でもおこる。おもなものは，次の3疾患である。

[1] **癤（せつ）** furuncle　毛孔一致性の発赤を伴う紅色小丘疹（毛包炎）で始まり，腫脹と圧痛を伴うかたく浸潤を触れる紅色結節となる。しだいに中心部が壊死融解をおこして膿瘍（のうよう）となり，波動を触れるようになる（▶図5-28）。

膿瘍内の膿汁（のうじゅう）は，毛孔を開大して膿栓を形成する。膿栓は通常2〜3日で

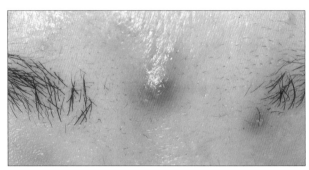

湿潤を触れる紅色結節で圧痛を伴う。左眉毛には，毛包炎がみられる。

▶図 5-28　左右の眉毛の間に生じた癤

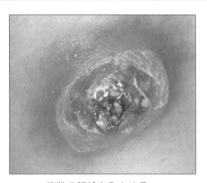

複数の膿栓をみとめる。

▶図 5-29　癰

自己融解し膿汁の排泄がおこると，症状は急速に軽快し治癒する。また病巣より線状にリンパ管の走行に沿って潮紅が走り，軽度の圧痛と浸潤を触れたり（リンパ管炎），所属リンパ節が有痛性にまた孤立性に腫脹し，皮下結節として触れることもある（リンパ節炎）。

[2] **癤腫症** furunclosis　癤が多発し，比較的長期にわたって消長と出没を繰り返すものをいう。宿主の鼻腔にメチシリン耐性黄色ブドウ球菌（MRSA）を保有するキャリア（保菌者）による自己接種や生体側の免疫不全によって発症する。

[3] **癰** carbuncle　相隣接する数個以上の毛包が同時に化膿球菌に侵襲されて大きな 1 つの局面を形成し，集合性癤ともいうべきもので，癤よりも症状は激しい（▶図 5-29）。

治療▶　第一選択薬として，セフェム系抗菌薬・ペニシリナーゼ抵抗性ペニシリンがあるが，MRSA が起炎菌の場合はミノサイクリン塩酸塩・ニューキノロン薬・ST 合剤を使用する。

2 伝染性膿痂疹 impetigo contagiosa

病態▶　化膿球菌による皮膚付属器に無関係な皮膚表層の感染症で，俗に「とびひ」とよばれている。

分類▶　歴史的には黄色ブドウ球菌性の水疱性膿痂疹とA群溶血性レンサ球菌性の痂皮性膿痂疹に分類されているが，現在では本症からA群溶血性レンサ球菌が単独で分離されることはきわめてまれである。

　　　[1] **水疱性膿痂疹** bullous impetigo, impetigo bullosa　はじめ小水疱が生じ，しだいに膿性混濁を呈する。水疱・膿疱壁は破れやすく，びらん局面となり，周辺に内容物が飛散し，遠隔部にも同様の皮疹をつぎつぎと生じる。びらん面はしだいに乾燥し，瘢痕を残すことなく治癒する。

　　　[2] **痂皮性膿痂疹** impetigo crustosa　大水疱となることはなく痂皮を形成する傾向が強く，比較的小さい痂皮を伴った皮疹が多発する。痂皮は厚く黄褐色であることが多い。

症状▶　0～7歳の乳幼児に多いが，成人ではまれである。暑い夏季に頻度が増す。鼻孔部周辺・口周辺・四肢などの露出部位に初発し，顔面・四肢・体幹に好発するが，頭部にはあまりみられない。黄色ブドウ球菌性のものは，ブドウ球菌性熱傷様皮膚症候群に進展することがあり，A群溶血性レンサ球菌による膿痂疹は乳幼児の腎炎の原因となることがある。

治療▶　皮疹が数個で軽症の場合は抗菌薬の外用だけで治癒することもあるが，A群溶血性レンサ球菌による膿痂疹後腎炎の発症を予防するためにも，抗菌薬の全身投与を行うべきである。

3 ブドウ球菌性熱傷様皮膚症候群 staphylococcal scalded skin syndrome(SSSS)

病態▶　黄色ブドウ球菌が産生する表皮剥奪毒素が血中に入り，全身に中毒性反応を生じる症候群で，新生児から6歳までの乳幼児に多い。

症状▶　発熱とともに口囲の潮紅と眼脂を生じ，ついで薄い痂皮と口囲に放射状亀裂を形成する。やがて頸部・腋窩・鼠径部が潮紅し，擦過痛がある。その後，多

Column　ブドウ球菌性熱傷様皮膚症候群を薬疹と間違えない

ブドウ球菌性熱傷様皮膚症候群(SSSS)は黄色ブドウ球菌が産生する表皮剝脱毒素によって全身の潮紅・紅斑をきたす疾患であるため，黄色ブドウ球菌が増殖する先行病変があるのがふつうである。とくに最近では，メチシリン耐性黄色ブドウ球菌(MRSA)によるものが増えているため，抗菌薬投与中にSSSSになることがある。

SSSSになると，全身の潮紅・紅斑が出現するた

め，このときに薬剤が投与されていると，薬疹と間違われることが多い。小児の薬疹，とくに乳幼児の薬疹の頻度は低く，SSSSでは皮膚を触ると痛がり，口囲の潮紅と放射状亀裂はSSSSに特異的である。

また，頸部・鼠径部・腋窩に紅斑が出現するという特徴もあるので，SSSSを念頭において診察すれば，薬疹と間違えることは少ない。

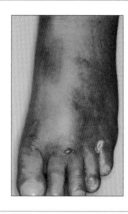

趾間型の足白癬の傷口
から感染したもの。

▶図 5-30　蜂巣炎

くは下行性に全身諸所に潮紅が生じ，ニコルスキー現象は陽性となる。

治療▶　入院によって輸液などの全身管理を行い，抗菌薬を投与すれば急速に治癒に向かい，皮疹は一斉に落屑(手足では落葉状の落屑)する。

4　蜂巣炎　cellulitis, phlegmon（蜂窩織炎）

病態▶　蜂巣炎(蜂窩織炎)は，主としてコアグラーゼ陽性の病原性黄色ブドウ球菌による真皮深層から皮下組織に及ぶ，びまん性急性化膿性炎症である。

症状▶　小外傷から直接あるいは化膿性皮膚病変から二次的に菌が真皮に感染し，最初限局性の浮腫性紅斑が生じる。しだいに病変は拡大し，境界は不鮮明で，かたく浸潤を触れるようになり局所熱感・圧痛・潮紅が増大してくる(▶図 5-30)。
　　全身症状を伴うこともあるが，丹毒よりはまれで，その程度も軽い。しばしばリンパ管炎・リンパ節炎を伴う。

治療▶　毛包性膿皮症(▶135 ページ)に準じる。

5　丹毒　erysipelas

病態▶　A 群 β 溶血性レンサ球菌による真皮浅層をおかす浮腫性化膿性炎症である。顔面・頭部・耳介や，外傷を受けやすい四肢・臍部・陰部などに多い。

症状▶　皮膚病変は境界鮮明で，深紅色を呈し，水疱・膿疱がみられることがある。疼痛と灼熱感を伴い，しばしば悪寒・発熱などの全身症状がみられる。

治療▶　ペニシリン系抗菌薬を中心とする抗菌薬の全身投与を行う。

6　壊死性筋膜炎　necrotizing fasciitis

病態▶　A 群 β 溶血性レンサ球菌や混合感染による皮膚軟部組織感染症で，主たる病変は真皮から皮下脂肪織にあり，浅層筋膜を中心として周辺に急速に拡大する。

症状▶　初期には丹毒や蜂巣炎に類似し，びまん性の潮紅・腫脹・浮腫がみとめられ，急速に水疱・血疱・表皮剝離・紫斑・点状出血・壊死などの多彩な皮膚症状を

呈する。

　水疱や壊死ののちに急速に潰瘍化したり，強い腐敗臭が生じ，切開するとクリーム状の粘 稠 な排膿が多量に生じることがある。なお，嫌気性菌や一部のグラム陰性桿菌では，皮下にガスを発生し触診によって捻髪音(ピチピチという音)が生じることがある(ガス壊疽)。

　当初は病変部には疼痛を伴うが，進行すると逆に知覚鈍麻をきたす。皮膚症状に比べて全身症状が強く，40℃ をこえる発熱・関節痛・吐きけ・嘔吐・頻脈・全身倦怠感，さらにせん妄などの精神症状を生じる。適切な治療が行われないと急速に進行し，ショックや多臓器不全を合併して死亡する。

治療▶　すみやかにデブリドマンを行い，大量の抗生物質の投与と注意深い全身管理を行う。

② 皮膚結核 tuberculosis of the skin

病態▶　結核菌あるいはその代謝産物に起因する皮膚病変を皮膚結核といい，病変部組織内から結核菌の証明ができる真性皮膚結核と証明不可能な結核疹(結核アレルギー)に大別される。

1 真性皮膚結核 true cutaneous tuberculosis

　[1] **尋常性狼瘡** lupus vulgaris　結核免疫を獲得した個体に，結核菌が内部(血行性・リンパ行性)または外部から血行不全のある皮膚に達して発症する。顔面，とくに鼻・頬部・耳に好発する。

　皮疹は狼瘡結節を初発とし，いくつかの狼瘡結節が集まって狼瘡斑となり，硝子圧法で黄褐色の狼瘡結節が透見される。中央部が萎縮し，中心部から瘢痕治癒するが，治療しないと病変は辺縁に拡大する。瘢痕から有棘細胞がんが発生することがある。

　[2] **皮膚疣状結核** tuberculosis verrucosa cutis　結核免疫のある個体に，外部から皮膚へ結核菌が侵入して生じる。殿部・四肢末梢・膝などが好発部位で，結核菌の接種部位に暗赤色のかたい丘疹として初発し，疣贅状病変ないし辺縁が堤防状に隆起した角質増殖が著明な暗赤色局面を形成する。

　[3] **皮膚腺病** scrofuloderma　臓器結核が直接連続性に皮膚に波及して形成されたもので，頸部リンパ節結核に続発することが多い。無痛性，暗赤色の皮下結節で始まり，やがて軟化破壊し，瘻孔をつくって排膿する。瘻孔はやがて拡大し，深い潰瘍，弛緩性肉芽腫や凹凸不整の瘢痕を形成する。

治療▶　イソニアジド(INH)・リファンピシン(RFP)の併用にエタンブトール塩酸塩(EB)を加える多剤併用療法 multidrug therapy (MDT)を行う。また，イソニアジドの使用時には末梢神経障害の予防のためにビタミン B_6 を併用し，耐性菌が出現した場合には感受性のある薬剤に変更する。

2 結核疹 tuberculid

①瘙痒を欠き瘢痕を残すことなく治癒する腺病性苔癬，②20歳代の女性に多くみられ1〜2か月で消退し萎縮性瘢痕を残しながら慢性に経過する壊死性丘疹状結核，③慢性の経過をたどり陰茎の変形をきたす陰茎結核疹，などがある。そのほか，バザン硬結性紅斑も結核疹とされている。

治療▶　真性皮膚結核に準じる。

③ ハンセン病 Hansen's disease, leprosy

病態▶　抗酸性桿菌であるらい菌 *Mycobacterium leprae* の全身性感染症で，慢性に経過する。日本人の患者数は減少の一途をたどっているが，東南アジアや南米からの移住者の患者は少なくない。

診断基準▶　世界保健機関(WHO)のハンセン病の定義では，①明らかな知覚脱失を伴う，脱色素斑あるいは紅色皮疹(単発あるいは多発)，②末梢神経障害で，知覚脱失を伴う明らかな末梢神経肥厚，③皮膚からの抗酸菌塗抹検査が陽性の3項目を1つ以上満たし，かつ治療を完了していないものをいうが，わが国では皮膚症状，知覚麻痺を中心とする神経症状，生検病理組織，皮膚組織液塗抹の抗酸菌染色の4項目の総合判断によって診断される。皮膚スメア検査でらい菌を検出できる多菌型と，らい菌を検出しにくい少菌型に分類されている。

患者説明▶　患者には内服治療によって後遺症がなく治癒する病気であり，特別視する疾患ではないことを十分に説明する。また，一定期間治療を継続する必要があり，投与薬剤の副作用チェックのために定期的に肝機能などの血液検査を要することを説明する。治療中に皮疹や全身症状が悪化した場合には「らい反応」の疑いがあるため，すみやかに主治医に連絡するように指導する。さらに，知覚の低下による外傷・熱傷の予防に努める。治療開始後は多菌型でも感染力を失うので，日常生活に制限を加える必要がないことを説明する。

治療▶　WHOが推奨する多剤併用療法(MDT)を参考にして治療する。化学療法開始後に生じてくる「らい反応」をいかにコントロールし，末梢神経・眼・顔・手足・精巣(睾丸)に機能障害を残さないで治癒させるかが問題となる。

④ 真菌感染症 fungal infection

皮膚科の新患患者の約12%を占める頻度の高い疾患である。真菌による皮膚の感染症にはさまざまなものが存在するが，白癬が約88%，皮膚カンジダ症が約9%，癜風が約3%を占める。

1 白癬 tinea, ringworm

　皮膚糸状菌による感染症には白癬・黄癬・渦状癬があるが，黄癬・渦状癬は現在わが国には存在しないため，**皮膚糸状菌症 dermatophytosis** と白癬はほぼ同義語として使用されている。

　さらに白癬菌が角層・毛・爪にとどまる浅在性白癬と，白癬菌が真皮内あるいは皮下組織内に寄生・増殖する深在性白癬に分類される。

[1] **頭部（浅在性）白癬 tinea capitis**　被髪頭部に，大小さまざまな類円形の境界明瞭な粃糠様落屑を伴う脱毛局面を形成する。病巣内の毛は折れやすく，また抜けやすい。

[2] **股部白癬 tines cruris**　中心治癒傾向がある境界鮮明な環状の湿疹様局面で，激しい掻痒があり，青年男性の陰股部に生じやすい（▶図5-31）。

[3] **体部白癬 tinea corporis**　中心治癒傾向のある輪状疹で，輪は完全に閉鎖し，

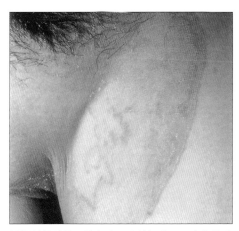

辺縁が堤防状に隆起する環状紅斑で，中心治癒傾向がみとめられる。

▶図5-31　股部白癬

Column　トリコフィトン-トンスランスとは

　トリコフィトン-トンスランス *Trichophyton tonsurans* は，皮膚糸状菌（白癬菌）の一種で，欧米では頭部白癬の原因菌として最も分離頻度が高い。この真菌は，わが国では最近まで分離されることはまれであったが，2001年ごろからトリコフィトン-トンスランスによる頭部白癬・体部白癬の集団発生が高等学校や大学の柔道部員やレスリング部員から報告されるようになり，いまや日本全国に蔓延している。

　このような急激な蔓延は，トリコフィトン-トンスランスの感染力が強いわりに，皮膚症状が軽いことによるもので，頭部白癬ではよくよく調べてみても根本で切れている毛black dotが数個しかみられないこともある。つまり，自覚症状が少ない患者が多いため，治療を受けることなく放置している人が多い。このことがトリコフィトン-トンスランス感染症が減少しない原因となっている。

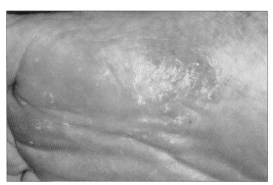

足底に小水疱が多発し，水疱は破れると辺縁に鱗屑が付着する。

▶図 5-32　小水疱型の足白癬

輪の辺縁に小水疱や紅色小丘疹が堤防状隆起を形成するように配列する。軽度の粃糠様落屑が付着し，瘙痒を伴う。

[4] **手白癬** tinea manuum　手背に生じた場合は，中心治癒傾向がある境界鮮明な環状の湿疹様局面で，激痒がある。手掌では手掌全体が角化してかたく，乾燥性で粃糠様落屑を伴う角質増殖型の病型をとることが多い。

[5] **足白癬** tinea pedis（**みずむし**）　最も頻度の高い真菌症である。おもに足底に小水疱を生じる小水疱型（▶図 5-32)と，趾間の皮膚が浸軟・発赤・びらんする趾間型，足底全体に角化のみられる角質増殖型に分類されているが，角質増殖型はまれである。

[6] **爪白癬** tinea unguium　わが国では 1000 万人以上の患者がいると推定されており，高齢者に多い。爪白癬の 70％ 以上の症例では他の病型の白癬，とくに足白癬を合併している。趾爪では第 1，5 趾爪に多いが，指爪の頻度は低く，10 歳以下の小児にはまれである。原因菌は，トリコフィトン-ルブルム *Trichophyton rubrum* のことが多い。

　爪白癬は，いくつかの病型に分類されているが，大部分の爪白癬は爪の混濁

NOTE
足白癬(みずむし)の感染経路

　わが国には自覚症状のないみずむし患者が多いため，これらの患者が感染源になっている。実際に温泉場や銭湯の足ふきマットには 100％ 白癬菌がいることが知られている。また，みずむし患者がいる家庭でも同様である。これらの足ふきマットを利用すると，白癬菌は足に付着するが，足を乾燥させると，足に付着した白癬菌はやがて脱落し，みずむしになることはない。

　しかし，十分に足を乾燥させないまま靴下・靴をはくと，白癬菌は長時間にわたって足に付着する。

　通常は，24 時間以上白癬菌が足に付着しつづけないとみずむしにならないが，角層に傷があると 12 時間程度で白癬菌が角層内に侵入してみずむしになるという報告もある。したがって，足のごしごし洗いは，角層を傷つけるため禁物である。

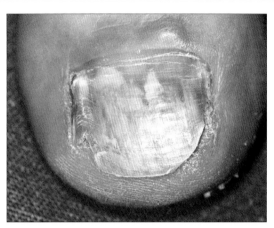

爪の表面はまだ光沢を有しているが，爪の混濁と肥厚が
あり，爪甲剥離がみとめられる。

▶図 5-33　爪白癬

と肥厚を主体とする爪病変で，爪病変は先端あるいは側縁から進行することが
多い（▶図 5-33）。

[7] **深在性白癬** tinea profunda　わが国では真の深在性白癬である白癬性肉芽
腫ばかりでなく，皮膚糸状菌は毛・毛包内にとどまるが，毛包周囲に強い化膿
性炎症をきたす浅在性白癬まで深在性白癬として扱われている。後者には毛髪
をおかす**ケルスス禿瘡**(とくそう) kerion celsi と須毛(しゅもう)（ひげ）をおかす**白癬菌性毛瘡** sycosis
trichophytica とがあり，その他の部位の生毛(せいもう)をおかす場合は生毛部急性深在性
白癬とよばれる。

診断▶　直接鏡検で，糸状の菌糸もしくは分節胞子を証明することによって診断する。

治療▶　趾間型や小水疱型の足白癬，股部白癬，体部白癬は抗真菌薬の外用だけで治
癒する。通常，足白癬は 4 週間，そのほかの白癬は 2 週間の外用を要する。

　頭部白癬，角質増殖型の手白癬・足白癬，爪白癬の治療には経口抗真菌薬の
内服が必要である。なお，頭部白癬，角質増殖型の手白癬・足白癬，深在性白

Column　足白癬(みずむし)はかゆいのか

　白癬は角層の薄い所に生じた場合はかゆいが，掌蹠
（手掌と足底）のように角層が厚い所に生じた場合は，
かゆがることは少ない。さらに，毛・爪に生じた白癬
ではかゆくない。

　足白癬の治療を受ける人は，かゆみなどの自覚症状
がある患者で，自覚症状のない患者が治療を受けるこ
とはほとんどない。実際，わが国の疫学調査によると，
足白癬患者でかゆみがある人は 10％ 程度であり，自

覚症状のない足白癬患者は潜在患者として，治療を受
けることなく足白癬の感染源になっている。

　白癬では，かゆみなどの炎症症状を生じるためには，
白癬菌が角層の奥深くまで増殖し，生きている表皮細
胞と接触する必要がある。そのため，角層の薄い所に
生じた白癬はかゆいが，角層が厚い所に生じた白癬で
は，必ずしもかゆいわけではない。

癬では数か月間，爪白癬ではさらに長期の内服を要する。ただし，爪白癬に有効な抗真菌外用薬も発売されている。

2 皮膚・粘膜カンジダ症 cutaneous and mucosal candidiasis

カンジダ症はカンジダ属の真菌，とくにカンジダ–アルビカンス *Candida albicans* によって生じるが，カンジダは口腔内・糞便中・腟内にはしばしば常在しているため，単に病変からカンジダが培養されただけではカンジダ症と断定できず，直接鏡検によってカンジダの存在（仮性菌糸とブドウの房状の分芽胞子集団）を証明する必要がある。

病型▶　カンジダ症は，次のような病型に分類されている。

　[1] **カンジダ性間擦疹** candidal intertrigo　皮膚と皮膚のこすれ合う間擦部位（陰股部・殿溝・頸項部・腋窩・乳房下部など）に境界鮮明な紅斑が形成され，その周囲に粟粒大の紅色丘疹や膿疱が散在する（衛生病巣）。

　[2] **乳児寄生菌性紅斑** erythema mycoticum infantile　乳児のカンジダ性間擦疹である（▶図5-34）。

　[3] **カンジダ性指趾間びらん症** erosio interdigitalis blastomycetica　水仕事が誘因となり，指間に発赤を伴うびらん面を生じ，中心部は白色に浸軟する。趾間に生じると趾間型の足白癬と鑑別が困難である。

　[4] **カンジダ性爪囲・爪炎** candidal paronychia and onychia　水仕事が誘因となり，爪囲の発赤・腫脹がみられるが，圧痛は軽微で，排膿はないかあっても少ない。同時に爪甲の着色，爪甲表面の凹凸不整，横溝形成など爪の二次的変化を伴う（カンジダ性爪炎）。まれに爪実質にカンジダが寄生し，著明な爪甲下角質増殖と変形・崩壊を呈する（爪カンジダ症）。

　[5] **口角びらん症** perlèche　口角部に白色浸軟・亀裂・びらん・痂皮などが生

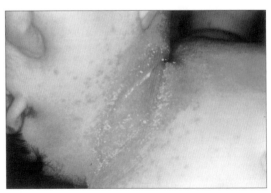

中央が湿潤する境界鮮明な紅斑の周囲には，粟粒大の紅色丘疹や膿疱が散在してみられる。

▶図5-34　首のすわりがわるい乳児の頸部に生じた乳児寄生菌性紅斑

じ，開口時に疼痛を訴えることがある。

[6] 口腔カンジダ症 oral candidiasis（**鵞口瘡** thrush）　口腔粘膜あるいは舌に白色の偽膜または白苔が散在性あるいは融合性に付着し，多少の炎症性潮紅を伴う。白苔は容易に剝離され，剝離すると赤いびらん面となる。成人では，しばしば口角びらん症を伴う。

[7] 慢性皮膚粘膜カンジダ症 chronic mucocutaneous candidiasis　先天性，ときに遺伝性の免疫不全や内分泌異常を背景に幼少時に発症し，慢性に経過する皮膚・粘膜のカンジダ症で，年齢とともに皮膚病変は軽快する。

治療▶　通常の皮膚カンジダ症は病変部の乾燥に心がけ，抗カンジダ薬を外用すれば2週間程度で治癒する。しかし，深在性カンジダ症・慢性皮膚粘膜カンジダ症・爪カンジダ症などではアゾール系抗真菌薬の内服を要する。

3 **癜風** pityriasis versicolor, tinea versicolor

病態▶　皮膚の常在真菌叢の1つであるマラセチア *Malassezia* 属の真菌による感染症で，春から夏にかけて発症することが多い。青壮年，とくに20歳前後に多発する。現在，マラセチア属真菌は14種が知られているが，このうち癜風からはマラセチア-グロボーサ *M. globosa* が分離されることが多い。

症状▶　おもに頸部・体幹（とくに前胸部・上背部）・上肢に境界鮮明な糠様鱗屑を伴う淡褐色斑（黒色癜風）あるいは脱色素斑（白色癜風）が多発する（▶図5-35）。自覚症はないが，放置すると色素沈着あるいは色素脱失を残す。病変部をメスでこすると，思いのほか多量の糠様鱗屑がみられ，直接鏡検によって短冊状の短くて太い菌糸と分芽胞子がみとめられる。

治療▶　イミダゾール系抗真菌薬やサリチル酸アルコールの外用によって約2週間でほぼ治癒するが，翌年には再発することが多い。アゾール系抗真菌薬の内服

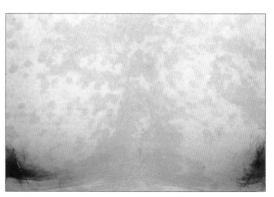

境界鮮明な淡褐色斑が多発・融合している。病変部をメスでこすると思いのほか多量の糠様鱗屑がみられるのが特徴である。

▶図5-35　癜風

も有効である。

⑤ ウイルス感染症

ウイルス感染症は多数存在するが，ここでは感染部位が皮膚であるウイルス感染症と皮膚病変の顕著なウイルス感染症について述べる。

1 単純疱疹 herpes simplex（単純ヘルペス）

単純ヘルペスウイルス herpes simplex virus（HSV）1型または2型による感染症である。初感染の多くは不顕性感染で，初感染後，ウイルスは神経節に潜伏感染し，さまざまな刺激や細胞性免疫の低下などで増殖し，皮膚・粘膜に水疱を生じる。

[1] **カポジ水痘様発疹症** Kaposi's varicelliform eruption　アトピー性皮膚炎などの皮膚病変に，HSV が接種されて生じる。初感染のことが多いが，口唇ヘルペスから自家接種されることもある。

既存の皮膚病変に突然中心臍窩を有する小水疱が集簇多発し，周辺部では播種状に散布する。水疱はすみやかに膿疱・痂皮化し，新旧の皮疹が混在する。発熱や所属リンパ節腫脹をみる。10日から1か月で治癒し，再発のたびに症状は軽くなる。

[2] **口唇ヘルペス** herpes labialis　最も頻度の高い単純ヘルペス感染症で，大部分は再発性であるが，初感染のときは症状が重い。口唇の外傷・発熱・日光・ストレス・疲労などが誘因となり，約2〜4日後に口唇およびその周辺に軽い灼熱感・違和感を伴う浮腫性小紅斑として出現し，約12〜48時間以内に小水疱となる。やがて痂皮を形成し，約4〜14日で瘢痕を残すことなく治癒する。年に1〜3回再発するものが多い。

治療▶　全身症状の強い重症例には抗ウイルス薬の点滴を行うが，通常の単純ヘルペスには初感染であっても抗ウイルス薬の内服や外用で十分である。

再発性のヘルペスに対しては，前駆症状があればただちに内服するとすみやかに治癒するが，再発を防止することは困難である。

2 帯状疱疹 herpes zoster

病態▶　水痘-帯状疱疹ウイルス varicella-zoster virus（VZV）による感染症で，初感染では水痘となる。その際に VZV は神経節に潜伏感染し，個体の免疫低下に伴ってウイルスが賦活化し，通常は一度だけ帯状疱疹となる。

症状▶　最初は神経痛として始まることが多く，やがて痛みのある神経の分布に一致して浮腫性の紅斑が出現し，粟粒大からダイズ大の紅暈を伴う小水疱が集簇する（▶図5-36）。

皮疹は通常片側性で，神経痛様疼痛は皮疹が治癒するころにはなくなるが，

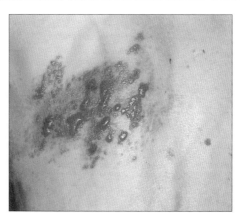

肘間神経の走行に沿って島嶼状に浮腫性紅斑が
みられ, 紅斑上に小水疱が集簇するが, 一部は
融合して大水疱となっている。

▶図 5-36　左胸背部に生じた帯状疱疹

ときに数か月から数年続くことがある(帯状疱疹後神経痛 postherpetic neuralgia 〔PHN〕)。顔面神経の膝神経節領域の帯状疱疹では, 顔面神経麻痺と味覚障害, 耳鳴・めまいなどの内耳障害がみられることがある(ハント症候群 Hunt's syndrome)。

治療▶　単純疱疹に準じるが, 疼痛に対しては非ステロイド性抗炎症薬(NSAIDs)が一般的である。ただし, 痛みが強い場合は神経ブロックを行うこともある。また最近では, プレガバリン・ガバペンチンの内服が使用できるようになった。しかし, 帯状疱疹後神経痛は自然の経過でいずれ軽快する。

3　ヒトパピローマウイルス感染症(ウイルス性疣贅 viral warts)

　　　現在, 100 種類以上の遺伝子型に分類されているヒトパピローマウイルス *Human papillomavirus* (HPV)によって皮膚・粘膜に生じる比較的ありふれた疾患で, 臨床的に尋常性疣贅・青年性扁平疣贅・尖圭コンジローマなどの病型に分類される。

　[1] **尋常性疣贅** verruca vulgaris, common wart　疣贅のなかで最も頻度が高く, 手指背や足底に好発する(▶図 5-37)。はじめ表面平滑な皮膚色ドーム状丘疹であるが, 増大するとともに表面粗糙となり灰白色を呈し, 多発した場合は融合する。足底に生じたものは隆起があまりみられず, 鶏眼と間違われやすい。また, 顔面・頭部・頸部に生じた場合は, 指状・糸状・鶏冠状外観を呈することがある(指状疣贅)。

　[2] **青年性扁平疣贅** verruca plana juvenilis, flat wart　扁平に隆起した多角型で皮膚色の丘疹であるが, 古いものでは色素沈着を伴う。多発し, しばしば線状に配列する。中年以降のものでは脂漏性角化症と間違われることもある。

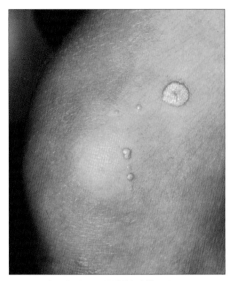

膝に多発した尋常性疣贅である。

▶図 5-37　尋常性疣贅

[3] **尖圭コンジローマ** condyloma acuminatum, genital wart　性感染症の1つで，肛門周囲や外陰部に発症し，外陰部疣贅ともいう。白色・紅色または黒褐色調の表面平滑な丘疹が多発し，鶏冠状や顆粒状を示す。

治療▶　液体窒素凍結療法はすべての疣贅に有効であるが，顔面・頸部では色素沈着を残すことが多い。また角化の強い病変は，サリチル酸・スピール膏で厚い角層を除去してから液体窒素療法を行うことがある。足底・爪下に生じた疣贅にはブレオマイシン塩酸塩の局所注射が有効である。尖圭コンジローマには，イミキモドの外用が効果的である。そのほかに局所麻酔下に電気メスやレーザーで焼灼する方法があるが，再発しやすい。

4　伝染性軟属腫　molluscum contagiosum

病態▶　伝染性軟属腫ウイルス *Molluscum contagiosum virus*（MCV）が直接接触して感染する。6歳以下の幼小児に多くみられ，保育園・幼稚園・水泳教室などで集団発生する。

症状▶　皮疹は通常，直径約1〜5mm の大小さまざまな表面光沢のある淡紅色から暗紅色の充実性丘疹で，数個から数十個が孤立散在性に多発する。丘疹は中心臍窩があり，圧迫によって白色粥状物の排出をみるのが特徴である。

治療▶　丘疹内容物を鑷子（ピンセット）などで物理的に排出することが最も確実である。自然消退には数か月間〜それ以上を要し，その間患者は感染源となるので，皮疹が少ないうちにできるだけ早く処置することが望ましい。

5 後天性免疫不全症候群 acquired immunodeficiency syndrome（AIDS：エイズ）

病態▶ ヒト免疫不全ウイルス *Human immunodeficiency virus*（HIV）がおもに CD4 陽性 T 細胞（CD4$^+$T 細胞，CD4 陽性 T リンパ球）に感染し，全身の免疫機構が障害されていく疾患である。性行為や血液を介して感染するが，周産期に母親から新生児に感染することもある。

症状▶ 感染後，血清抗体価陽転までの間に，一過性に伝染性単核症様症状（発熱・紅斑性発疹・関節痛・頭痛など）が生じる。通常，約 6〜12 週後に抗体が陽性化し，以後発症まで無症状の期間は平均 6〜10 年といわれる。やがて全身のリンパ節が 3 か月間以上持続して腫脹するようになり，発熱・体重減少・下痢・口腔内カンジダ症・帯状疱疹・口腔毛様白斑症などが生じる。

　検査データでは CD4 陽性 T 細胞の減少（400/μL 以下），CD4/CD8 比の低下などがみられる。皮膚症状にはカポジ肉腫（円形から紡錘形の淡紅色ないし暗赤褐色斑で，結節形成もある）や，さまざまな皮膚・粘膜感染症，脂漏性皮膚炎，好酸球性膿疱性毛囊炎などがある。

治療▶ 抗 HIV 多剤併用療法 highly active anti-retroviral therapy（HAART）が行われるようになって，患者の QOL が大いに改善されるようになった。

6 ウイルス性急性発疹症 acute viral exanthemata

　急性発疹症にはさまざまなウイルス感染症や猩紅熱などの細菌感染症，川崎病（急性熱性皮膚粘膜リンパ節症候群）などがある。これらは発疹・発熱・リンパ節腫脹など共通する症状が多いが，皮疹の分布，粘膜疹の有無，発熱の推移などからある程度鑑別が可能で，血清抗体価の推移によって診断が確定する。

[1] **麻疹** measles, rubeola（はしか）　パラミクソウイルス科 *Paramyxoviridae*（RNA ウイルス）に属する麻疹ウイルス *Measles virus* による急性発疹症で，小児とくに幼児期に発症するが，最近では予防接種を行っていない成人にもみられることが多い。臨床経過は，次の 3 期に分けられる。

(1) カタル期（2〜4 日）：39℃ 以上の発熱と粘膜のカタル症状が主徴で，眼では結膜炎，鼻ではくしゃみ・鼻汁，口腔ではコプリック斑 Koplik spot，喉頭気管では咳嗽（咳），消化管では下痢などがみられる。このうちコプリック斑は頬粘膜の臼歯に対応する部分に生じる紅暈に囲まれた白色に隆起した斑点で，診断的価値が高い。

(2) 発疹期（4〜5 日）：いったん下降した体温が再び上昇して，点状からアズキ大の紅斑性丘疹性の皮疹が耳後部から出はじめ，顔・上肢・体幹・下肢に拡大するとともに融合し，網の目状の紅斑となる。皮疹とともにカタル症状はひどくなり，麻疹顔貌となる。発疹期 4〜5 日で体温は下降する。

(3) 回復期：体温の下降とともに皮疹は褐色調となり，落屑を伴う。皮疹の消退後色素沈着を残すが，これも数か月以内に消失する。

[2] **風疹** rubella　風疹ウイルス *Rubella virus* による感染症で小児期に発症するが，青少年でもまれではない。予防接種によって発症を防ぐことができる。風疹の3主徴は次のとおりである。

(1) 皮疹：孤立性の粟粒大の紅斑であるが，顔面ではやや大きく融合傾向があり，最初は顔面に生じ，頸部・体幹・四肢へと急速に拡大し，3日前後で消失する。

(2) リンパ節腫脹：全身，とくに耳後部・後頭部・頸部にみられ，皮疹出現数日前から存在し，1〜数週間持続する。

(3) 発熱：一般に軽度で2〜3日で解熱する。

そのほかに軟口蓋の紅色小点状斑，口蓋の点状出血，咽頭発赤・結膜充血などがみられる。

[3] **水痘** varicella　水痘-帯状疱疹ウイルス(VZV)による感染症で，約80%は1〜6歳の小児に生じるが，成人でもまれではない。

1〜2日間の前駆症状ののち，米粒大から爪甲大の紅斑が突然散在性に多発する。紅斑の中心に丘疹が出現し，すみやかにアズキ大までの小水疱となる。やがて水疱は膿疱化，乾燥し，1週間ほどで痂皮化する。口腔内では紅暈の強い有痛性のびらんとなり，被髪頭部・口腔内にも発疹を生じるのが特徴である。

肺炎の合併率は約10〜30%で，成人の場合は高熱などの全身症状を伴うことが多いが，予後はおおむね良好である。

[4] **伝染性紅斑** erythema infectiosum　ヒトパルボウイルス B19 *Human parvovirus B19* によるウイルス性発疹症で，6〜12歳が約80%を占めるが，これらの患児に接する成人の発症例もある。軽度のかぜ様前駆症状ののちに，両頬部に蝶形紅斑または平手打ち様の不規則形紅斑が出現する。同時にあるいは1〜2日遅れて，両上腕伸側および両大腿にアズキ大から爪甲大の紅斑が多数出現する。これらは数日で融合し，診断的特徴のある網の目状，レース模様の紅斑となる。

皮疹は3日〜3週間で消失するが，消失後に再燃することがある。軽微な発熱・関節痛・筋肉痛がみられることもあるが，予後は良好である。ただし，溶血性貧血患者などでは骨髄赤芽球の無形性発作がみられたり，子宮内感染で流早産の原因となることもある(胎児水腫)。

[5] **手足口病** hand-foot-and-mouth disease　病名が示すように，手・足・下肢・口腔内・口唇に小水疱が生じるのが特徴的で，主として乳幼児にみられるピコルナウイルス科 *Picornaviridae* のエンテロウイルス属 *Enterovirus*(コクサッキーウイルス・エンテロウイルス・エコーウイルスなど)による感染症である。

治療▶　対症療法がおもなものであるが，水痘には抗ウイルス薬が使用される。

⑥ 性感染症(梅毒 syphilis)

　　皮膚科で扱うおもな性感染症には, 梅毒・鼠径リンパ肉芽腫症(第四性病)・軟性下疳があるが, 梅毒以外はほとんどわが国には存在しないので梅毒だけを記載する。

病期と症状▶　梅毒は梅毒トレポネーマ *Treponema pallidum* (TP)による性感染症で, 病期は通常3期に分けられる。

(1) 第1期:感染後3か月ぐらいまでをいう。感染後約3週間で侵入局所に初期硬結を生じ, 初期硬結はやがて潰瘍化して硬性下疳となることもある。引きつづいて所属リンパ節に硬性リンパ節炎(無痛性横痃^{おうげん})をきたし, 感染後約4週間でカルジオリピン抗原による**梅毒血清反応** serologic test for syphilis(STS)は陽性となる。

(2) 第2期:感染後3か月から3年ぐらいまでの間をいう。この時期には, 血中から全身に散布された梅毒トレポネーマによって皮膚・粘膜にいろいろな型の梅毒疹・粘膜疹をきたし, また全身のリンパ節が順次かたく, 無痛性に腫大する。皮疹は全身に散在して数日で消える爪甲大の紅斑(バラ疹 roseola)や掌蹠に限局性に生じる角化や落屑を伴う浸潤性の紅斑や丘疹(▶図5-38)が特徴的で, そのほか陰部の湿潤性扁平丘疹(扁平コンジローマ)や脱毛(梅毒性脱毛)がみられる。

(3) 第3期:感染後3年以上を経過したものをいう。皮膚・粘膜にみられるものは結節性梅毒疹あるいはゴム腫性梅毒疹(ゴム腫)で, この病期になると内臓・心血管系・骨・中枢神経系など, 全身の諸器官がおかされる。中枢神経系の変性梅毒はとくに古く, 感染後20〜30年経過して発病するものもあるため, この時期を第4期として区別することもある。

治療▶　ペニシリンを主体とした抗菌薬療法によく反応する。TPHAテスト(梅毒ト

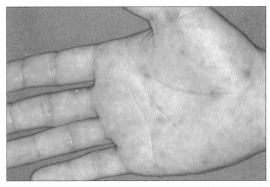

角化ないし落屑を伴う湿潤性の紅斑や丘疹が手掌に散在している。

▶図5-38　手掌に生じた第2期梅毒疹

レポネーマ赤血球凝集試験)は完治しても陰性化しないので，治療経過は梅毒
血清反応の抗体価の消長をみていくのがよく，梅毒血清反応が低値で安定すれ
ば治療を終了してもよい。

⑦ 寄生虫・動物が関与する疾患

1 クリーピング病 creeping disease

病態▶ 寄生虫の幼虫が皮内または皮下を遊走し線状の皮疹を呈する疾患の総称であ
る。ライギョ・ドジョウ・ホタルイカなどを生食することによって，顎口虫
や旋尾線虫などの幼虫が胃壁などから体内に侵入し，皮下を移動する際に皮疹
を生じる。

症状▶ 皮疹は感染源の接種後数週間して生じる不規則に屈曲ないし蛇行する軽度に
隆起した線状の紅斑で，小水疱を生じることもある。

治療▶ 虫体を摘出する。

2 ツツガムシ病 tsutsugamushi disease

病因▶ ツツガムシ病オリエンチア *Orientia tsutsugamushi* を保有しているツツガムシ
(体長 0.3〜0.5 mm のダニで，野ネズミなどに寄生して，ヒトに吸着する)に
よって媒介される感染症で，山菜やキノコ狩りなどでツツガムシの幼虫が生息
する草むらに入り，この虫に刺されて感染する。

症状▶ 虫刺後2〜5日してダイズ大前後の硬結を伴う発赤を生じ，ときに中央が小
水疱化することもある。やがて潰瘍化し，壊死性痂皮(焼痂)となる。

　虫刺後7〜14日で，40℃前後の高熱・悪寒・全身倦怠感・激しい頭痛・咽
頭痛・筋肉痛・結膜の充血を生じる。

　また，発熱と同時あるいは数日後に自覚症状のない米粒大ないし爪甲大のわ
ずかに浮腫性の境界不鮮明な紅斑(バラ疹)が多発する。

治療▶ テトラサイクリン系抗菌薬は奏効するが，βラクタム系抗菌薬は無効である。

　〔**日本紅斑熱**〕 リケッチア-ジャポニカ *Rickettsia japonica* による感染症で，刺し
口がありツツガムシ病に似るが，リンパ節腫脹はまずない。四国・九州地方に多い。

3 疥癬 scabies

病因▶ 疥癬虫 *Sarcoptes scabiei* var. *hominis* (ヒゼンダニ)の寄生による皮膚病で，ヒ
トの肌と肌との直接接触，または寝具・衣類などを介して感染する(▶図 5-39)。

症状▶ 感染後潜伏期間は約1か月で，指間・指側腹・腋窩・外陰部など皮膚のや
わらかい部位に発症し，強い瘙痒があるため夜間眠れないこともある(▶図
5-40)。

　最初は粟粒大の紅色丘疹または漿液性丘疹が生じ，やがて小結節となる(と

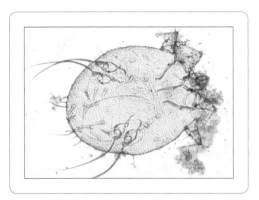

▶図 5-39　疥癬虫

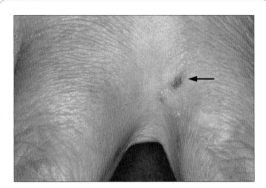

指間に生じた疥癬トンネルがみとめられる（→）。

▶図 5-40　疥癬

くに陰囊・陰茎）。厚く鱗屑の固着したカキ殻状の角質増殖が著明なものは**角化型疥癬（ノルウェー疥癬 Norwegian scabies）**とよび，無数の疥癬虫が存在する（不潔生活者・精神遅滞者・高度免疫不全者などに発症）。

診断▶　直接鏡検を行い手関節や指間に好発する数 mm の細い灰白色の線（疥癬トンネル）や，外陰部の小結節の角層内に虫体・卵・糞の存在を確認すれば診断は確実である。

治療▶　わが国では，イベルメクチンの内服が行われているが，フェノトリンの外用薬も発売されている。なお，同居人にも感染していることが多いので同時に治療する必要がある。

4　シラミ症　pediculosis

ケジラミ症とアタマジラミ症の 2 疾患があり，両者とも毛に虫卵が固着している。

[1] ケジラミ症 pediculosis pubis　通常，性行為によってケジラミ *Phthirus*

Column　疥癬の集団発生がおこるわけ

疥癬虫は皮膚の角層に生存するだけで，吸血するわけではない。そのため，初期にはかゆみなどの炎症症状をきたすことはない。

疥癬がかゆくなるのは，疥癬虫の卵や糞などの刺激によるアレルギー反応が生じてからである。したがって，かゆみが生じるのは感染後 1 か月ほどたってからである。しかし，この時期では，まだ虫体・虫卵も少ないため，直接鏡検で疥癬と診断することはむずかしい。

通常は感染後 2 か月程度たたないと，典型的な皮疹が生じることもないし，直接鏡検で虫体・虫卵を発見することができないことが多い。そのため診断が遅れることになり，この間に医療スタッフを介して，他の入院患者に疥癬が感染することになる。

疥癬患者が見つかった場合は，少なくとも 2 か月前から疥癬虫がいた可能性が高いので，同室の入院患者や疥癬患者と直接接触した医療スタッフを同時に治療したほうがよい。ただし，角化型疥癬と異なり，通常の疥癬では，簡単に人にうつるものではないことも念頭におくべきである。

pubis(体長約 1 mm)が陰毛に寄生して生じるが，眉毛(まゆ毛)・胸毛などに寄生することもある。ケジラミは陰毛に脚をかけて移動し，皮膚から吸血する。吸血部に瘙痒を生じるが，皮疹をみとめないことが多い。成虫は陰毛に固着しているため，成虫の発見は容易である。

[2] **アタマジラミ症** pediculosis capitis　アタマジラミ *Pediculus humanus capitis*(体長約 2〜3 mm)が頭髪内に寄生して頭皮から吸血する。頭髪どうしの接触によって感染し，成虫は頭髪の間をすばやく移動するので，見失うことが多い。必ずしも瘙痒を伴うとは限らない。毛に固着している虫卵は，ふけと間違われることがある。学童児に集団発生がみられる。

治療▶　フェノトリン粉剤(スミスリン® パウダー)を患部に散布し，1 時間後に洗い流す。

G 全身性疾患に伴う皮膚病変

全身性疾患に伴う皮膚病変にはさまざまなものがあるが，皮膚病変が初発症状の場合も少なくない。ここでは，皮膚病変によって全身性疾患が発見される可能性の高いものを，いくつか述べることにする。

① 膠原病 collagen disease

膠原病はクレンペラー P. Klemperer (1887〜1964)らによって広範な結合組織の炎症を主病変とする疾患群として提唱された疾患概念で，次のようなものがある。

1 エリテマトーデス lupus erythematosus(LE)

全身性と，皮膚に病変が限局し他臓器に病変がみられない皮膚限局型に大別されるが，両者の中間型や移行型もある。

● 全身性エリテマトーデス systemic lupus erythematosus(SLE)

症状▶　発熱・多関節炎・漿膜炎・貧血・血小板減少・腎症状・神経症状・循環器症状など多彩な臨床症状を示し，慢性に経過する多臓器障害性の疾患で，さまざまな自己抗体，とくに抗核抗体が高頻度にみられるのが特徴である。女性とくに若い女性に多くみられ，男性の約 10 倍である。

皮膚症状には顔面頬部の蝶形紅斑，掌蹠の紅斑と爪囲紅斑，脱毛，口腔内の粘膜疹，両下肢の皮斑，蕁麻疹様血管炎，円板状皮疹(円板状エリテマトーデス)，光線過敏症，レイノー現象などがある。

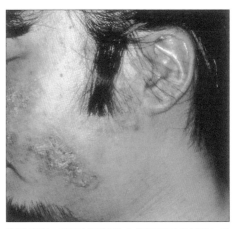

境界鮮明で表面が萎縮性の紅斑局面が多発している。

▶図5-41　顔面に生じた円板状エリテマトーデス

治療▶　副腎皮質ステロイド薬とヒドロキシクロロキン硫酸塩の内服が主であるが，免疫抑制薬や血漿交換療法が併用されることもある。Bリンパ球刺激因子（BLyS）をコントロールするベリムマブを使用することもある。

　　〔薬剤誘発性ループス drug-induced lupus〕　フェニトイン・プロカインアミド塩酸塩などの薬剤を長期間服用していると，全身性エリテマトーデスに類似した症状が出たり，抗核抗体が陽性となることがあり，これを薬剤誘発性ループスとよぶ。服薬を中止すると，大部分の症例で症状は消失する。

● 円板状エリテマトーデス discoid lupus erythematosus（DLE）

症状▶　皮疹は境界鮮明な萎縮性紅斑局面で，落屑と毛孔の開大を伴う（▶図5-41）。顔面・頭部・耳介などにみられるが，病変が広範囲で，頸部より下にも円板状エリテマトーデスが存在する場合は汎発性円板状エリテマトーデスといって血液検査異常を伴い，全身性エリテマトーデスに移行する可能性が高い。頸部より上に皮疹が限局している場合は，皮膚病変だけにとどまることが多い。

　　また，円板状エリテマトーデスの皮疹に皮膚がんが生じることがある。皮疹部では蛍光抗体直接法（ループスバンドテスト）で，表皮基底膜に免疫グロブリン，とくにIgGとIgMおよび補体の沈着がみとめられる。

治療▶　ヒドロキシクロロキン硫酸塩の内服を行う。副腎皮質ステロイド薬の外用は病初期ではよいが，さらなる皮膚萎縮をきたすことがある。

2　強皮症　scleroderma

　　皮膚の硬化を主徴とする疾患で，皮膚だけでなく全身の諸臓器がおかされるものと，限局性の皮膚病変だけのものとに大別される。

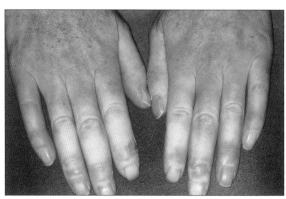

皮膚の冷感と蒼白化(レイノー現象)および強皮症による手指
の硬化がみとめられる。

▶図5-42　全身性強皮症患者にみられたレイノー現象

● 全身性強皮症 systemic sclerosis(SSc)

　40〜50歳での発症が多く，男女比は1：10である。約半数は**レイノー現象**
Raynaud's phenomenon で始まり，指・手の硬化，朝のこわばり，浮腫，関節
痛がみられる(▶図5-42)。硬化は徐々に進行し，しだいに前腕から上腕さらに
体幹へと及ぶこともある。

　皮膚変化の初期は厚ぼったく触れ，硬化が進むとともに皮膚は緊張しつまみ
上げにくくなり，さらに進行するとかたさも増し下部組織に固着してくる。

　顔貌は鼻が細くとがり，口囲に放射状の皺襞(しゅうへき)を呈し，口は小さく表情に乏
しく仮面状となる(仮面様顔貌)。また，舌小帯の肥厚や短縮がみられる。指は
しだいに屈曲位に拘縮したり，指尖部に虫くい状潰瘍・瘢痕が生じる。肺(肺
線維症・肺高血圧症)，消化器(胃食道逆流症など)，腎臓(悪性高血圧など)，
心臓(伝導障害・続発性心不全など)もおかされ，それらが予後を決定する。

治療▶　特効的な治療法がないため，対症療法とならざるをえない。炎症症状が強い
場合には，副腎皮質ステロイド薬の内服を行う。急性間質性肺炎に対しては，
シクロスポリンなどのカルシニューリン阻害薬の内服やエンドキサンパルス療
法が行われることがある。また，腎障害など生命予後をおびやかす際にもエン
ドキサンパルス療法が行われることがある。

● 限局性強皮症 localized scleroderma

　男女比は1：2で，若年者に好発する。次の3型に分類される。

　[1] 斑状強皮症またはモルフェア morphea　体幹に好発する境界鮮明な限局性
硬化病巣で，中心部が象牙色で光沢を有する。病初期には紫紅色の紅暈に取り
囲まれ，**ライラック輪** lilac ring とよばれる。

[2] **線状強皮症** linear scleroderma **または帯状強皮症**　斑状強皮症に類似の硬化病変が片側，ときに両側性に線状ないし帯状に生じるものである。四肢・顔面頭部に好発し，前頭にできたものは**剣創状強皮症**とよばれる。

[3] **多発性斑状強皮症** generalized morphea　斑状強皮症が全身に多発したもので，抗核抗体陽性（細胞核に対する自己抗体）などの多彩な免疫学的異常を伴うことが多い。

治療▶　病初期には，副腎皮質ステロイド薬の外用や局所注射が有効なこともある。

3　皮膚筋炎　dermatomyositis（DM）

皮膚病変を伴う点で**多発性筋炎** polymyositis（PM）と区別されるが，同一の疾患単位として扱われることが多い。いずれの年齢にも発症するが，小児では多発性筋炎は少なく，大部分は皮膚筋炎が占める。

症状▶　皮疹は眼瞼を中心に浮腫性紫紅色斑（ヘリオトロープ疹 heliotrope eruption）ないし紅褐色斑がみられる。また，指趾関節背面では扁平隆起性敷石状の角化性局面（ゴットロン徴候 Gottron's sign），前額部・前胸部から上背部，上腕や大腿の伸側部には左右対称性に浮腫性紅斑がみとめられる。

この浮腫性紅斑は瘙痒を伴いやがて落屑性浸潤局面となり，のちに多形皮膚萎縮となることがある。

筋症状（筋力低下・筋痛）は四肢近位筋が優位で，咽頭筋群の筋力低下によって嚥下障害・発声障害をきたす。発熱やレイノー現象や関節痛を伴うこともあり，ときに間質性肺炎を合併し，急速に進行して呼吸不全にいたる。

約20〜30％に悪性腫瘍を合併し，腫瘍の切除によって筋炎も軽快を示すことがある。筋炎の重症度と並行してクレアチンキナーゼ（CK）・アルドラーゼ（ALD）・AST（GOT）値の上昇がみられ，とくに CK が病勢の判定に有用である。

治療▶　副腎皮質ステロイド薬の大量内服もしくはパルス療法が有効であるが，治療に抵抗性の場合は免疫抑制薬を併用する。

② **代謝異常症** metabolic disorders

1　アミロイドーシス　amyloidosis

特有の線維構造をもつタンパク質であるアミロイド amyloid が細胞外に沈着する疾患群の総称で，アミロイドが全身に沈着する全身性アミロイドーシスと，前駆タンパク質産生臓器に限局して沈着する限局性アミロイドーシスとがある。皮膚アミロイドーシスには，次の2種類がある。

[1] **原発性皮膚アミロイドーシス** primary cutaneous amyloidosis　臨床的に，①アミロイド苔癬（半米粒大前後のかたい褐色丘疹が多数集簇したもので強い

瘙痒を伴う)，②斑状アミロイドーシス(さざ波状の境界不鮮明な灰褐色色素斑)，③肛門仙骨部アミロイドーシス，④結節性アミロイドーシス，などがある。

　アミロイド苔癬・斑状アミロイドーシス・肛門仙骨部アミロイドーシスでは，掻破などの機械的刺激によって角化細胞のケラチン線維が真皮に落ちてアミロイドの前駆タンパク質になったと考えられている。一方，結節性アミロイドーシスのアミロイドは，免疫グロブリン L 鎖由来の AL(amyloid light chain)アミロイドーシスで，多発性骨髄腫に伴う全身性アミロイドーシスの部分症状のこともある。

　[2] 続発性皮膚アミロイドーシス secondary cutaneous amyloidosis　既存皮疹(老人性疣贅・老人性角化腫・基底細胞がん・ボーエン病・石灰化上皮腫・脂腺母斑・尋常性疣贅・悪性黒色腫・菌状息肉症・乾癬・円板状エリテマトーデス・ビダール苔癬・日光皮膚炎など)にアミロイド沈着がするもので，アミロイドはケラチン由来である。

治療▶　アミロイド苔癬には副腎皮質ステロイド薬の外用がある程度効果あるが，他の皮膚アミロイドーシスには有効な治療法はない。

2 黄色腫 xanthoma

病態▶　細胞質内に多量の脂質を含んだ組織球(泡沫細胞 foamy cell，黄色腫細胞 xanthoma cell)が限局性に集簇したものである。

症状▶　肉眼的には軽度隆起した黄色調局面で，発生する部位や臨床像から結節性黄色腫・扁平黄色腫・腱黄色腫・手掌線状黄色腫・眼瞼黄色腫・発疹性黄色腫などがある。また脂質異常症を伴うものと，脂質異常症を伴わないもの(正脂血症)とがあるが，最も頻度の高い眼瞼黄色腫患者の半数は正脂血症である。

　　高コレステロール血症では，結節性黄色腫・扁平黄色腫・腱黄色腫・手掌線状黄色腫・眼瞼黄色腫を伴いやすく，高トリグリセリド血症では発疹性黄色腫を伴いやすい。

治療▶　脂質異常症の治療によって，よくなるものもある。局所療法としては，切除する。

3 ポルフィリン症 porphyria

　ヘム合成に関与する酵素の障害によって，中間代謝産物のポルフィリン体やポルフィリン前駆物質が生体に沈着することによって生じた疾患で，8 種類のポルフィリン症が知られている。

　皮膚科領域では，次に述べるポルフィリン症を扱う。皮膚症状は，ポルフィリン体による光線過敏症で水疱形成が主体である。

　[1] 晩発性皮膚ポルフィリン症 porphyria cutanea tarda(PTC)　中年以降の男性で，長年飲酒を続けた人に多い。皮膚症状としては日光曝露部に，しばしば外

傷に続いて水疱を形成し，軽度瘢痕・萎縮・稗粒腫・強皮症様変化・色素沈着がみられる。また，顔面に多毛症を発する。そのほか，肝硬変などの肝障害，赤色尿がみられる。

[2] **骨髄性プロトポルフィリン症** erythropoietic protoporphyria（EPP）　数分の日光曝露によって熱感・疼痛とともに潮紅・浮腫・蕁麻疹・小水疱・湿疹様皮疹が生じ，のちに瘢痕化する。この症状は幼児期からみられるが，10歳前後に自然寛解する。常染色体優性遺伝である。

治療▶　ポルフィリン症によって異なるが，晩発性皮膚ポルフィリン症は肝障害の程度によって症状が異なり，禁酒によって軽快する。

ゼミナール
復習と課題

❶ 急性湿疹と慢性湿疹の相違，およびそれぞれの特徴について述べなさい。
❷ おむつかぶれと鑑別すべき疾患について述べなさい。
❸ 薬疹を生じる経路とその病型・症状について述べなさい。
❹ 日光によって発症・増悪する疾患について述べなさい。
❺ 熱傷の受傷面積の算定法の「9の法則」「5の法則」について述べなさい。
❻ 皮膚がんの症状について述べなさい。
❼ 細菌の感染によっておこる皮膚疾患について調べてみよう。
❽ ウイルスによっておこる皮膚疾患について調べてみよう。
❾ 母斑（あざ）の治療法について調べてみよう。
❿ 梅毒血清反応について述べなさい。

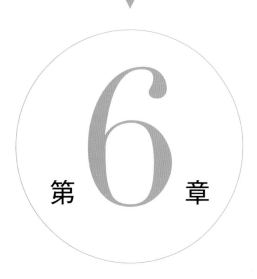

皮膚

第 **6** 章

患者の看護

A 疾患をもつ患者の経過と看護

　ここでは，皮膚疾患のなかで水疱症の代表的な疾患である水疱性類天疱瘡を
発症した患者の事例を取り上げる。この患者は，水疱（水ぶくれ）などを発症し
てから，合併症をわずらいつつも入院治療にて回復に向かい，その後自宅療養
を送るようになっている。患者がどのような経過をたどるかを整理し，その健
康レベルに合わせた看護のポイントを述べる。

　患者の治療過程において重要なことは，治療方針決定に関しての意思決定支
援や治療継続のためのアドヒアランスである。その点をふまえ，第5章まで
に学んできた症状や疾患という視点だけではなく，時系列にそった患者の変化
を学ぶことで患者の全体像をとらえて，本章B節以降の具体的な看護実践の
学習に役だててほしい（▶類天疱瘡患者の看護の詳細については，214ページ）。

① 急性期の患者の看護

　皮膚疾患における急性期は，熱傷や帯状疱疹，蜂巣炎(蜂窩織炎)などといっ
た痛みなどを伴う疾患の初期の治療過程としての急性期と，アトピー性皮膚
炎・乾癬のように慢性の経過をたどるなかで再燃して，増悪としてとらえる急
性期がある。皮膚疾患における急性期では，重篤な熱傷などは生命にかかわる
が，一般的には生命にかかわる疾患は多くない。しかし，痛みやかゆみなどが
著しい場合は，急性期として迅速に対応する必要がある。

急性期 **水疱性類天疱瘡を発症したAさん**

Aさんの 回復期 ▶165ページ， 慢性期 ▶167ページ

◆発症

　Aさんは45歳の男性で，配送業をしている。妻と小学生の長男，幼稚園児
の長女との4人暮らしで，妻は専業主婦である。ある日，仕事から帰ってく
ると全身に赤い斑点のような模様
と水ぶくれのようなものができて
おり，あわてて近くの皮膚科クリ
ニックを受診した。クリニックで
は抗アレルギー薬などが処方され
た。しかし，症状は改善せずさら
に悪化したため，大学病院を紹介
された。大学病院では「精密検査
を行って，そのあとに治療をして

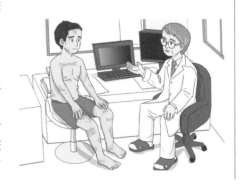

いきましょう」と説明され，入院することとなった。

入院時の皮膚の状態は，後頭部や頸部，四肢，背部を中心として全身にかゆみを伴う水疱（水ぶくれ）と浮腫性紅斑（赤い斑点のような模様）がみられた。Aさんは「全身がかゆくて夜間も熟眠できなかったし，からだも痛い」と話している。また，水疱が破れた部分には疼痛を伴うびらんがみられる。手足の水疱と浮腫により歩行にも苦痛を生じ，細かい手作業なども困難となっていた。

◆**診断から治療開始まで**

Aさんは，血液検査と皮膚生検などの結果から水疱性類天疱瘡と診断を受けた。治療は，副腎皮質ステロイド薬（プレドニゾロン）の内服からはじめたが，入院後に新たな水疱が多発したため，ステロイドパルス療法が行われた。その後は副腎皮質ステロイド薬と免疫抑制薬の内服となった。

●看護のポイント

[1] 全身状態の管理　痛みやかゆみがある部位だけでなく，全身を観察していく必要がある。また，ステロイドパルス療法を行ったので，その副作用の予防と早期発見が必要である。

(1) バイタルサインの確認：血圧・脈拍・呼吸・尿量などの観察を行う。皮膚の状態が悪化して，滲出液（しんしゅつえき）が多量になると尿量が減少してしまうことがある。

(2) 血液データの確認：水疱が破れて滲出液が多くなると栄養状態の低下にもつながっていく。栄養状態の指標となる総タンパク質（TP）やアルブミン（Alb）の値，また感染徴候を把握するために C 反応性タンパク質（CRP）の値に注意する。

(3) 基礎疾患の有無：合併症予防のために，ステロイドパルス療法や副腎皮質ステロイド薬の内服を行う際には，高血圧・糖尿病・脂質異常症・心疾患の有無を把握する。

(4) 睡眠：かゆみや痛みによって不眠となることが多い。すでに熟睡できないとの訴えもあり，睡眠状態と熟眠感への影響の程度を把握する必要がある。必要によっては，医師より催眠薬の処方をしてもらう。

[2] 皮膚状態の管理　全身の皮膚の状態を観察し，日常生活活動（ADL）に障害を生じていないか把握することが必要である。Aさんの場合は，歩行や細かい手作業に支障をきたして，QOL の低下につながっている。

(1) 皮疹の有無・程度：浮腫性紅斑，水疱，びらん・潰瘍（かいよう），痂皮（かひ）の有無・程度を観察する。また，治療の効果判定のために，分布部位と皮疹の変化について注意深く観察していく。

(2) 皮疹の分布部位の確認：粘膜侵襲はないか，あっても軽度とされるが，口腔内に症状がみられることもある。口腔内の症状は，食事に影響を与える。陰部などの粘膜侵襲については，患者が言い出せないことも多いので

羞恥心に留意しながら確認する。

(3) 滲出液の有無・程度の把握：滲出液が感染の原因となることもある。また，寝衣や寝具の汚染についても観察する。

(4) 適切な処置により，ADL の改善をはかる：衛生材料を使用して，患者の歩行の苦痛や，指先の細かい作業の改善をはかることができる。指包帯や衛生材料の固定方法の習得を援助する。

[3] **精神的支援**　急性期はとくに皮膚の障害が患者・家族に見えるため，ボディイメージの変容に対してとまどいを感じ，不安をいだきやすい。また，滲出液による寝衣や寝具の汚染などを気にかけて，羞恥心を感じていることも多く，きめこまやかな配慮が必要である。疾患・治療法に関する医師の説明の受けとめ方を観察したうえで，今後の治療により皮膚の状態は回復していくことを伝え，不安を緩和するようにかかわっていく。

　今後は長期の入院が必要となり，仕事や夫としての役割に支障を生ずることに対する不安が予測される。長期の入院による経済的な不安に関しては，入院費用についての公的補助などについての説明を早期に行う必要もある。また，家族への介入の必要性も検討する必要がある。

本書で取り上げる急性期患者の看護

皮膚領域には，ほかにも急性の経過をたどる疾患や，手術が適応となる疾患がある。本書では，急性期看護の理解を深めるため，以下の疾患の看護を解説している。

▶**熱傷患者の看護**(217 ページ)
▶**帯状疱疹患者の看護**(227 ページ)

---

② 回復期の患者の看護

　回復期とは治療効果により症状が改善し，病勢が落ち着いてくる時期をさす。ただし，この事例においては副腎皮質ステロイド薬の内服による合併症のリスクがあり，予防のための指導を行っていく必要がある。そして退院に向けて，治療継続のための**患者教育***を行っていく。具体的には，再燃・再発予防のための内服療法の指導や，合併症予防のための運動・食事療法の指導などである。また皮膚の洗浄方法も含めたスキンケアの重要性を理解し，継続していくことができるように指導を行う。

　A さんのように，疾患の経過によっては，再燃・再発予防のために，一生内服を続けなければならない慢性疾患患者に対しては，自己効力感を高め，セルフケア能力向上に向けた退院支援が必要となる。なぜその薬が重要であるのかを説明して理解してもらい，患者自身が納得して治療に取り組んでいけること

***患者教育**

患者が疾病を正しく理解して，病状を改善し，よりよい QOL を得られるように行う情報提供やアドバイスをいう。看護職などの考えを一方的に押しつけるのではなく，患者の意思決定を支援する姿勢が必要である。

が重要となる。

　そのためには，患者個々に合わせて一緒に目標を設定していくことが必要となる。このときに大事なことは，患者の理解度に合わせた指導であり，チームで一緒に取り組んでいくという姿勢である。そして患者がみずから治療の必要性を理解し，目標を段階的に決めて取り組んでいくことである。

回復期 **治療により症状が安定して退院へ向かう A さん**

A さんの 急性期 ▶162 ページ，　慢性期 ▶167 ページ

◆**治療の効果があらわれる**

　A さんは，ステロイドパルス療法によって，病勢が落ち着き，皮膚症状も軽減してきた。看護師が A さんにスキンケアの方法を指導したところ，最初はぎこちない様子であったが自分で行うようになった。そして，入院 2 か月目には水疱の新生はみられなくなり，皮膚症状は見た目にもかなり落ち着いてきた。ホッとしてうれしそうな表情がみられはじめた。

◆**合併症の併発**

　しかし 3 か月目に入り，副腎皮質ステロイド薬の副作用によりステロイド糖尿病と診断された。A さんはこのことをなかなか受け入れることができず，病院の食事が低カロリー食となったためか，売店で購入してきた食べ物を間食する姿がみられた。栄養指導を行ったが，間食はやめることができなかった。医師や看護師が糖尿病に関する説明を繰り返し行っても「理解できない」と投げやりな発言が聞かれた。また，繰り返し指導されることに対して怒ってしまったり，話を聞かないような態度をとってしまったりすることもみられた。

よく話してみると，「説明される内容が専門的すぎて，わからない」「間食はいけないことはわかっているが，どうしても空腹感には勝てない」などが聞かれた。しかし，少しずつ低カロリーのものを選ぶなど自分なりに考えるようになって，徐々に自己管理ができるようになってきた。

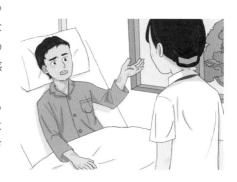

◆**退院へ**

　副腎皮質ステロイド薬の内服量もだいぶ減量となり，退院となった。退院後も月に 1 回は外来に通院して，副腎皮質ステロイドのさらなる減量を目ざすが，再燃・再発を防ぐためには継続した内服が必要となる。また，同時に副腎皮質ステロイド薬の副作用出現に注意していかなければならない。A さんの場合はすでにステロイド糖尿病を併発しており，悪化予防が重要となる。

●**看護のポイント**

[1] **薬の長期内服による合併症の予防と悪化防止**　副腎皮質ステロイド薬は、長期内服により合併症をおこす危険性がある。すでにステロイド糖尿病を発症しているが、さらなる悪化防止とそのほかの合併症の予防のために、患者の理解度に合わせた説明を行うことが重要である。患者がどの程度理解しているのかを確認し、指導法を工夫していくとよい。薬物療法の必要性の理解、薬物についての効果や副作用にについて理解でき、継続していくことができるような指導を行う。

[2] **正しいスキンケアの実践・指導**　回復期以降はセルフケアが大事になってくる。皮膚の洗浄方法の実践や指導を行う。実際に皮膚の洗浄を行ってみせて、洗い方や洗う強さを理解してもらう。また、外用薬の塗り方の実践・指導を行う。

[3] **精神的支援**　治療を継続する意義を一緒に考えていく。また、Aさんの場合は予期しない合併症を併発したことから、訴えを傾聴し、支援していく必要がある。

[4] **退院支援**　副腎皮質ステロイド薬の長期内服が必要となることが多く、自己管理の継続が必要となる。退院後の合併症対策の食事指導や、易感染状態に対する感染予防行動などの生活指導が必要となる。

本書で取り上げる回復期患者の看護

皮膚領域には、ほかにも回復の経過をたどる疾患と、それに対する治療・処置がある。本書では、回復期看護の理解を深めるため、以下の疾患の看護と処置を解説している。
▶上皮系がん患者の看護(220ページ)
▶スキンケア(169ページ)

③ 慢性期の患者の看護

　慢性期には、疾患と向き合いつつ、それまでの生活様式を変容させなければならない場合もあり、そのことは患者にとってむずかしいことでもある。また、慢性期では、再燃・再発に対する不安への精神的援助が重要となる。再燃・再発防止のためには、指示された服薬の継続とともに、皮膚に新たな皮疹が見られたらすぐに医療機関を受診するなど、具体的な指導をしていくことが重要である。

慢性期 | 自宅へ戻り職場復帰したAさん

Aさんの 急性期 ▶162ページ, 回復期 ▶165ページ

◆自宅に戻り仕事も再開する

Aさんは退院後, 家の近所の散歩などからはじめて少しずつ運動量を増やした。類天疱瘡の症状は落ち着き, ステロイド糖尿病の悪化予防のために運動療法を行っていた。その後, 徐々に体力も戻り, 配送業の仕事も再開した。

◆外来で栄養指導を受ける

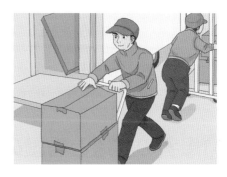

退院後に外来受診に訪れたAさんは, 内服薬の飲み忘れを防ぐために服薬ボックスやお薬カレンダーを利用していると話した。最初は仕事で忙しくなってしまって薬を飲み忘れてしまうことが何度かあったが, お薬カレンダーなどを使うことによって, 多少時間が遅くなっても飲み忘れることがなくなったと話していた。副腎皮質ステロイド薬は減量されたものの, 服用を継続していかなければならないため,「とてもよいことですね」と看護師は取り組みに共感した。

ただ, 仕事を再開して運動量も増えるようになって「おなかもすくし, 食事がおいしくなりついつい食べすぎてしまう」との言葉が聞かれた。食事に関しては, 妻が工夫して調理してくれていたが, コンビニで買って間食をしてしまうことも多くなってしまったと話した。血糖値も高くなっており, ステロイド糖尿病の悪化予防のため, 妻とともに再度栄養指導を受けた。

「子どもたちのためにも, 頑張らないとね……」との発言が聞かれ, 薬の服用の継続と栄養管理に意欲をみせていた。

●看護のポイント

[1] **疾患の再燃・再発予防**　内服治療の意義を理解して, 継続できるようにする。

[2] **既往と合併症の悪化予防**　自宅での生活の注意点を確認し, 長期の副腎皮質ステロイド薬の内服による合併症のリスクについて理解してもらう。

[3] **スキンケアの継続**　皮疹がみられなくても, 保湿などのスキンケアは必要であることを伝え, 入院中に学んだスキンケア法を継続するように指導する。仕事で疲れたときや帰りが遅くなってきたときなどは, 無理に入浴したりシャワーを浴びたりなどせずに翌日の朝にすませたり, 勤務日は気になる箇所を中心に外用を行い, 休みのときに全身の外用を行うなど, 状況に応じて工夫していってもよいことを指導する。継続することが重要である。

[4] **精神的支援**　水疱性類天疱瘡は経過が長く, 継続的な治療が必要であり, がんばりすぎないように伝えることもときには必要である。また, なにか困り

ごとなどがあったら，いつでも相談してもらえるような関係を築けるとよい。患者は再燃・再発に対する不安をもっているため，傾聴して，少なくとも治療を継続していることが再燃・再発予防につながることなどを説明する。

本書で取り上げる慢性期患者の看護

皮膚領域には，ほかにも慢性の経過をたどる疾患と，それに対する治療・処置がある。本書では，慢性期看護の理解を深めるため，以下の疾患の看護を解説している。

▶アトピー性皮膚炎患者の看護(208ページ)
▶尋常性乾癬患者の看護(211ページ)

④ 患者の経過と看護のまとめ

　Aさんは水疱や浮腫性紅斑を発症し，クリニックを受診したのちに大学病院に入院となった。すぐに生命にかかわる状態ではなかったものの，かゆみや痛みのため歩行も困難となっていた。その後，水疱性類天疱瘡と診断され，ステロイドパルス療法と副腎皮質ステロイド薬の服用などの治療がおこなわれた。とくにステロイドパルス療法では副作用対策に注意が必要となった。また，副腎皮質ステロイド薬は長期の内服が必要であり，自己管理を継続し，合併症対策の食事指導・生活指導が必要であった。

　さらに，再燃・再発に対する不安への精神的援助も重要となった。再燃・再発防止のためには，指示された服薬の継続とともに，皮膚に新たな皮疹が見られたら，すぐに医療機関を受診するなどの具体的な指導も必要であった。副腎皮質ステロイド薬の内服などで皮膚症状をおさえる寛解維持療法のときに，寛解していた時期から再燃してしまう場合もある。

　Aさんの場合とは異なるが，水疱性類天疱瘡は高齢者の発症も多い。患者の生活の場の状況に応じて，継続した看護が行われるように，外来部門や在宅あるいは療養先，地域への情報提供を行い，介護保険の活用などの調整が必要となる。

Aさんの経過のまとめ

❶ 急性期

【発症】
- ある日，全身に赤い斑点のような模様と水ぶくれのようなものができており，あわてて近くの皮膚科クリニックを受診した。その後，大学病院を紹介された。

【診断から治療開始】
- 血液検査や皮膚生検などの結果から水疱性類天疱瘡と診断を受けた。治療は，副腎皮質ステロイド薬（プレドニゾロン）の内服からはじめたが，ステロイドパルス療法が行われることになった。

❷ 回復期

【治療の効果があらわれる】
- ステロイドパルス療法を行うことによって，病勢も落ち着き，皮膚症状も軽減してきた。

【合併症が併発する】
- しかし，副腎皮質ステロイド薬の副作用によりステロイド糖尿病と診断された。Aさんは受け入れることができず，食事管理もうまくいかなかった。

【退院へ】
- 副腎皮質ステロイド薬の内服量もだいぶ減量となり，退院となったが，自宅に帰っても合併症のステロイド糖尿病と合わせて自己管理が大切となる。

❸ 慢性期

【自宅に戻り仕事も再開する】
- Aさんは少しずつ運動量を増やした。類天疱瘡の症状は落ち着いているが，ステロイド糖尿病悪化予防のために，運動療法の必要性を理解し，実行した。その後，仕事も再開した。

【外来で栄養指導を受ける】
- 仕事を再開すると運動量が増え，食欲も増して血糖値も高くなってしまい，再び妻と栄養指導を受けた。しかし，子どものためにもがんばろうと前向きな発言もみられるようになってきた。

B｜スキンケア

① スキンケアとは

　スキンケアとは，化粧品・医薬部外品などの医薬品以外を用いて皮膚を健やかに保つことと定義できる。ただし，この定義は使う人や使われる場所によってもとらえ方が異なる。たとえば，アトピー性皮膚炎の治療を行う医師の場合は，効果の弱い外用薬を用いて軽度の皮膚疾患を治癒させることもスキンケアの1つと考えることもある。また，化粧品業界ではいわゆる基礎化粧を意味する。

　実際のスキンケアには，保湿剤やサンスクリーン剤などのスキンケア用品を使用する狭義のスキンケアと，それに加えて入浴や衣類，住環境，食事，睡眠，精神的ストレスなどの日常生活上の注意事項までを含めた広義のスキンケアとがある。

② 皮膚の構造・機能とスキンケア

スキンケアの意義や方法を学ぶ前に，第2章で学んだ皮膚の構造と機能を
ふり返り，おもに皮膚の保護作用・保湿作用とスキンケアを関連づけてみて
よう。

皮膚の構造▶　皮膚は上層から表皮・真皮・皮下脂肪織の3層構造になっている。表皮の
厚さはわずか 0.06〜0.2 mm であり，非常に薄い組織である。表皮は下層から
基底層・有棘層・顆粒層・透明層・角層の5層からなっている（▶24ページ，
図 2-3）。

ターンオーバー▶　皮膚はたえず生まれかわっており，皮膚の細胞が分裂して分化し，生まれか
わることをターンオーバーとよぶ。ターンオーバーは，約45日のサイクルで
行われている。角層は表皮最上層であり，最も下に位置する基底層を構成する
基底細胞が分裂して分化し，有棘細胞，顆粒細胞となり，最終的に死滅した細
胞が積み重なってかたまったものである。

表皮（おもに角層）▶　表皮は外界からの微生物や化学的・物理的刺激などが体内に及ぶことを防ぐ
の構造と機能　外壁としてのはたらきを有するだけでなく，セラミドを含む多数の角質細胞間
物質や**天然保湿因子** natural moisturizing factor（NMF）によって体内から水分が
蒸散するのを防いでいる。ターンオーバーの過程で NMF や角質細胞間脂質は
生成・分泌され，角質細胞や NMF，角質細胞間脂質，皮脂膜が皮膚のバリア
機能を担っている。これらが障害を受けるとバリア機能は低下し，さまざまな
刺激物が侵入するとともに，生体内の水分が蒸散し，スキントラブルの原因と
なる（▶図 6-1）。

［1］皮膚の保湿作用　角層は正常な状態ではつねに約 10〜15% の水分を含ん

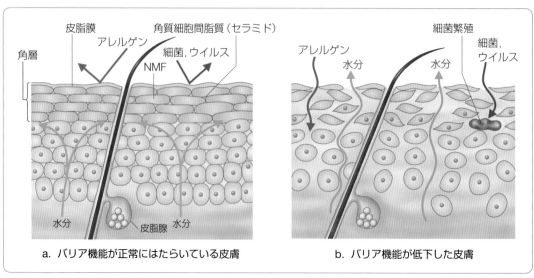

a. バリア機能が正常にはたらいている皮膚　　　b. バリア機能が低下した皮膚

▶図 6-1　バリア機能が正常な皮膚とバリア機能が低下した皮膚の比較

でいて，皮膚のみずみずしさを保っている。しかし，角層の水分含有量は一定ではなく，温度・湿度などの環境によっても変動する。たとえば，冬季や，冷暖房を使用している室内では，湿度が低下して経皮水分喪失量が多くなり，皮膚は乾燥する。角層の水分が 10% 以下となると，**ドライスキン**とよばれる乾燥肌になる。

水分保持に重要な役割を担っているのが，NMF や角質細胞間脂質，皮脂膜である。NMF の主成分はアミノ酸であり，アミノ酸はフィラグリンとよばれるタンパク質が分解されて生成される。一般に角層中のアミノ酸量が少ないほど，角層は水分や柔軟性を失いかたくもろくなって，かさついたりひび割れをしたりする。皮膚が乾燥した状態にある老人性乾皮症や魚鱗癬，アトピー性皮膚炎などでは，角層中のアミノ酸とフィラグリンの量が低下しているという報告もある。

また，角質細胞と保湿成分であるセラミドなどを含む角質細胞間脂質は，正常だと，約 20 層のレンガとモルタルのようにしっかりとした構造になっており，体内から水分が蒸散するのを防ぐ機能を担っている。しかし，この機能が障害されると，水分が失われ，干からびた田のようになってしまう。

[2] 皮膚の保護作用　皮脂腺から分泌される皮脂は，水分とまざり，皮膚表面に皮脂膜をつくることによって角層の水分喪失を抑制している。また，皮脂の成分であるトリグリセリド(中性脂肪)の一部が，分泌後に毛包内腔で常在菌の産生するリパーゼによって分解され，遊離脂肪酸となる。この遊離脂肪酸によって皮脂膜は弱酸性に保たれ，外界の物質に対する緩衝作用や殺菌作用を示し，病原微生物の侵入を防いでいる。

真皮の構造と機能▶　表皮の下にあるのが真皮であり，肌の弾力(はり)を保つコラーゲン・エラスチン・ヒアルロン酸・コンドロイチン硫酸などが存在している。コラーゲン・エラスチンは線維芽細胞からつくられた線維組織で，その線維成分の間にヒアルロン酸などの高分子系浸水成分(細胞間基質)が含まれている。さまざまな要因でこれらの線維のはたらきが衰えたり，細胞間基質が減少したりすると，しわやたるみなどの原因となる。

③ 皮膚の状態を変化させる要因とスキンケア

皮膚は体内と外界との境界にあり，さまざまな要因によって変化する。要因は，外的要因と内的要因に分けられる。このなかでも，とくに皮膚のよごれと加齢による変化の影響が大きい。

(1) 外的要因：皮膚のよごれ，温度・湿度・紫外線(季節の変化や，地域差を含む)，職業性の刺激，機械的刺激，化学物質との接触，微生物の作用

(2) 内的要因：加齢，遺伝，栄養状態，免疫，内分泌，ストレス

皮膚のよごれ▶　表皮の角層がターンオーバーによって生じる鱗屑に皮脂や汗などの分泌物が

まざり合って，さらに微生物やほこり・泥などの外因性の成分が付着してよごれを形成する。脱落したものがふけや垢となる。よごれをそのままにしておくと，皮膚炎をおこす原因にもなる。

皮膚の老化▶　一般に皮膚の老化現象としてあげられるのは，「深いしわの増加」「きめがあらくなる」「乾燥が進む」「しみが増える」「弾力がなくなりたるんで見える」「黄色っぽくくすんで見える」などである。このような外見の変化の原因は皮膚機能の衰えであり，ターンオーバーの延長がみられ，角層の保湿力の低下によってドライスキンとなる。また，真皮層にある線維成分が変性し，皮膚のはりは低下してしわが生じる。

皮膚の老化を遅らせるためには，肌を乾燥させない，バリア機能を保つ，紫外線対策を行うなどが重要である。

④ スキンケアの基本

皮膚は外界の環境に対するバリアの役割を果たしており，皮膚の生理機能を良好に保つことが，身体の健康につながる。また，患者だけでなく，看護師自身の健康をまもるためにも，医療現場におけるスキンケアは重要である。

誤ったスキンケアは，皮膚疾患を引きおこす原因となる。看護師に求められることは，つねに患者の皮膚の状態を観察・評価して，早期にスキントラブルに対応することである。

正しいスキンケアを行う，あるいは指導をするためには前述した皮膚の構造と機能についての正しい理解が必要である。また，各種のスキントラブル，皮膚疾患の原因に関する知識も不可欠である。

スキンケアの分類・目的としては，皮膚の洗浄，皮膚の保湿，皮膚にとっての環境整備，メンタルケアの4つがあげられる（▶表6-1）。

1 皮膚の洗浄

皮膚の洗浄は，皮膚を清潔にするためのスキンケアである。皮膚の表面のよごれは，皮膚の代謝によって生じる皮脂・汗・老化角質などと，外界からのほこり，排気ガス，微生物，ダニの糞などがまざり合って生じ，いわゆる垢とよ

▶表6-1　スキンケアの分類・目的

皮膚の洗浄	皮膚の表面のよごれを落とし，清潔を保持するためのスキンケア
皮膚の保湿	皮膚にうるおい（水分）を供給して乾燥を防ぎ，低下したバリア機能を回復させるためのスキンケア
皮膚にとっての環境整備	紫外線などの外的要因から皮膚をまもるためのスキンケア
メンタルケア	ストレスの軽減・緩和

ばれるものになる。

　洗浄によって皮膚のよごれを取ることは大切であるが，過度の洗浄は皮脂膜や角質細胞間脂質を失うことになり，かえって皮膚のバリア機能をそこなうことになる。

● **シャワー浴・入浴**

　シャワー浴・入浴は，温熱作用によって末梢血管が拡張し，循環をよくして血行を促し，組織への酸素や栄養補給を行い皮膚の生理機能を十分に発揮させる効果がある。また，温熱刺激によって心身をリラックスさせる効果もある。血行不良は，皮膚のターンオーバーを遅らせる原因となる。

　[1] **湯の温度**　38〜40℃ 以下のぬるめの湯を使用する。ストレスの緩和の意味からも，湯船にゆったりとつかることが大切である。ただし，アトピー性皮膚炎など瘙痒(かゆみ)を特徴とする疾患では，皮膚温の上昇による瘙痒閾値の低下によって入浴後に瘙痒感が強くなるため，長くあたたまりすぎないようにする。

　[2] **洗浄剤の種類**　弱酸性の石けんや，さまざまな皮膚洗浄剤が市販されている。刺激の少ないものを選択する。

　[3] **入浴剤**　保湿成分のある入浴剤はスキンケアに有効である。しかし，イオウ成分が含まれるものは疥癬には治療効果はあるが，皮膚の乾燥を引きおこし，逆効果となる。また，メントール系のものは皮膚に刺激を与え，瘙痒を引きおこすことも多いため注意する。

● **洗い方**

　洗い方などについては，次のことに心がける。

　[1] **石けんは泡だて，皮膚をこすらない**　よごれは角層の表面に存在するため，過度にからだをこする必要はない。ナイロンタオルなどの刺激の強い材質のもので皮膚をこすることは，厳につつしまなければならない。

　泡で洗うことを心がけ，石けんをよく泡だててから使用する。たとえば，洗面器の湯で石けんを泡だててその泡を使用したり，タオルなどでよく石けんを泡だててから洗うようにする(▶図6-2)。なお，泡状の洗浄剤を使用すれば，泡だてる必要はない。やわらかなタオルあるいは手のひらで，円を描くようにからだをなでるような気持ちで洗うとよい。ただし，皮膚をこすってつるつるにする必要はない。

　[2] **十分に洗い流す**　洗浄後は，湯やシャワーで皮膚に石けんや洗浄剤が残らないように十分に洗い流すことを心がける。

2　皮膚の保湿

　低下したバリア機能を回復させるためのスキンケアとして，皮膚の保湿があ

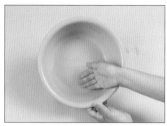
①容器に温水を少し入れる。

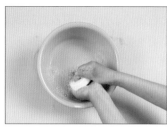
②石けん水をつくる。

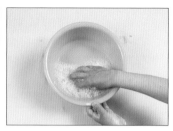
③手を泡だて器のように使い，空気を入れていく。

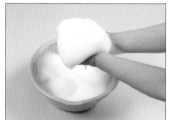
④ふんわりとした泡だちになるまで③を行う。

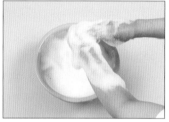
⑤その泡を用いて洗う。これにより十分によごれがとれ，さらに石けんの刺激は少なくなる。

わるい例

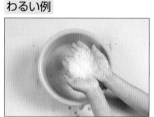
泡だちが不十分。

▶図6-2　石けんの泡だて方

げられる。シャワー浴・入浴後の乾燥対策としての保湿は，スキンケアのなかでも最も重要なことである。

　保湿剤は，角層にうるおいをもたせる外用薬の総称である。角層がうるおいをもてば，皮膚のバリア機能もある程度強化される。

　皮膚のバリア機能とは，体内の水分の蒸散を防ぎ，外界からの刺激物質やアレルゲンの体内への侵入を防ぐ機能のことである。保湿能とは，湿度が低い環境下でも角層に水分をかかえる能力のことである。

　皮膚の洗浄直後は角層に多量の水分を含んでいて，しっとりとした状態で保湿されているが，皮脂膜・天然保湿因子・角質細胞間脂質は減少しており，放置すると皮膚から水分が蒸発して乾燥しやすい状態へと変化してしまう。その結果として，シャワー浴・入浴後はむしろ皮膚の乾燥をまねくことにもなる。そのため，シャワー浴・入浴後は保湿剤を含む外用薬によって皮脂膜や角質細胞間脂質など，失われた脂質成分を補うことが大切となる。

シャワー浴・▶　次に，シャワー浴・入浴後の外用処置の基本的な方法について述べる。
入浴後の外用処置
(1) 水分をふき取るときは，こすらず，やわらかいタオルでそっと押さえるようにして水分を吸収させる。

(2) 保湿剤・外用薬のよい塗り方とは，保湿・保温効果が最大限になることである。皮膚がまだしっとりしている間に保湿剤・外用薬を塗る。時間的にはシャワー浴・入浴後5分を目安にする。それ以上時間がたつと，皮膚から水分の蒸発が進み乾燥し，薬剤の吸収や効果も低下してくる。

(3) 外用薬の処置は，1日1回より1日2回のほうが効果的である。適量と思う量よりべたべたしない程度にこころもち多く塗るようにするとよい。また，すり込む必要はなく，皮膚の割線方向に沿ってこすらないようになじませる感じで塗る。外用薬を塗ったあと，手で触れてしっとりするぐらいが目安である。瘙痒が強いときには，外用薬を塗りながら搔破してしまうこともあるので注意する。ただし，皮膚病変がある場合は保湿剤ではなく，治療用の外用薬を使用する。

3 皮膚にとっての環境整備

● 紫外線対策

皮膚にとっての環境整備とは，紫外線などの外的要因から皮膚をまもることである。

紫外線の種類▶ 皮膚に影響を与える紫外線は，波長の短いほうから短波長紫外線(UVC)，中波長紫外線(UVB)，長波長紫外線(UVA)に分けられる。UVA は日焼け(日光皮膚炎)をおこす波長で，波長が長く皮膚の深い部分(真皮)まで届き，真皮内にある皮膚のはりを保つ弾性線維などにダメージを与える。ダメージを長期的に受けつづけると，深いしわやたるみ，しみ(光老化)などができる。UVB も日焼けをおこす波長で，波長が短く皮膚の浅い部分(表皮)までしか届かないが，エネルギーが強く，しみや雀卵斑(そばかす)の原因になる。

日焼け▶ 日焼けをして皮膚が褐色になるのは，有害な紫外線からからだをまもる防御メカニズムが皮膚に備わっているからである。表皮に紫外線があたると，メラノサイト(色素細胞)がメラニンという黒色の色素をつくる。このメラニンが表皮をおおうことで紫外線を吸収したり，反射したりして皮膚を保護している(▶図6-3)。

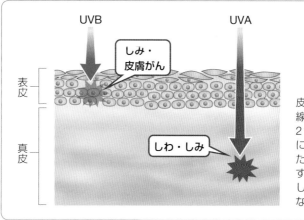

▶図6-3 紫外線の種類と皮膚の症状

▶表6-2　サンスクリーン剤の選択の目安

SPF （UVB 防止効果の指標）	PA （UVA 防止効果の指標）	目的
10 前後	＋	買い物，散歩など
20〜30	＋＋	庭仕事，スポーツ観戦など
40 以上	＋＋＋	海水浴，登山など

　日本人の皮膚には，次の3つのタイプがある。

(1) タイプⅠ：色白で日光にあたるとすぐに日焼けをおこして皮膚が赤くなり，褐色にならない。もともとメラニンをつくるはたらきが弱く，皺やしみをおこしやすく，さらに皮膚がんもおこしやすい。紫外線の影響を最も受けやすい。

(2) タイプⅡ：日本人に最も多いタイプである。日焼けをすると少し皮膚が赤くなり，その後メラニンがつくられ褐色になる。

(3) タイプⅢ：色黒で日焼けをしても赤くならず，すぐに皮膚は褐色になる。メラニンが多いため，皮膚防御機能が高い。

紫外線防御の ▶
スキンケア
　紫外線を防ぐためには次のことが重要であり，季節を問わず適切に行う必要がある。

(1) 長時間直接日光にあたらない：日差しの強い時間は，外出を避ける。日陰や曇りの日でも，紫外線の防御は必要である。地面や水面からの照り返しにも注意する。

(2) 帽子・日傘・サングラスの利用：帽子・日傘で顔の周囲の皮膚を防御する。また，サングラスで眼やその周囲の皮膚を防御する。

(3) サンスクリーン剤の使用：2〜3時間ごとに塗り直す。

　サンスクリーン剤には，日焼け防止効果として UVB に対する SPF（sun protection factor）と UVA に対する PA（protection grade of UVA）の2種類の指標がある（▶表6-2）。SPF は紫外線防御指数ともいわれ，UVB の防止効果をあらわす指標である。PA は UVA の防止効果をあらわす指標である。

　サンスクリーン剤は皮膚への刺激になることもあり，外出の目的に合わせて選ぶようにする。たとえば，紫外線の曝露が少ない場合は SPF や PA の値が低いものでも十分であるが，海水浴など紫外線の曝露が多い場合には SPF や PA の値が高いものを使用する。

　また，サンスクリーン剤の薄塗りでは十分な効果が得られないため，少し厚めにむらなく塗るようにする。汗で流れることも多いため，2〜3時間おきに塗り直すようにすると効果的である。

● 肌着の機能と選択

　次に，スキンケアとしての肌着について考えてみよう。肌着には，次に示す

ような効果がある。

(1) 皮膚を清潔に保つ：皮脂や汗の吸収を調整する。

(2) 温度変化への対応：外界の温度変化を吸収する。

(3) 衣服を清潔に保つ：皮膚のよごれなどから衣服をまもる。

　皮膚に直接接する素材は木綿が望ましい。皮膚に傷害があるときには縫い目・タグなどによって瘙痒を増強させることもあり，刺激にならないように裏返しに着る，タグを取るなどのこまやかな気づかいも大切である。また，特殊な繊維でアレルゲンを侵入させないものや縫い目がないように工夫されたものもあり，必要に応じて利用するとよい（▶238 ページ，図 7-1）。

4　メンタルケア（ストレスの軽減・緩和）

　皮膚疾患患者は，皮膚病変が目に見えることによるストレス，瘙痒や痛みなどによるストレス，寛解と増悪を繰り返し，慢性の経過をたどることによるストレスなど，さまざまなストレスをかかえることが多い。そして，ストレスによって皮膚の状態が悪化することはよく知られている。むずかしいことではあるが，日ごろからストレスマネジメントを心がけることが必要とされる。そのためには，看護師には患者を精神的に支援していくことや家族が患者をサポートしていけるように援助していくことが求められる。

⑤ 高齢者のスキンケア

　加齢とともに NMF の産生量が減少し，水分保持機能や皮脂量も低下してドライスキンとなり，瘙痒が生じやすくなる。また，老人性乾皮症も多くみられ，瘙痒が生じ搔破することによって湿疹化することも多い。

　高齢者の皮膚は，上記のように脆弱となることに加えて，日常生活動作（ADL）の低下，栄養状態の低下，病的な骨突出，るい瘦（やせ）などによって褥瘡の発生の危険性が生じてくる。そのため，皮膚の観察に努め，適切なスキンケアを行うことが重要となる。

　ドライスキンの場合，過度な入浴や皮膚の洗浄は避ける。保湿剤・外用薬の効果的な塗り方として，まず，清拭やシャワー浴で皮膚に水分を含ませて浸軟させたあとに，ローションやクリームで保湿し，その上に油脂性軟膏を塗り重ねるとよい。これによって油脂成分が膜となり，水分の蒸発を防ぐことができるため，効果的である。

⑥ 毛髪のスキンケア（ヘアケア）

　頭皮には皮脂腺や汗腺が多く，ほかの皮膚面よりも分泌物が多い。分泌される皮脂の多くはトリグリセリドで，頭皮や頭髪にうるおいやなめらかさを与え，

皮膚の表面を弱酸性に保って頭皮を保護する作用がある。

　トリグリセリドの一部が分泌後に毛包内腔でリパーゼにより分解され，遊離脂肪酸となる。分解されてできた遊離脂肪酸は，頭皮を刺激して瘙痒を引きおこすほか，頭皮の悪臭の原因にもなる。また，毛包炎症がおこりやすくなるうえ，垢や落屑，汗とまじってふけの発生を助長する。頭皮はふけが増えることで，細菌の繁殖に適した環境になる。

洗髪▶　洗髪の目的と方法（留意事項）は，次のとおりである。
- (1) 頭皮・頭髪を清潔にし，頭皮の機能を高める。
- (2) 温熱刺激や頭皮マッサージによって頭皮を刺激して，血液循環を促す。血液循環が促されることによって毛髪に栄養が行きわたり，成長をたすける。
- (3) 頭皮や毛根などのよごれを取り除くことによって，細菌・真菌の増殖を抑える。
- (4) 洗髪による爽快感，結髪によって身だしなみを整えることによる満足感を得ることは，心の安寧をもたらすだけでなく，自信や積極性にもつながる。
- (5) 洗髪前のブラッシングによって頭髪のからまりを取り，抜けた毛髪を除去する。
- (6) よごれ，洗髪剤が頭皮・頭髪に残らないように，十分にすすぐ。
- (7) 洗髪は3日に1回以上の頻度で行うことが望ましい。

　洗髪が適切に行われないと，患者が瘙痒を自覚し，頭皮を搔破してしまうおそれがある。免疫機能が低下している患者は，感染に対する抵抗力も弱く，易感染状態にあり注意を要する。

　入院前の生活習慣と洗髪の状況を把握するとともに，患者が頭皮や頭髪によごれや瘙痒を感じていないか確認する。患者の全身状態，疲労度，頭皮や頭髪の状態，よごれや異臭の有無・程度を観察・評価して洗髪方法を選択する。状態によってはベッド上での洗髪，ドライシャンプーによる洗髪も考慮する。

⑦ 爪・爪まわりのスキンケア

　大切なことは，爪の水分保有量をコントロールすることと，過度な物理的刺激を受けないようにすることである。たとえば，長時間の水仕事や入浴を毎日続けることは避けるようにする。また，高温多湿な梅雨の時期や乾燥する冬季などでは，生活習慣と環境の変化に加え，物理的刺激が加わることで爪・爪まわりにダメージが蓄積することになるため，十分に注意する。

　指先には皮脂腺がないため，手を洗ったあとは水分をふき取り保湿剤を塗ることを心がけ，ささくれなどができないようにする。爪の水分含有量が10.0％以下で乾燥している状態では爪が割れやすくなるため，爪に水分を補

給したのちに保湿するケアが必要となる。

爪の健康を保つためには、爪の形や長さも重要であり、次のことに心がける。

(1) 深爪はしない。指先から爪が 1.0～2.0 mm 出るようにする。

(2) 陥入爪[かんにゅうそう]の予防のため、足の爪はかどを残して先端を切る(スクエアカット)。

(3) 手の爪は先端を指先と水平になるように切り、やすりを使って形を整えると強い衝撃にも耐えられる。

⑧ 医療従事者のハンドケア

手荒れ(手湿疹)に関与する因子は、次のように内因と外因とに分けられる。

(1) 内因：アトピー性皮膚炎、ドライスキン(乾燥肌)など

(2) 外因

①化学的刺激：洗浄剤・消毒剤

②物理的刺激：手洗い、摩擦[まさつ]、衣服などとの接触による水分の喪失

③生理的因子：角層水分量の減少、皮脂膜の喪失、バリア機能の破綻

医療従事者は日々の業務のなかで、スキントラブルや手荒れをおこしやすい。石けんを使った手洗いによる角層の皮脂膜の喪失、速乾性擦式手指消毒剤による皮膚の乾燥と刺激が原因となり、皮膚のバリア機能が低下してドライスキンから湿疹の状態となりやすい。バリア機能の低下した皮膚には病原菌も付着しやすく、医療従事者が患者への感染源の媒体となってしまうおそれもある。

これらを予防するためには、ハンドケアをつね日ごろから行うことが大切であり、まずドライスキンにならないようにローション・クリームなどで手指の保湿を行う(▶図6-4)。そして、日常生活や仕事のなかで、手荒れに関与する因子を排除することも重要である。

C 症状に対する看護

皮膚疾患患者にしばしばみられる症状には、瘙痒(かゆみ)、痛み(疼痛[とうつう])、鱗屑[りんせつ]・落屑[らくせつ]、分泌物、熱感・悪寒[おかん]などがある。また皮膚疾患は、皮膚症状が皮膚の表面にあらわれることからボディイメージの変化がおこる。

① 瘙痒(かゆみ)のある患者の看護

皮膚疾患の多くは瘙痒を伴う。瘙痒は痛みよりも耐えがたいともいわれている。たとえば、患者から「痛みはある程度がまんできますが、かゆみはどうし

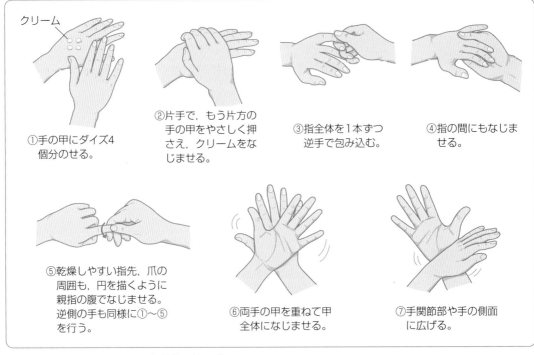

①手の甲にダイズ4個分のせる。

②片手で，もう片方の手の甲をやさしく押さえ，クリームをなじませる。

③指全体を1本ずつ逆手で包み込む。

④指の間にもなじませる。

⑤乾燥しやすい指先，爪の周囲も，円を描くように親指の腹でなじませる。逆側の手も同様に①〜⑤を行う。

⑥両手の甲を重ねて甲全体になじませる。

⑦手関節部や手の側面に広げる。

▶図6-4　ハンドクリームの有効的な塗り方

ようもないですね」との言葉がよく聞かれる。

　瘙痒は末梢性のものと中枢性のものとに分類できるが，皮膚科で扱うのは末梢性のものである。末梢性の瘙痒は，皮膚に多く存在する細い無髄神経であるC線維(直径0.5μm)によって求心性に伝達されると考えられている。瘙痒は求心性C線維によって脊髄に伝達され，脊髄視床路→視床→大脳皮質に達して知覚される。中枢性の瘙痒にはモルフィンの受容体(オピオイド受容体)が関与していることが明らかにされている。

　瘙痒をおこす原因には，物理的刺激や化学的刺激，不安，興奮，仮性アレルゲン(ヤマイモ・タケノコ・エビ・カニ，古くなった食品など)などがある。

1 アセスメント

(1) 瘙痒の原因・誘発因子
　①衣生活：寝具や衣類の素材，しわ・縫い目・タグなどによる刺激
　②食生活：瘙痒を増強させる食品の摂取状況
　③住生活：温度・湿度
(2) 全身状態：瘙痒に伴うイライラ感
(3) 心理・社会的側面
　①慢性疾患であることによるストレスからくる表情・言語の変化
　②ボディイメージの変化に対する受けとめ方
(4) 皮膚症状

　　　①皮膚の乾燥状態

　　　②皮疹の形態と分布部位

　(5) 瘙痒の程度と持続時間

　(6) 搔破の程度と部位

　(7) 搔破による皮膚感染の有無・程度

　(8) 睡眠：瘙痒による睡眠状態と熟睡感への影響の程度

　(9) 検査データ：アレルギー反応

2 看護目標

　(1) 瘙痒の原因が明らかにされ，それが除去される。

　(2) 患者自身が，瘙痒の誘発因子・増強因子などを理解して除去することができる。

　(3) 瘙痒が緩和され，精神的安定がはかられる。

　(4) 夜間，安眠が得られる。

3 看護活動

共感的態度▶ 　看護師にとって重要なことは，患者に対して共感的態度で接することである。患者の訴えをよく聞き，とくに皮膚の変化と瘙痒との関係に注意する。皮膚に変化がみられなくとも瘙痒の訴えが激しい場合には，精神面の把握に努める。

生活環境の整備による誘発因子の除去▶ 　まず，生活環境の整備を行い，誘発因子を除去することが重要である。たとえば，寝具や衣類の素材，しわ・縫い目，衣服のゴムなどによる機械的刺激が瘙痒の原因となっている場合には，衣生活の改善をはかり，誘発因子となっている機械的刺激を除去する必要がある。

　　また，室内の温度・湿度が適切に保たれないと，からだがあたたまって血管が拡張したり，乾燥したりして瘙痒が引きおこされることもあるため，温度・湿度を調整するなど，住生活の改善をはかる必要がある。夏季には直接，皮膚を搔破することを予防するために長袖の衣類を着用し，エアコンによってできるだけ温度・湿度を調節することが望ましい。冬季に暖房を使用する際には，あたたかくなりすぎないように注意する。なお，血管を拡張させる原因としては，熱い湯や長時間の入浴，運動，アルコール飲料・香辛料などの刺激物の摂取などがあげられる。

清潔の保持▶ 　清潔を保つことも重要である。滲出液による刺激や，古い外用薬と汗・皮脂などがまじり合い，それが乾燥することにより，瘙痒が引きおこされることも多い。入浴や清拭などにより皮膚を清潔にすれば，爽快感を得ることもできる。また，運動後に発汗がみられたときにはシャワー浴などで汗を流し，必要に応じて外用薬を塗り直すことが望ましい。シャワー浴ができないときには，ぬれたタオルで清拭する。

搔破の予防▶ 　瘙痒の悪化を防ぐには，搔破を予防することも大切である。たとえば，爪を

切る，木綿の手袋を着用するなどして，掻破しても皮膚に与える刺激が少なくなるようにする。また，病変部はガーゼや包帯でおおい，直接掻破できないようにする。さらに，皮膚を軽くたたくことも痛覚を刺激して，瘙痒をまぎらわすことができる。ただし，眼の周囲は避けるようにする。

瘙痒があると，無意識に掻破をしていたり，また掻破しだすととまらなくなったりする。掻破することによってさらに瘙痒が増強するため，避けるように指導する。

湿疹性疾患の場合は，シャワー浴の際に瘙痒が生じるため，ごしごしとこすって皮膚に刺激を与えてしまうことも多い。ぬるめの湯を用い，やわらかいタオルやガーゼあるいは手のひらで石けんを泡だて，円を描くようにして力を入れずに洗う。

入浴後は，やわらかいタオルなどで押さえるようにして水分をふき取る。皮膚が乾燥しすぎると瘙痒が誘発されるため，皮膚が乾燥する前に外用薬や保湿クリームなどを塗る。塗ってからしばらくは，裸のままでほてりをさますようにする。

瘙痒の軽減▶ 冷罨法により局所あるいは頭部を冷却することで，瘙痒を軽減させることができる。これは，冷却により冷覚が刺激されて瘙痒の閾値が上がることや，それにより爽快感を得ることができるためである。就寝時は，氷枕や冷却剤（アイスノン®）などを使用して安眠への導入をはかる。しかし，冷却しすぎると末梢神経を刺激することになり，かえって瘙痒を引きおこすこともある。冷却剤は直接皮膚に触れないように，タオルでくるんでから使用する。

気分転換を行い，瘙痒から意識を遠ざけることも効果的である。手芸や読書，散歩，またテレビを見るなど，なにかを行うことで瘙痒を忘れて精神的安定がはかれることもある。

瘙痒の訴えが激しい場合には，医師の指示によって内服薬を服用させ，瘙痒を緩和する。止痒薬は眠けを生じさせることが多いため，副作用などについて説明し，自動車の運転や勉強などに支障がないようにする。

② 痛み（疼痛）のある患者の看護

痛み（疼痛）を主症状とする皮膚疾患には，帯状疱疹や蜂巣炎（蜂窩織炎），熱傷などがある。また，強皮症患者の指先の潰瘍や，乾癬性関節炎も痛みが強い。さらに，皮膚が菲薄化した状態のときには，乾燥することによって痛みが生じる場合がある。

帯状疱疹▶ 帯状疱疹の場合は，皮疹が出現する数日から1週間前に前駆症状として神経痛様疼痛などがあらわれる。この痛みは，水痘-帯状疱疹ウイルス（VZV）が脊髄後根感覚神経節に潜伏し，神経節で増殖して神経炎が生じるためにおこる。皮疹が出現するまでは，発症する部位によっては頭痛と思って内科を受診した

り，また筋肉痛と思って整形外科を受診したりする患者もいる。このような患者は，痛みを「皮膚がピリピリして，なんともいえない痛みです」と表現することが多い。皮疹が出現しはじめると痛みは強くなり，食事や睡眠がとれなくなるほどになる。そして，皮疹が乾燥して治癒したのちも，高齢者などでは帯状疱疹後神経痛(PHN)が残ることがあり，麻酔科を受診する人もいる。末梢性神経障害性疼痛に用いられるプレガバリンも使用される。

蜂巣炎▶ 蜂巣炎などの化膿性の皮膚疾患に対しては，熱感の軽減のために生理食塩水で冷湿布を行うこともある。

　また，症状が軽減してきたときの瘙痒感に対して搔破しないように指導することも大切である。

熱傷▶ 浅いⅠ度熱傷のほうが神経終末が刺激されるためにピリピリした灼熱感や疼痛が著明となる。Ⅱ度真皮深層熱傷およびⅢ度熱傷では，感覚神経の受容体の損傷がおこるため，受傷が真皮深層より深くなるにつれて痛みを感じなくなる。

　熱傷が全身にわたるときには，麻薬を使用することもある。また，処置前に痛みがあまりにも強いと，患者は恐怖感をおぼえるため，症状が改善されるまでは鎮痛薬の使用を続ける。

強皮症▶ 指先には感覚受容器が密に分布しているため，強皮症の指先の潰瘍においては強い痛みが生じる。また，塗布した外用薬が乾燥することによって痛みを生じることもあるため，そのときには処置をやり直したりする。

乾癬性関節炎▶ 乾癬性関節炎では，日常生活動作(ADL)が制限されセルフケア不足となることも多いため，日常生活の援助を行う。

湿疹・紅皮症▶ 全身性の湿疹や紅皮症がみられるときには，皮膚のバリア機能の低下により保湿ができなくなり，痛みが生じる。滲出液で汚染されたガーゼが乾燥し，これが刺激となって痛みを生じることもある。また，固定した包帯がきつすぎると，圧迫刺激によって痛みがおこることがある。

　全身性の湿疹・紅皮症患者の皮膚は，刺激に対して過敏である。シャワー浴の温度は低めにし，刺激を減少させる。また，シャワー浴の水圧によっては痛みがおこるため，水圧を弱くする。さらに，体温調節能も低下して悪寒を生じることもあるため，浴室内の温度，シャワー浴後の室温に注意し，保温に努める。

1 アセスメント

(1) 痛みに伴う表情・言動の変化
(2) 精神状態
(3) 睡眠：痛みによる睡眠状態と熟眠感への影響の程度
(4) 皮膚症状
　①皮疹の形態と分布部位

②滲出液の有無・程度

2　看護目標

(1) 痛みの原因が明らかにされ，それが除去される。

(2) 痛みが緩和され，苦痛が軽減される。

(3) 痛みによるストレスや不眠がおこらない。

(4) 痛みに対する不安が軽減される。

(5) 精神状態の安定がはかられる。

3　看護活動

痛みの緩和▶　痛みに対する看護は，傾聴的態度で接することから始まる。痛みは主観的なものであるため，患者の表情・言動などを観察する。そして，痛みに対する訴えを否定せず，傾聴する。たとえば，帯状疱疹後神経痛をもつ患者のなかには，急激に日焼けをしたときのように，風に軽くあたっただけでも痛みを訴える者もいる。その訴えを否定するのではなく，よく聞くことが大切となる。

痛みの程度は看護師が決めるのではなく，患者の訴えによって決まる。痛みの評価スケールを患者に使用してもらい，痛みの程度を評価するのも1つの方法である（▶244ページ，図7-2）。患者の訴えを正確に把握し，その痛みに応じた対処法を考えていくことが大切である。痛みが強いときには，医師の指示によって鎮痛薬を投与し，また夜間は安眠が得られるように援助することも重要である。

③ 鱗屑・落屑のある患者の看護

角質細胞が表皮に付着した状態を鱗屑といい，全身または局所的におこる。鱗屑が皮膚からはがれて脱落する状態を落屑という。鱗屑の原因は大きく2つある。1つは角層の剥離が遅延することであり，もう1つは角化細胞の増殖の亢進により不完全な角質細胞が大量に産生されることである。

鱗屑の多い疾患には，遺伝性角化症や炎症性角化症（乾癬など）がある。

1　アセスメント

(1) 皮疹の有無・程度

①鱗屑・落屑の程度

②膿疱の有無・程度

(2) 皮疹の発生部位と範囲：全身性・局所性

(3) 精神状態

(4) 心理・社会的側面

①ボディイメージの変化に対する受けとめ方

②鱗屑・落屑に伴う表情・言語の変化

2 看護目標

(1) 落屑による不快感を軽減することができる。
(2) 精神的苦痛が緩和される。

3 看護活動

感染予防▶ 皮膚の表面は，皮膚のバリア機能障害によって細菌感染をおこしやすい状態にある。したがって，皮膚の感染に注意するとともに，落屑が院内感染源とならないように注意する。ベッド柵の下部に落屑がたまりやすく，感染の原因となる（▶図6-5）。環境整備の際には留意して行う。

外用薬の処置や環境整備を行う際に，落屑がみられたときには，すみやかに清掃する。ベッド上の清掃には，ガムテープや粘着性のテープがついた市販のローラーなども簡単で使いやすい。はじめは看護師が行ったほうがよいが，押しつけにならないように配慮しながら徐々に患者が行うように指導する。

入浴・処置法▶ 鱗屑のある患者の入浴の基本は，こすらないことである。鱗屑の付着が気になって，ナイロンタオルなどでこすったりしてしまう患者も多い。しかし，そのことによって皮膚の炎症はかえって強まり，結果的に皮膚症状は悪化する。やわらかいガーゼまたは手のひらに石けんをよく泡だて，軽く円を描くようにして洗う。

入浴後は，タオルで軽く押さえるように水分をふき取る。入浴後のほてりがしずまり，皮膚が乾燥しすぎないうちに外用薬で適切に処置し，衛生材料（ガーゼ肌着）で保護する。入浴後すぐに処置をしなければ，皮膚が乾燥してつっぱり，痛みが生じることもある。

落屑は，外用薬を塗擦して皮膚が保湿された状態に保つことによって減少さ

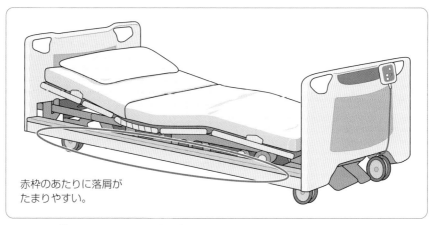

赤枠のあたりに落屑が
たまりやすい。

▶図6-5 落屑のたまりやすい場所

せることができる。また，包帯・ガーゼなどで手首・足首をしっかり固定したり，手首・足首が密着した肌着を着たりすることによって落屑が散らばるのを防ぐこともできる。

乳児湿疹や魚鱗癬，乾癬などで頭髪に鱗屑が付着している場合には，親水軟膏で密封療法を行い，鱗屑を浸軟させてから洗髪を行う。

心理面への援助▶ 鱗屑・落屑が多い患者は，鱗屑・落屑が他人の目につくことによる精神的苦痛も大きく，ボディイメージの変化を受け入れがたい。したがって，心理面への援助も重要である。

処置や環境整備を行う際に，ベッド上や床に落屑がみられる場合には，すみやかに清掃をして羞恥心を与えないようにする。また，症状が軽快すれば鱗屑・落屑は減少すること，その後は自己管理によって皮膚がよりよい状態に保たれれば，さらに鱗屑・落屑は減少することを繰り返し説明する。

④ 分泌物のある患者の看護

びらん・潰瘍などの湿潤性の皮疹では，分泌物がみられる。また，全身的に分泌物がみられる疾患としては，水疱症や膿疱症などがある。アトピー性皮膚炎などでは，瘙痒が生じ搔破を繰り返すことによって，さらに湿疹を悪化・びらん化させる。このようなときには，分泌物がよくみられる。

1 アセスメント

(1) 皮疹の発生部位と範囲：全身性・局所性
(2) びらん・潰瘍の有無，範囲
(3) 瘙痒の有無・程度，搔破痕の有無・程度
(4) 分泌物の量・性状，シーツ・寝具などの汚染状況
(5) 臭気の有無・程度
(6) 二次感染の有無・程度
(7) 検査データ：白血球数(WBC)，好酸球数，総タンパク質(TP)，アルブミン(Alb)
(8) 心理・社会的側面
　①分泌物に伴う表情・言語の変化
　②ボディイメージの変化に対する受けとめ方

2 看護目標

(1) 分泌物による汚染と臭気による不快感を防止することができる。
(2) 二次感染をおこさない。
(3) 分泌物が軽減し，精神的安定がはかられる。
(4) 精神的苦痛が緩和される。

3 看護活動

分泌物の対処法 ▶ 分泌物が皮膚に付着したままでいると臭気が発生する。分泌物はガーゼ・衛生材料(ガーゼ肌着)などをあてて吸収する。また，分泌物による感染と臭気予防のために，できるだけシャワー浴を行い，皮膚の清潔に心がける。

二次感染の予防 ▶ 分泌物がみられるときには，皮膚のバリア機能が破壊され，二次感染をおこしやすいため，注意する。

天疱瘡などでは，水疱からの分泌物(滲出液)によって血清成分が奪われ，低タンパク血症をきたすことも多いため，栄養状態の管理が必要となる。また，低タンパク血症や，びらん面が数多く存在していることによって易感染状態となる。びらん面・潰瘍面に対しては，処置時の無菌操作を徹底し，病変部が直接シーツや衣類あるいは外界と接して不潔にならないようにガーゼなどでおおい，細菌感染を予防する。

院内感染の予防 ▶ 細菌感染がおこっているときや，帯状疱疹などのウイルス性疾患で分泌液が感染媒介物質となっているときには，分泌物によるシーツ・寝具類などの汚染を避けるとともに，汚染されたガーゼの取り扱いに注意し，院内感染の予防に努める。

心理面への援助 ▶ 滲出液による寝衣の臭気によって，患者は羞恥心をもつことが多い。分泌量が多いときには，ガーゼのほかに滅菌の紙ガーゼあるいは紙おむつなどを追加して滲出液の吸収を十分に行う。また，こまめにガーゼ・寝衣などを交換し，患者の心理的負担が軽減するよう配慮する。固定の際には，四肢の運動の制限に伴う苦痛が生じないようにする。

⑤ 熱感・悪寒のある患者の看護

体温調節は，体温調節中枢，表皮・皮下組織によるバリア機能，発汗や体表血管(血流)などによって行われている。

皮膚疾患患者の体温調節異常は，おもにバリア機能障害と発汗・血流障害によることが多い。たとえば，紅皮症や全身性の湿疹性疾患では，皮膚のバリア機能が障害され，体温調節機能が正常にはたらかなくなる。そして，皮膚の血流が増加することによって潮紅を呈し，外界の温度とは無関係に放射熱・対流熱が増加して熱感を訴える。熱の産生よりも放散のほうが亢進すると，悪寒を訴える。

1 アセスメント

(1) 全身状態
①体温
②熱感・悪寒の有無・程度

③発汗の状態

(2) 皮膚症状：皮疹の状態と分布

(3) 精神状態

(4) 環境：室内の温度・湿度

(5) 寝具・衛生材料(ガーゼ肌着・包帯の状態)

2 看護目標

(1) 熱感・悪寒の原因が明らかにされ，それが除去される。

(2) 身体的・精神的苦痛が緩和される。

3 看護活動

環境の調整▶　環境の調整を心がけることが重要である。紅皮症などでは，皮膚のバリア機能が障害され，体温調節機能が正常にはたらかなくなるため，入浴時の湯の温度は 37℃ 程度とぬるめにし，浴室や処置室などはあたたかく保ち，悪寒が生じないようにする。外用薬の処置後は，衛生材料(ガーゼ肌着，包帯)を身につけさせる。

　夏季には暑さを訴えることが多いため，病室では窓を開閉できる側のベッドを選んだり，エアコンで室内の温度を調節したりする。

　最近では，広範囲の密封包帯療法はあまり行われなくなったが，密封包帯療法時はむれて熱くなることが多いため，注意する。

寝衣・肌着による▶
体温の調節　寝衣・肌着によって，体温を調節をすることも重要である。寝衣・肌着は，通気性や吸収性のよい木綿のものとする。悪寒を生じることもあるため，掛け物をつねにそばに置いておくとよい。

⑥ ボディイメージの変化のある患者の看護

　皮膚の発赤・潮紅，水疱・膿疱，鱗屑・落屑，炎症後の色素沈着，瘢痕などによってボディイメージに変化が生じるが，これは精神的な問題と密接に関連している。

　皮膚疾患の一番の特徴は，症状や，処置に用いる包帯などが患者はもとより他人からも見えることであり，これにより，たとえば他人に拒否されるのではないかという不安や羞恥心などをもつようになり，精神的な問題が生じてくる。また，人との付き合いに遠慮したり，職場などで拒否されたりすることもある。電車でつり革を持つことも周囲の人々の目が気になる，あるいは温泉も他人の視線が気になって行けないといういうことはよく聞かれる。さらに，ボディイメージの変化が，他人のみならず家族や夫婦の間の関係においても，大きなつまずきの要因となることもある。

　加えて，症状のよしあしが患者自身の目で見えるため，症状が悪化したとき

にはたいへんな精神的負担をしいられることになる。

　看護を行っていくうえで重要なことは，患者自身が自己のボディイメージの変化をどのように感じているかを適切に把握することである。看護は傾聴的態度で接していくことから始まるが，患者が精神的に落ち着いた様子がみられるように援助していくことが大切である。

1 アセスメント

(1) 心理的側面
　①ボディイメージの変化に対する受けとめ方
　②ボディイメージの変化に伴う表情・言語の変化
(2) 皮膚症状
(3) 睡眠：ボディイメージの変化による睡眠状態と熟睡感への影響の程度

2 看護目標

(1) 不安・苦痛の内容を表出することができる。
(2) ボディイメージの変化を受容できる。
(3) 精神的安定がはかられる。

3 看護活動

心理面への援助 ▶　看護を行うにあたっては，傾聴的態度と共感的態度で接することが大切である。そして，患者が自己のボディイメージの変化をどのように感じているかを適切に把握し，その変化を受け入れられるように援助していく。その際，安易な慰めや励ましは避ける。

　患者が安心して話せるような場所と時間に配慮して，処置の指導を通して疑問点や不安なことは，なんでも訴えるように説明する。そのなかで患者との信頼関係を築き，患者自身が納得のうえで治療を受けてもらい，ボディイメージの変化を受容していってもらうことが重要である。そのためには，次のことを繰り返し説明する。

(1) 皮膚症状の軽快には時間がかかること，そしてあせらずに治療に取り組むこと
(2) 患者の自己ケアによって症状は軽快し，よい状態に保たれること

D 検査を受ける患者の看護

① アレルギー検査を受ける患者の看護

1 貼付試験(パッチテスト)を受ける患者の看護

貼付試験は，アレルギー性接触皮膚炎などの原因物質を調べるために行われる検査である。皮膚症状が治まったあとに，パッチテスト用絆創膏(パッチ絆)などに試薬や被疑薬を塗布して行う。

検査前の看護▶ 患者・家族に検査の目的と内容が説明されており，同意を得ていることを確認する。また，抗ヒスタミン薬や副腎皮質ステロイド薬の使用の有無を確認する。これらを使用していると偽陰性になることがあるため，場合によっては2〜3日前から使用を中止する。

検査中の看護▶ 貼付後48時間はパッチ絆をそのままにしておく必要があるため，はがれるような動作は避け，自分でもはがさないように指導する。また，貼付部がぬれないように，汗をかくような運動や入浴も避けるよう指導する。ただし，貼付部をぬらさず，汗をかかない程度であれば，部分浴はかまわない。激しい瘙痒・熱感・疼痛などのトラブルがあれば，受診するよう指導する。

検査後の看護▶ 今後の生活では陽性になったアレルゲンを避けるよう指導する。また，アレルギーによるトラブルを防ぐため，ほかの医療機関を受診する際には，アレルギーを申告するよう指導する。治療が必要な際は，医師の指示のもと，ケア方法を指導する。

2 光線過敏性検査を受ける患者の看護

検査時の看護▶ 照射部に日光があたらないように指導する。そのほかは貼付試験の看護に準ずる。

② 顕微鏡検査を受ける患者の看護

顕微鏡検査は，真菌感染症や疥癬の診断などに用いられる。顕微鏡で観察して，真菌や疥癬の虫体・虫卵の有無を調べる。

検査時の看護▶ 鑷子(ピンセット)やメス，はさみを使用して患部から角質を採取し，スライドガラスへのせる。検体採取時に痛みを伴うことがあるので，適宜声掛けを行う。検査部位から出血があればしっかり止血を行い，傷の処置をする。

検査後の看護▶ 検査結果に基づき，治療方法を説明し，指導する。
白癬のある患者に対しては，皮膚の状態が改善しても，外用を中止すると再発することがあるので，医師の指示があるまで外用を続けるように指導する。

とくに，足白癬では症状のある趾間や足底だけでなく，側面やアキレス腱のあたりまでしっかり外用薬を塗布するように指導する。また，爪白癬に効果のある外用薬も複数登場している。いずれも爪全体に外用薬をしっかり塗布するよう指導し，効果的な治療が行えるようにする。内服治療となった場合には，内服の仕方を指導する。

③ 病理組織検査を受ける患者の看護

病理組織検査は，病変のある皮膚組織の一部，もしくは全部を外科的に採取し，病理標本を作製して顕微鏡で観察する。皮膚生検として外来で行われることが多い。身体に侵襲を与え，検体が発生する検査のため，十分に留意して看護にあたる必要がある。

検査前の看護▶ (1) 患者・家族に検査の必要性や方法の説明が十分なされていることを確認し，同意を得る。また同意を得ていることを記録に残す。患者・家族に不安や疑問があれば傾聴し，軽減に努める。

(2) 麻酔薬によるアレルギーの有無を確認する。

検査中の看護▶ (1) 患者が安全・安楽に検査を受けられるような環境を整える。

(2) 検査前後のバイタルサインを測定する。また，検査中の患者の状態を観察する。

(3) 生検は無菌操作で行う。

検査後の看護▶ (1) 検体に用いる固定液と方法を確認し，指示通りに行う。通常はホルマリンを使用するが痛風結節ではアルコールで固定する。

(2) 検体の取り違いがないように十分注意する。1人の患者から何か所か採取する場合は，部位や方向の確認を徹底する。

(3) 手術当日は，出血を促すような入浴や飲酒などの行動を避けるよう指導する。ガーゼ(被覆材)の大きさをこえるような出血や，耐えがたい痛みが発生した際の対処と，緊急の連絡方法を指導する。抗菌薬や鎮痛薬の服用の仕方を指導する。

(4) 病理検査の結果について，担当医から説明が行われる。とくに悪性腫瘍などの結果を伝える際にはできるだけ看護師も同席し，患者・家族の心理的支援を行う。また，その際の反応を記録する。

E 治療・処置を受ける患者の看護

皮膚疾患患者の薬物療法は，全身療法と局所療法に大きく分類される。全身療法としてはおもに内服療法や注射が，局所療法としては外用療法が行われる。

　皮膚科治療においては，おもに外用薬を用いた局所的処置が行われるため，外用療法の指導などにおいて看護師の果たす役割は大きい。いずれにせよ，薬物療法を受ける患者に対する看護の基本は，薬剤の効果と副作用を十分に理解したうえで援助にあたることである。

① 内服療法を受ける患者の看護

　皮膚疾患の多くは慢性に経過するため高齢患者も多く，内服薬の管理がむずかしく間違いをおこしやすい。患者の指導にあたっては，内服表・内服チェック表の作成やパンフレットを用いた説明など，患者の年齢や性格，疾患を十分に考慮してわかりやすい指導を心がける。場合によっては，1日分の内服薬を一包化してもらうように，医師から薬剤部へ依頼してもらう。

　皮膚疾患に用いられる内服薬には下記のものがあるが，副作用などに注意する必要がある。

[1] **瘙痒を伴う皮膚疾患**　抗ヒスタミン薬・抗アレルギー薬などが用いられる。おもな副作用として，眠けやめまい，倦怠感などがあるため，仕事や学習への影響を確認する。

　薬剤の添付文書に「自動車の運転，危険な仕事の従事は避ける」という記載がある場合には，そのように指導する。

[2] **感染症**　抗菌薬・抗真菌薬・抗ウイルス薬などが用いられる。内服量や内服時間をまもるように指導する。

[3] **自己免疫疾患**　副腎皮質ステロイド薬・抗菌薬などが用いられる。副腎皮質ステロイド薬に関しては，長期的に内服をしなければならないこともあるため，副作用の出現には注意が必要である。基本の対応としては，易感染状態となるため，感染防止対策としてマスクの着用や含嗽(うがい)，手洗いなど，日常生活での予防行動が必要となる。

　副作用に関する情報によって不安感から内服を中止したり，量を変更したりなどしないように患者の状況を観察して，指導していくことが大切である。

　出現頻度が高く予防可能な副作用に関しては，副腎皮質ステロイド薬の内服の開始とともに，副作用対策としての薬剤の内服が開始される。具体的には，胃潰瘍の予防には，プロトンポンプ阻害薬・H_2 受容体拮抗薬・胃粘膜保護薬を併用する。骨粗鬆症の予防には，ビスホスフォネート製剤・活性型ビタミンD製剤・カルシウム製剤などを併用する。

　また，副作用として出現する高血圧症・糖尿病や，白内障・緑内障に関しては早期発見に努めることが重要である。中心性肥満や満月様顔貌については，有効な治療法がなく，若年女性などはボディイメージの変化によって精神的ストレスをかかえやすい。薬剤の減量によって，症状は緩和していくことを説明する。

[4] **乾癬**（かんせん）　免疫抑制薬（シクロスポリン）や，経口レチノイド（エトレチナート）などを使用する。シクロスポリンには，血圧上昇や腎機能障害などの副作用があり，併用薬剤との相互作用にも注意しなければならない。なっとうやグレープフルーツなどの血中濃度に影響を与える禁忌食品にも注意する。薬効を上げるために食前 15〜30 分前に内服するなど，食事時間との関係で注意すべき事項もあるため，それらを指導する。

　エトレチナートには，肝障害や胃腸障害，落屑，脱毛，口唇炎などの皮膚粘膜障害などの副作用がある。肝障害に関しては定期的な血液検査を受けるように指導し，口唇炎に対しては保湿剤やリップクリームの使用などを指導する。また，催奇形性があるため，服薬中に加えて中止後も女性は 2 年間，男性は半年間にわたって避妊に心がけなければならない。

② 外用療法を受ける患者の看護

　外用薬の副作用を予防して，効果を最大限に発揮させるためには，個々の外用薬の薬効・薬理・副作用の特徴を十分に把握し，用法・用量など使用方法を患者にていねいに指導することが大切である。

　また，入浴・シャワー浴によって古い薬剤や皮膚のよごれを除去したのちに外用することを指導する。そして，その後も継続して外用療法が適切に行われているかを確認し，コンプライアンス（患者が医療従事者の指示を理解して，それに応じて行動をとること）がわるい場合には，改善方法を患者とともに考えていくことが大切である。

　外用療法の効果は，外用量が多く，外用期間が長いほど低下する傾向にあるとの報告もある。また，外用療法の効果は，患者のアドヒアランスに依存しているため，患者みずからが治療に取り組んでいけるようにしていくことが重要である。たとえば，患者が顔や手など人目につくところにあらわれる皮膚の症状を気にし，その部分の治療を重点的に行うことを希望している場合には，看護師は患者のその意思を尊重したうえで，外用療法の指導・支援をしていかなければならない。また，個々の患者の生活様式に合った外用療法を指導することも必要とされ，看護師のかかわりが重要となってくる。

　さらに，処置に際しては家族の協力を得ることも大切である。高齢世帯・単独世帯などによって自宅での協力が得られにくいときは，社会資源の活用などを説明して，可能な方法を患者とともに考えていく必要がある。

1 外用療法と外用薬

　外用薬は，基剤と有効成分である主剤などからなる。基剤は主剤を病変部に運搬し，効率よく経皮吸収を促進させ，主剤の薬理作用を発揮させる。

基剤 ▶　基剤には軟膏，クリーム，ローション，テープ剤，ゲル剤，スプレー剤など

▶表6-3 外用薬の剤型による使い分け

	油脂性軟膏	クリーム（乳剤性軟膏）		ローション
		水中油型(o/w型, バニシングクリーム型)	油中水型(w/o型, コールドクリーム型)	
乾燥症状が強い場合	○	△	○	
適応部位が広い場合		△	△	○
有毛部位に使用する場合				○
外出先・職場で使用する場合		△	△	○

○：適する。△：製品によって異なるが一般に使用される。
注）日本薬局法では，一般にクリームとよばれる剤型は乳剤性軟膏として軟膏剤に分類されている。

さまざまな形態があり，用途によって使い分ける。軟膏は基剤によって，①油脂性軟膏，②乳剤性軟膏(水分が多い水中油型〔o/w型，バニシングクリーム型〕と油分が多い油中水型〔w/o型，コールドクリーム型〕)，③水溶性軟膏，に分類される。

油脂性軟膏は，保湿効果が強く薬効があらわれやすいためよく用いられる。しかし，べたつくなどの欠点がある。そのような場合は，クリームを使用する。クリームは使用感がさっぱりしてよいが，保湿効果は薄れる。

外用薬は，皮膚の症状の程度，適応部位，場所や時間帯などによって使い分ける。たとえば，髪の毛の多い部位には，ローションやゲル剤を使用する。また，使用感や使用の簡便性，場所(自宅・外出先・職場)，時間帯によって使い分けるなど，個別性に応じた指導も必要である。いずれにせよ，担当医の指示に従って，きちんと塗ることがなによりも大切である。外用薬の剤型の特性から，表6-3に示した使い分けが推奨される。

主剤▶　主剤のおもなものには，下記に示した薬剤がある。

(1) 副腎皮質ステロイド外用薬：おもな効果は，抗炎症・抗アレルギー作用である。表6-4に副腎皮質ステロイド外用薬のランクを示す。

(2) 抗菌薬：抗菌作用により膿痂疹や毛包炎などに用いられるが，症状の程度によっては抗菌内服薬の併用が効果を高める。

(3) 抗真菌薬：真菌の細胞膜に対して結合ないし生合成を阻害することで，抗真菌活性を示す。おもに表在性皮膚真菌症に用いられる。

(4) 活性型ビタミンD_3外用薬：表皮細胞の分化誘導や増殖抑制作用があるため，乾癬や魚鱗癬，掌蹠角化症などに用いられる。乾癬の第一選択外用薬である。最近，活性型ビタミンD_3と副腎皮質ステロイドを配合した外用乾癬治療薬が発売された。

(5) 角質溶解薬：尿素軟膏やサルチル酸軟膏がある。尿素軟膏は保湿剤として使用されるが，傷があるとしみて，とくに子どもに用いるのは好ましくない。

▶表6-4　副腎皮質ステロイド外用薬のランク

薬効（強弱）	一般名	商品名
ストロンゲスト （作用が最も強力）	クロベタゾールプロピオン酸エステル ジフロラゾン酢酸エステル	デルモベート® ジフラール®，ダイアコート®
ベリーストロング （作用がかなり強力）	モメタゾンフランカルボン酸エステル ベタメタゾン酪酸エステルプロピオン酸エステル フルオシノニド ベタメタゾンジプロピオン酸エステル ジフルプレドナート アムシノニド ジフルコルトロン吉草酸エステル 酪酸プロピオン酸ヒドロコルチゾン	フルメタ® アンテベート® シマロン®，トプシム® リンデロン®-DP マイザー® ビスダーム® テクスメテン®，ネリゾナ® パンデル®
ストロング （作用が強力）	デプロドンプロピオン酸エステル デキサメタゾンプロピオン酸エステル デキサメタゾン吉草酸エステル ベタメタゾン吉草酸エステル ベクロメタゾンプロピオン酸エステル フルオシノロンアセトニド	エクラー® メサデルム® ボアラ® ベトネベート®，リンデロン®-V ベクラシン フルコート®
ミディアム （作用が中程度）	プレドニゾロン吉草酸エステル酢酸エステル トリアムシノロンアセトニド アルクロメタゾンプロピオン酸エステル クロベタゾン酪酸エステル ヒドロコルチゾン酪酸エステル デキサメタゾン	リドメックスコーワ レダコート®，トリシノロン® アルメタ® キンダベート® ロコイド® オイラゾン®，デキサメサゾン
ウィーク（作用が弱い）	プレドニゾロン	プレドニゾロン

(6) 非ステロイド性抗炎症薬（NSAIDs）：関節炎や帯状疱疹に用いられることもあるが，湿疹や皮膚炎には効果がないとされている。副作用として接触皮膚炎をおこすことも多く，使用されなくなってきている。

(7) 免疫抑制薬：タクロリムス水和物軟膏には，皮膚萎縮や毛細血管拡張などの副腎皮質ステロイド薬のような副作用はない。アトピー性皮膚炎では，顔面の皮疹にとくに有効である。使用開始時に皮膚の刺激症状が高率に生じるため，患者に前もって説明しておくことが大切である。

(8) 抗がん薬：有棘細胞がんにはペプレオマイシンやシスプラチン，フルオロウラシル（5-FU）などが，悪性黒色腫にはダカルバジンが使用される。

(9) 抗ヒスタミン薬：止痒効果を目的に使用されるが，経皮吸収の効果が不確実であり皮膚科では使用しないことが多い。

副腎皮質ステロイ▶
ド外用薬の作用と
副作用
　皮膚疾患外用療法の中心となる副腎皮質ステロイド外用薬は，抗炎症・抗アレルギー作用が顕著であり，急性湿疹や苔癬化の強い慢性湿疹・接触皮膚炎・炎症性角化症などに非常に有効である。使用方法が簡便であり，効果も大きいが，長期に大量に使用する場合は，皮膚の副作用に加え，副腎皮質に対する抑制作用などに注意する必要もある。

　副腎皮質ステロイド外用薬は薬効の強弱によって5種類に分類され，皮膚

▶表6-5　副腎皮質ステロイド外用薬のおもな副作用

1. 局所的副作用：ランクが上で，かつ長期間使用した場合には副作用がおこりやすい。また，経皮吸収のよい部位におこりやすい。
   1) 皮膚の萎縮
   2) 毛細血管拡張・紅斑
   3) 酒皶様皮膚炎・口囲周囲炎
   4) 紫斑
   5) 痤瘡
   6) 多毛
2. 全身的副作用：長期間にわたって大量（15〜30 g 以上）に外用した場合には，副腎皮質系機能の抑制がおこりやすい。

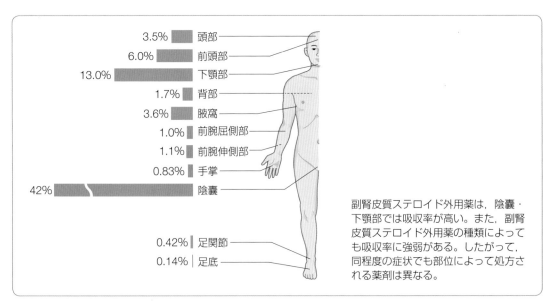

	部位
3.5%	頭部
6.0%	前頭部
13.0%	下顎部
1.7%	背部
3.6%	腋窩
1.0%	前腕屈側部
1.1%	前腕伸側部
0.83%	手掌
42%	陰嚢
0.42%	足関節
0.14%	足底

副腎皮質ステロイド外用薬は，陰嚢・下顎部では吸収率が高い。また，副腎皮質ステロイド外用薬の種類によっても吸収率に強弱がある。したがって，同程度の症状でも部位によって処方される薬剤は異なる。

▶図6-6　副腎皮質ステロイド外用薬の部位別吸収率（前腕屈側部を 1.0% とした場合の比）

の症状や部位，年齢などによって選択される（▶表6-4）。また，表6-5 に副腎皮質ステロイド外用薬のおもな副作用を示す。さらに，図6-6 に一般に用いられている副腎皮質ステロイド外用薬の部位別吸収率を示す。看護師は，薬剤の作用・副作用や使用法をよく理解し，患者が外用薬に対して恐怖心をいだくことがないよう指導する。

2 外用薬の塗り方

単純塗擦法▶　病変部にすりこむ方法で，紅斑や潮紅，乾燥している部位に対して行われる。外用薬の使用量の目安は，「皮膚がしっとりする程度」であるが，具体的な目安として，フィンガーティップユニット finger tip unit（FTU）を説明するのもよい（▶図6-7）。

　副腎皮質ステロイド外用薬の軟膏やクリーム，タクロリムス水和物軟膏の5

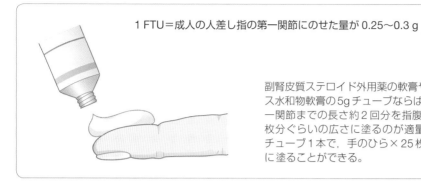

1 FTU＝成人の人差し指の第一関節にのせた量が 0.25〜0.3 g

副腎皮質ステロイド外用薬の軟膏やクリーム，タクロリムス水和物軟膏の5gチューブならば，成人の人差し指の第一関節までの長さ約2回分を指腹に取り，手のひら×2枚分ぐらいの広さに塗るのが適量である。つまり，5gチューブ1本で，手のひら×25枚分程度の面積の皮膚に塗ることができる。

▶図 6-7　外用薬の使用量の目安（フィンガーティップユニット）

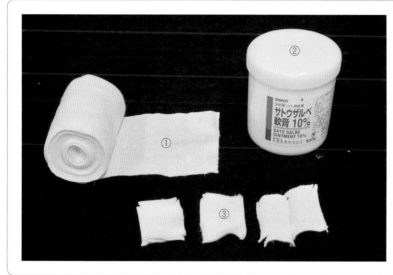

①リント布
②油脂性軟膏
③油脂性軟膏をのばしたリント布をカットしたもの

▶図 6-8　油脂性軟膏をリント布で貼布するときの準備物品

gチューブならば，成人の人差し指の第一関節までの長さ約2回分を指腹にとり，手のひら2枚分ぐらいの広さに塗るのが適量である。つけすぎ・つけ足りないことがないように指導する（▶70ページ，NOTE）。

塗布法▶　外用薬を病変部にすり込まずにつける方法であり，皮膚が湿潤しており塗擦できない部位に行われる。

貼布法▶　ガーゼまたはリント布に外用薬をのばして病変部に貼布する方法である（▶図 6-8）。油脂性軟膏を用いた貼布法の適応部位は，湿潤の強い部位，痂皮や鱗屑の付着した部位，瘙痒が強く搔破痕のある部位などである。

　指示された外用薬をのばしたリント布を病変部の大きさに合わせて切り，四隅に切り込みを入れる。病変部が広範囲の場合は，$3〜4 cm^2$ の大きさに切り，四隅に切り込みを入れてはり合わせる。これは，リント布とリント布のつなぎ目から余分な滲出液を排出せるためと，皮膚面に密着させるためである。

　広範囲のびらん面・潰瘍面に対しては，スルファジアジン銀（ゲーベン®ク

リーム)などをガーゼにのばして貼布する場合もある。

密封包帯療法▶　外用薬を塗擦したあとに，食品用ラップなどでおおい密封する方法である。密封することで薬剤の吸収が高まり，単純塗擦法よりも効果が得られる。しかし，副作用も出現しやすくなるため，半日を限度とする。簡便なものとしてテープ剤がある。

　　　乾癬や角化症で頭部の鱗屑除去を目的に行うときには，親水軟膏を0.5～1mmの厚さに塗布し，その上に食品用ラップやシャワーキャップで1時間ほど密封する。その後，洗髪することで鱗屑は除去できる。

湿布法▶　冷湿布が中心となる。薬剤あるいは生理食塩水を浸したガーゼを局所にあてる。乾燥する前に，適宜，生理食塩水を注入し，ガーゼを交換する。

　　　点滴療法時の化学療法剤の血管外漏出，虫刺症，重症の接触皮膚炎，第Ⅰ度熱傷・第Ⅱ度熱傷，蜂巣炎(蜂窩織炎)などで発赤・腫脹・疼痛の症状が激しいときに行う。

3　外用薬の除去

　　　基本的には，石けんを用いてやさしく洗浄する(▶169ページ，本章B「スキンケア」)。

　　　水溶性軟膏や親水軟膏は，石けんを泡だてシャワー浴で洗い流すことができる。油脂性軟膏を塗擦したり，リント布で貼布したりしたときには，脱脂綿にオリブ油をたっぷりとつけ，皮膚に少しあて，薬剤となじませてから，こすらないようにしてふき取る。その後は，石けんを使用して洗浄する。

　　　患者のなかには，石けんの使用は刺激となり避けたほうがよいと思う人も多い。きちんと石けんを使用して古い外用薬を除去し，再び外用処置を行うことを指導する。

4　処置の実際

衛生材料▶　皮膚科で用いられる衛生材料や医薬品などを図6-9に示す。衛生材料の使用目的としては，次のことがあげられる。

(1) 薬剤の浸透：保護することにより外用薬が衣類などに付着するのを防ぐ。クリームのときには，衛生材料を使用しないことが多い。

(2) 滲出液の吸収：びらん面・湿潤面から滲出液を吸収する。

(3) 患部の固定：外用薬をのばしたリント布やガーゼを貼布したときにははがれないように固定する。

(4) 搔破の予防：無意識に搔破してしまっても，直接，皮膚を搔破するよりは損傷が少なくてすむ。

(5) 外部刺激からの皮膚の保護：日光や風，ほこりなどの外部刺激による皮膚症状の悪化を予防する。

　　　衛生材料の材質は，吸湿性・通気性に富んだ木綿(メリヤス，ガーゼなど)が

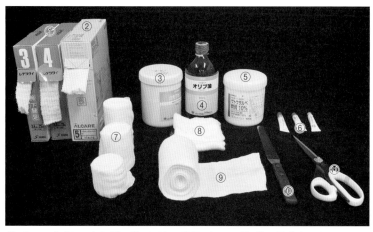

①チューブ式ネット包帯　②メリヤス編みチューブ包帯　③白色ワセリン
④オリブ油　⑤亜鉛華単軟膏　⑥軟膏　⑦伸縮性包帯　⑧脱脂綿
⑨リント布　⑩軟膏ベラ　⑪はさみ

▶図6-9　皮膚科で用いられる衛生材料

適している。基本的には外用薬を塗ったところは衛生材料で保護する。皮疹の発生部位によっては，頭部・顔面までおおうこともある。

　処置後も通常の日常生活を送ることを考慮して，機能的かつ美しく保護することに心がける。

● 顔面の処置

　基本的には，外用薬は単純塗擦することが多い。ただし，びらん面が広範囲で滲出液がみられるときには重層療法を行う。外用薬を塗擦したのちに油脂性軟膏をのばしたリント布を貼布し，お面包帯で固定する（▶図6-10）。お面包帯は外見的には見慣れないため，最初はとまどう患者も多いが，必要性を説明して受け入れてもらう。

● 頭部の処置

　頭部の処置を行うときには，できれば頭髪を短くするように指導する。外用薬はローションを用いることが多い。指先にローションを垂らし，頭皮に塗擦する。滲出液がみられるときには，軟膏をのばしたガーゼを頭部に貼付し，その後チューブ式ネット包帯でおおって固定する場合もある。

　乾癬や角化症，乳児湿疹の患者で頭部の鱗屑の付着が著明なときには，親水軟膏を用いて密封包帯療法を行ったあとに洗髪する。なお，シャワーキャップを用いると簡便である。

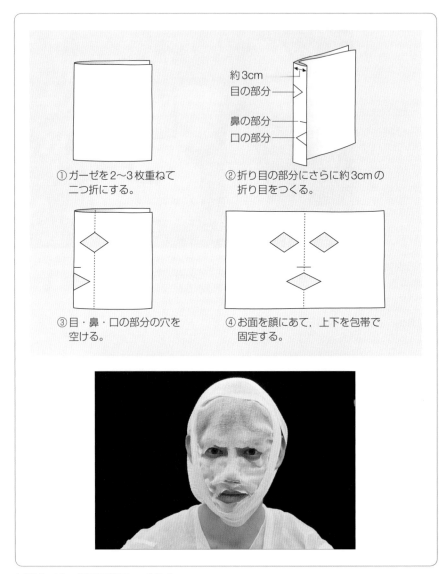

①ガーゼを2～3枚重ねて
　二つ折にする。

②折り目の部分にさらに約3cmの
　折り目をつくる。

約3cm
目の部分
鼻の部分
口の部分

③目・鼻・口の部分の穴を
　空ける。

④お面を顔にあて，上下を包帯で
　固定する。

▶図6-10　お面包帯のつくり方

● 体幹・四肢の処置

　外用薬を塗る範囲が全身もしくは体幹・四肢の大部分の場合には，ガーゼ肌着を着用するとよい（▶図6-11）。自宅では，木綿のTシャツ・ステテコ・ズボン下を利用してもよい。

● 手指の処置

　軟膏の塗擦のみであれば，木綿の手袋を利用するときもある。油脂性軟膏をのばしたリント布を貼布するときには，指が使いやすいように1本1本分けて包帯で巻く（▶図6-12）。なお，症状によっては指先を出せるときには出すよ

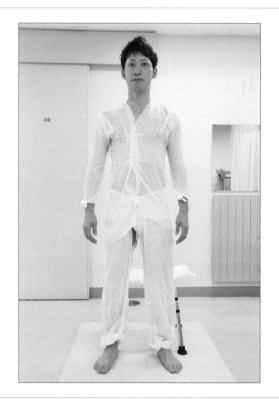

▶図 6-11　ガーゼ肌着

うにすると日常生活には支障が少ない。

5　外用処置患者の退院指導

　　皮膚疾患は慢性的な経過をたどることが多いため，自己管理ができるように指導することが重要となる。再発による入退院を繰り返さないためにも，入院中から退院後のことを念頭において指導する。

　　また，生活様式にそった可能な範囲での外用処置法を，患者とともに考えて指導することが重要となる。たとえば，仕事をしている患者に対しては，皮疹の状況にもよるが，仕事のある日には気になる部位を中心に処置を行い，休日に念入りに全身の外用処置を行うようにするなど，具体的な方法を指導することで，患者も安心して治療・処置を継続して取り組むことができる。

　　さらに，使用している薬剤の効果・副作用について説明する。とくに副腎皮質ステロイド外用薬は薬効によって強さの段階があり，皮膚の状態や部位によって使用する薬剤が異なることがあるため，間違えないようにパンフレットを渡すなどして説明する。

　　患者がとくに副腎皮質ステロイド外用薬の副作用について不安を感じ，自己判断で外用処置をやめてしまうこともあるため，きちんとした情報を与えて指示どおり使用していればだいじょうぶであることを理解してもらう。

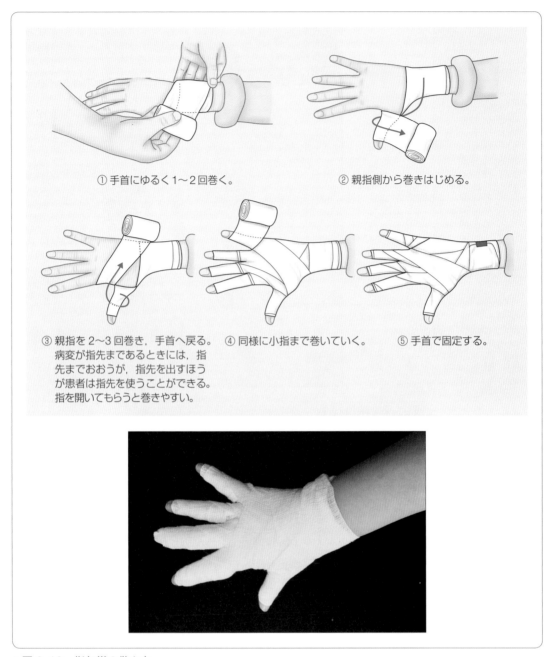

① 手首にゆるく1〜2回巻く。

② 親指側から巻きはじめる。

③ 親指を2〜3回巻き，手首へ戻る。病変が指先まであるときには，指先までおおうが，指先を出すほうが患者は指先を使うことができる。指を開いてもらうと巻きやすい。

④ 同様に小指まで巻いていく。

⑤ 手首で固定する。

▶図6-12 指包帯の巻き方

　　入院中は病院の衛生材料や衣類を使用することになるが，退院後は木綿の肌着・Tシャツ・手袋などの使用をすすめる。

③ 手術療法を受ける患者の看護

　　皮膚科領域における手術適応疾患として，良性・悪性腫瘍や各種の難治性潰

瘍, 慢性膿皮症, 熱傷瘢痕, 各種母斑などがあげられる。手術は全身麻酔下もしくは局所麻酔下で行われ, 粉瘤や小範囲の皮膚生検などは日帰り手術, または手術当日に入院して翌日に退院するなどの短期入院で行われる。しかし, 難治性潰瘍などの場合は, デブリドマンを行い, 創部の肉芽形成を促したあとに植皮術を行うなど, 長期入院が必要となることもある。

　手術後はボディイメージの変化を伴うため, 精神的な援助も重要となる。また, 退院後も自己処置や定期的な通院が必要となるため, 患者のセルフケア能力や家族などの協力についてアセスメントし, 退院後を見すえた看護が大切である。

1 手術前の看護

情報収集▶　年齢や性別, 全身状態, 基礎疾患, 全身の皮膚状態などの身体情報や, ボディイメージの変化や手術自体への不安・疑問の有無を確認する。また, 患者の理解力やADLを確認し, 手術後に安静をまもれるかを確認する。植皮術が行われる際は, 採皮部に傷などの皮膚トラブルがないかも確認する。

手術前の準備▶　手術部位や術式, 手術時間, 麻酔方法, 手術時の体位, 禁食・飲水・内服・事前処置の有無, 手術室への持参物品を確認する。また, 患者・手術部位の取り違え防止のために手術室への申し送り書を準備するとともに, 手術・麻酔同意書を確認する。手術部位や術式によっては, 剃毛や浣腸などの事前処置を医師の指示によって行う。

　術側の左右指定がある場合は, 医師が術側にマーキングを行う。マーキングの有無と印をつけた位置が手術オーダーやチェックリストの内容と異なっていないか, 術野にかぶっていないか, 消えていないかを確認する。誤りがあったり不明瞭な場合は, 主治医に確認する。

　次に創部の安静のための体動や体勢制限の有無を確認する。手術後は長時間の同一体位や安静により血栓ができやすい状態となるため, フットポンプや弾性ストッキングなどの手術後に必要な物品を準備する。

排泄への対応▶　手術部位が陰部や肛門周辺にかかる場合は, 術前から低残渣食に変更して糞便量を少なくし, 手術前日・当日に下剤などを使用して排便を促す。排便状況や腹痛などの消化器症状の観察も行う。

術前指導▶　術前オリエンテーションでは, 手術前後の処置やケアの流れについて説明を行う。手術に関する不安や疑問, 手術前後に予想される問題の内容は個々の患者で異なるため, 患者の話を傾聴し, 不安を緩和できるように対応する。

　全身麻酔下で行われる場合は, 術前から呼吸訓練が必要となることもある。また, 創部の安静のために体動や体勢が制限され, 床上での排泄となることが予想されるときは, 床上排泄の練習をしておくとよい。床上での排泄をはじめ, 食事の摂取, 含漱の練習など, 患者・家族が手術前後の流れや生活をイメージできるように援助を行う。

　　また，義歯・コンタクトレンズ・指輪などの貴金属類は外し，紛失しないように保管することを伝える。女性の場合は，化粧やネイル，まつげのエクステンションを装着していないかを確認する。エクステンションやジェルネイルを装着している場合は事前に外すことが必要となる。手術前日や当日に入院することもあり，外来受診時に入院時には外してくるように指導し，つけていないことを確実に確認する。

　　家族へは，待機場所や手術中にいつでも連絡が取れる体制を整えておくように説明する。

皮膚トラブル予防▶　尿・便などの排泄物による汚染や，体動制限による褥瘡や創保護のテープなどによる皮膚トラブルの予防に努める必要がある。手術前から，栄養状態やブレーデンスケールなどにより皮膚状態をアセスメントしておくことが重要である。これらのアセスメントに基づき，適切な体圧分散マットや食事内容の検討などの事前準備を行う。

2　手術当日の看護

　　バイタルサイン，患部および全身状態の観察を行う。禁食・飲水・内服の有無と，持参物品の確認を行い，前処置を指示通りに実施する。また，手術室への申し送り書を記載する。外した貴金属類は，紛失しないように保管されていることを確認する。家族には，待機場所や手術中にいつでも連絡が取れる体制を整えておくように説明する。手術室へ向かう際には患者に声掛けを行い，不安の軽減に努める。手術出し後，術後ベッドを準備する。

3　手術後の看護

全身状態の観察▶　バイタルサイン，創部および全身状態の観察を行う。

疼痛の緩和▶　痛みについてはがまんする必要がないことを説明し，医師の指示によって鎮痛薬を投与する。投与後，投薬による効果の確認や状態の変化を観察する。

安静の保持▶　創部や全身状態が安定するまで，体動や体勢制限が必要となるため，長時間の同一体位による苦痛の軽減に努める。また，体動制限によるセルフケア不足への援助も必要である。

創感染の予防▶　発赤や腫脹，熱感，滲出液の量や性状変化などの局所の徴候と，発熱・全身倦怠感などの全身の徴候を観察する。処置時は清潔操作に努め，感染予防に対する十分な注意が必要となる。患者に対しては，二次感染をおこすと治癒が遅れたり，潰瘍化して瘢痕が残りやすくなることを説明し，周辺環境や他者に触れた手でそのまま皮疹部に触れないように指導する。

　　また，自己処置を行う患者に対しては，処置前の手洗いやアルコール性擦式消毒などを用いて手指を清潔にしてから創部に触れるように指導する。また，陰部や肛門周囲が創部となる場合は，排泄物により創部が汚染される可能性が高い。排泄がある場合は，尿・便の性状と，創部や保護材への付着の有無を観

察する。付着があった場合はすみやかに除去し，清潔を保つ。投薬や食事内容による排便コントロールや排泄方法の工夫も検討する。

瘙痒の緩和▶ 植皮術では採皮部に瘙痒が強く出現することが多いため，医師の指示によって外用薬や冷罨法などの対処を行う。

ボディイメージの▶ 身体の大きなイメージの変化や退院後に自己処置を行う場合もあり，患者が
変化に対する援助 自己の変化を受容できるように傾聴的態度で接し，精神的にも安定できるようにする。

4 退院指導

情報収集▶ 退院後，皮膚ケアの介助などに家族の協力が得られるか，また，キーパーソンとなるのは誰かを確認する。退院後の日常生活・社会活動・外来通院が可能かどうかなどについても情報を収集する。通院が困難であったり十分な協力を得られない場合は，在宅医療の導入が必要となる可能性もあるため，手術前から情報収集とアセスメントを行い，実施可能な方法を検討する。

創部のケア▶ 創部は外部刺激に対して弱くなっているため，衣類やサポーターなどでおおうなどして，擦過などによる直接的な刺激を予防する。また，植皮術後は移植した皮膚が硬化や色素沈着をおこしやすいため，日光が直接あたらないように指導する。皮膚硬化に対して，油脂性軟膏の処置を行うこともある。

創感染や皮膚トラブルの再増悪を予防するため，自己処置を確実に行うことと，皮膚の清潔を保つことが大切となる。自己処置の前後に手を洗うことや，洗浄に際して熱い湯を避けるなどの，日常生活にのっとった実施可能な方法を患者・家族とともに考える。その際，注意点をわかりやすく説明し，正確に伝わっているかを確認し，確実に実施できるように援助する。

④ 光線療法を受ける患者の看護

広義の光には赤外線・可視光線・紫外線がある（▶73ページ，表4-4）。これらの光は人体に日焼けや，しみ・しわなどの現象をおこさせ，過度に浴びると皮膚がんを発症させたりする。これらの皮膚への光毒性反応を利用した治療法が光線療法である。

1 紫外線療法とは

光線療法で紫外線を用いたものを紫外線療法という。使用する紫外線はおもにUVA（長波長紫外線）とUVB（中波長紫外線）であり，それぞれで治療法が異なる。現状ではより副作用が少ないUVBを利用することが多い。

2 適応疾患

乾癬・類乾癬・掌蹠膿疱症・菌状息肉症・悪性リンパ腫・慢性苔癬状粃糠

疹・尋常性白斑・アトピー性皮膚炎などとともに，脱毛症にも適応される。

3 PUVA 療法を受ける患者の看護

　　　　PUVA（プーバ）療法は UVA を用いて行う治療法である。UVA はエネルギーが小さいため，メトキサレンを内服もしくは外用して光感受性を高めたうえで照射する。

PUVA 療法の看護▶　照射後のヒリつき，紅斑，水疱などの熱傷様症状が出た場合にはクーリングをするよう指導し，症状が改善しなければ受診するよう指導する。メトキサレンを内服した場合は，翌日まで太陽光にあたらないように指導し，外出時には白内障のリスクを低減させるため，サングラスをかけるよう指導する。外用の場合は，洗い流せば光感受性はなくなる。洗い流すまでは，外用液を塗布した部位を長袖や長ズボン，ストールを着用して遮光するように指導する。

4 UVB 療法を受ける患者の看護

　　　　ナローバンド UVB（波長 311 ± 2 nm）と，より狭い波長で効果を強めたエキシマレーザー（波長 308 nm）による方法がある。どちらも PUVA 療法のように内服や外用の必要性がなく，照射後に太陽光を避ける手間がない。また，UVB のほうが発がんリスクが低い利点もある。

ナローバンド▶
UVB 療法　　　1 度に全身を照射できる装置によって（▶74 ページ，図 4-7），全身に症状がある場合でも短時間で照射することができる。しかし足底の照射はできないので足底が患部である場合は，部分型での追加照射が必要となる。

エキシマレーザー▶
による方法　　　部分型とよばれる装置で局所的に照射を行う。ナローバンド UVB 療法よりも治療効果の高い紫外線を照射することができるので，単独照射だけでなく，全身型ナローバンド UVB 療法だけでは効果が十分でなかった難治な病変部に追加照射を行うこともある。

UVB 療法の看護▶（1）ビタミン D_3 は紫外線により分解されてしまうので，ビタミン D_3 を含む外用薬を併用する場合は，照射後に塗布するよう指導する。

　　　　　　　（2）紫外線による白内障発症のリスクを低減するため，サングラスをかけて照射する

　　　　　　　（3）部分型で局所的に照射する際は，スタッフによって照射の仕方にばらつきがないように情報を共有し，同じ治療が行えるようにする。

　　　　　　　（4）照射部位が近い場合は，重複照射にならないよう，先に照射した部分を遮光布で遮光する。

　　　　　　　（5）照射の必要がない部位に照射しないよう注意し，必要時は遮光布でおおう。

　　　　　　　（6）照射後の皮膚のヒリつき，紅斑，水疱など熱傷様の症状があればクーリングをするよう指導し，改善しないようであれば受診するよう指導する。

⑤ レーザー療法を受ける患者の看護

レーザー療法は通常外来で行われるが，小児では入院して行うこともある。痛みを伴い，麻酔を使用することもあるため，方法や経過，注意点を事前によく説明し，患者の同意と協力を得ることが大切である。

照射前の看護 ▶ レーザー療法は痛みをともなう。そのため，痛みに弱い患者や広範囲の病変に照射を行う患者には，照射の1時間前に表面麻酔を塗布してから照射する場合もある。また，広範囲の病変がある小児の場合，表面麻酔では完全に痛みが取りきれず危険を伴うため，入院のうえ全身麻酔下で照射を行うこともある。

照射後の看護 ▶ レーザー照射を行うことは，Ⅰ度の熱傷を負うのと同じ状態となるため，照射後は副腎皮質ステロイド薬を塗布し，冷罨法を行う。照射した患部は3日程度で痂皮化し，7日程度で痂皮が脱落する。痂皮が脱落するまでは照射部位に絆創膏をはって保護し，無理な痂皮の脱落を予防する。また，化粧などは刺激になるので避けるように指導する。

痂皮が脱落した部位はピンク色となり，とてもデリケートな状態となる。正常皮膚になる前に日焼けをしてしまうと，以前より濃いしみになってしまうため，正常皮膚になるまでサンスクリーン剤を使用するよう指導する。色素性病変ではレーザー照射前よりも皮膚色が濃くなることがあるが，3〜6か月で徐々に正常皮膚色となっていくので心配しなくてもよいことを説明する。

⑥ その他の局所療法を受ける患者の看護

1 放射線療法を受ける患者の看護

副作用と看護 ▶ 放射線療法の副作用には疲れやすい，食欲低下，吐きけ，下痢，脱毛などがある。これらの症状に対しては十分な休息や，消化のよい食事をとるように指導する。また，症状は一過性であり，2〜4週間で回復することを説明する。高率に出現する副作用に放射線皮膚炎があるが，予防がむずかしく，治療から何年も経過して症状が出ることもあるため，照射後の皮膚の観察を指導し，清潔と保湿を指導する。

2 凍結療法を受ける患者の看護

凍結療法は，液体窒素やドライアイスを使用し，局所的に超低温で細胞を凍結させて壊死させる療法である。疣贅・血管拡張性肉芽腫・円形脱毛症などに適応がある。

凍結療法の看護 ▶ 治療には非常に強い疼痛を伴う。治療前にしっかり治療法を説明し，治療中は声掛けを行う。低温熱傷と同じ状態なので，治療後に紅斑や水疱を生じることがあるが，1〜10日ほどで痂皮化し，脱落するので清潔に保ち，ガーゼでお

おうなどの対処法を指導する。熱感や膿の排出など感染徴候がある場合は，受診するよう指導する。

F 疾患をもつ患者の看護

① アトピー性皮膚炎患者の看護

アトピー性皮膚炎は，患者の年代によって症状が変化する慢性疾患であり，どのライフステージにおいても，継続してセルフケアを行うことが必要である。そのため，患者の個別性に合わせた看護支援が重要となる。治療法も進化が目ざましく，従来の外用薬や内服薬だけでなく，生物学的製剤も登場している。選択肢が増えるなかで，どの治療法を選び，どのように治療を行っていくのかという，患者の意思決定において，看護師の果たす役割は大きい。

1 アセスメント

(1) 全身状態：ほかのアレルギー疾患の合併症の有無
(2) 皮膚症状の重症度と分布
　①重症：高度の腫張，浮腫，浸潤ないし苔癬化を伴う紅斑・丘疹の多発，高度の鱗屑，痂皮の付着，小水疱，びらん，多数の搔破痕，痒疹結節などが主体
　②中等症：中等度までの紅斑，鱗屑，少数の丘疹，搔破痕などが主体
　③軽症：乾燥および軽度の紅斑，鱗屑が主体
　④軽微：炎症は乏しく乾燥症状が主体
(3) 瘙痒の程度と持続時間
(4) 感染の有無と程度
(5) 睡眠状態：熟睡感の有無
(6) 生活スタイル
　①ライフステージ
　②衣生活：素材の選び方，縫い目やタグによる刺激の有無，洗濯の仕方
　③食生活：アレルゲンとなる食品の有無や，瘙痒を増強させる食品の摂取状況と嗜好品(アルコール飲料，香辛料，人工甘味料)の摂取状況
　④住環境：じゅうたん・畳の使用の有無，ダニの繁殖の原因となるもの(ぬいぐるみやクッションなど)の有無，寝室環境，寝具の洗濯とふとんの清潔維持
(7) 検査データ：好酸球増加，乳酸脱水素酵素(LDH)上昇，血清TARC[1]値上

---

1) thymus and activation-regulated chemokine：ケモカインの一種で，アトピー性皮膚炎患者の血清中で濃度が上昇する。

昇, IgE 抗体上昇の有無, RAST 陽性の有無
(8) 試験：貼付試験(パッチテスト)，単刺試験(プリックテスト)，掻破試験
(スクラッチテスト)
(9) 心理・社会的側面
①ボディイメージの変化に対する受けとめ方
②医師からの説明に対する受けとめ方と理解の程度
③家族の支援体制
④社会資源の活用状況

2 看護目標

(1) 疾患・治療に対して正しい知識をもち，ボディイメージの変化を受容することができる。
(2) 治療とセルフケアを継続することができ，安定した皮膚の状態を維持できる。
(3) 皮膚症状が安定することでライフステージにおける社会的役割を果たすことができる。
(4) 夜間の安眠が得られる。
(5) 家族も治療に協力することができる。

3 看護活動

◉薬物療法の援助

[1] **外用薬**　外用はアトピー性皮膚炎において最も重要な治療である。皮疹の状態に合わせて，副腎皮質ステロイド薬，タクロリムス水和物，保湿剤を使ったスキンケアを使い分ける。いまだに「ステロイドはこわい」と考えている患者や家族は少なくないので，医師の指示のもとに使用すれば副作用を最小限に抑えて効果が得られることを説明する。

　タクロリムス水和物は，副腎皮質ステロイド薬と同様の消炎作用があるが，長期使用による血管拡張や皮膚の菲薄化をおこさず，長期間使用することができる。使用初期はピリピリとした刺激感があり，「薬が合わない」「悪化しているのでは」と拒否する患者も多いが，炎症が抑えられるにつれて刺激感がなくなり，皮疹がよくなっていくことを伝える。どうしても刺激感に耐えられない場合は医師と相談し，刺激の少ない部位にだけでも使用し，皮膚の状態がよくなっていくことを実感させ，症状のある部位全体に使用ができるように援助する。

　タクロリムス水和物を使用しなくてもよいほど皮疹が改善してきたら，保湿剤を使用してスキンケアを続けることが大切である。乾燥を防ぐことでアトピー性皮膚炎の再燃を防ぐことができる。

　どの外用薬も正しい塗り方をしなければ効果は得られないので，正しい塗り方を指導する(▶196 ページ)。とくに小児では家族の協力なくして治療の成功は

ないので家族に根気よく指導する。

[2] **内服薬(抗アレルギー薬・抗ヒスタミン薬)**　アトピー性皮膚炎に伴う強い瘙痒を抑えるために使用されるが，副作用として眠けや倦怠感，口渇などがある。自動車や自転車の運転，高所での作業や学習への影響が懸念される場合は医師と相談し，就寝前の内服にするなどの調整をする。また，高齢者では腎臓や肝臓の機能低下に伴って副作用が出現しやすいため，転倒や判断力低下による事故の出現に注意する。

[3] **注射(生物学的製剤)**　2018年，アトピー性皮膚炎に対する生物学的製剤がはじめて承認された。適応は15歳以上の成人で，いままでの治療で効果が得られない重症の場合である。現在のところ費用が高額であり，患者に医療費助成制度の利用方法を説明する。

　ほかの疾患で使用されている生物学的製剤とは異なり，重症肺炎や結核再燃などの副作用は少ない。しかし，寄生虫に対する抵抗力が弱まるため，生ものの摂取や海外での飲食に注意するよう指導する。

●生活における注意点と指導

[1] **住環境の見直しと改善**　アトピー性皮膚炎の身近な悪化因子として，ダニやハウスダストがある。ほこりがたまるとダニが増えるので，こまめに掃除をするよう心がける。掃除機をかける際には，排気の出ないタイプの掃除機を使用することが望ましいが，むずかしい場合は部屋の換気をしながら行う。また，寝具についても清潔を心がけ，こまめにふとんを干したり，ふとん乾燥機を使用する。粘着カーペットクリーナーでふとんやマットレスのほこりを取り除くのもよい。動物の毛がアレルゲンとなることがあるため，室内でペットを飼うことは避けたほうがよい。

[2] **衣服の選択**　衣服の素材は，汗や繊維による刺激を避けるために，木綿が適している。とくにやわらかく，肌ざわりのよいものを選ぶ。新品を着用する場合は，繊維の処理に薬品が使用されていることがあるので，一度洗濯をしてから着用する。洗濯をする際は，洗剤のすすぎ残しによる刺激を防ぐため，すすぎをしっかり行う。着用する衣服すべてが木綿素材のものを選ぶのがむずしいときは，肌着だけでも木綿素材のものを着用するのがよい。なにより，清潔な衣類を着用することが大切である。

[3] **清潔の保持**　運動などによって著しく汗をかいたときや，プールなどで薬品が肌に付着した際は，シャワー浴をしたあとにしっかりと外用薬を塗ることが望ましい。小児では，学校でのシャワー浴は現実的ではないため，せめて清潔なタオルで水ぶきをしてから外用薬を塗るなど，学校の協力を得られるよう調整する。

　また，なるべく毎日入浴をすることをすすめる。入浴は皮膚のよごれや古い軟膏，鱗屑，分泌物を除去して代謝を促し，薬剤の吸収を高めるため，副作用の出現を抑えることにもつながっていく。ただし，入浴により体温が上昇する

と血管が拡張し，ヒスタミンが放出されて瘙痒の原因となるため，38〜40度のぬるめの湯で入浴するのがよい。

石けんを使用するときは肌の上で泡だてず，先に石けんをよく泡だてて，その泡を使って，手でなで洗いを行う（▶173ページ）。そして刺激を避けるために，よくすすぐことが大切である。使用する石けんは市販のものでかまわないが，添加物や香料の少ないものを選ぶ。刺激を感じるときは低刺激のものを使用する。シャンプーも同様である。

[4] **精神的援助**　心理的ストレスは，アトピー性皮膚炎の症状と深く関係している。皮疹が他人の目につくことで，もともとストレスを受けているところに，環境の変化や試験，人間関係のトラブルによる心理的ストレスが重なると，さらに瘙痒が誘発され，搔破することで皮疹がさらに悪化するという，悪循環に陥ることになる。そうならないように，自分なりのストレス解消法を身につけ，規則正しい生活と休養，睡眠時間の確保を心がける。

アトピー性皮膚炎は，寛解と増悪を繰り返す慢性的な疾患である。したがって，家族への指導や励ましも根気よく行い，家族もしっかりと支援することが求められる。改善しているときはその努力を認めて一緒に喜び，増悪時は原因をせめず，一緒にふり返って解決方法をともに考えるなど，信頼関係を築き，アドヒアランスの向上につなげていく。

② 尋常性乾癬患者の看護

乾癬は炎症性角化症の代表的な疾患である。尋常とは「ふつうの」という意味であり，全乾癬患者の9割近くが尋常性乾癬である。社会的活動をとくに多く求められる成人前期に好発するため，ボディイメージの変化が患者本人に与える影響は大きい。社会生活に影響を及ぼし，身体的・精神的ストレスが高まり，QOLが著しく低下していることも多く，うつに陥る患者もいる。

尋常性乾癬のおもな治療法は，薬物療法と紫外線療法である。どちらの治療法も，患者ごとに効果があらわれる速さや副作用が異なる。また，治療法が何度もかわったり，途中で症状が増悪したりすることで，「自分は治らないのではないか」「ずっと人目を避けて生きていかなくてはならないのではないか」と余計に不安になってしまうこともある。

そのような不安や治療の疑問を一緒に解決し，根気よく治療を続けることができるように支援することが求められる。さらに，進化していく治療法をじょうずに取り込めるよう，医師との橋渡しをすることも看護師の役割として求められる。

1 アセスメント

(1) 全身状態：生活習慣病の有無，肥満度など

(2) 皮膚症状：乾癬の症状の評価は，体表面に占める乾癬の面積の割合や，乾癬の面積と重症度の指数（PASI[1]スコア）で行う。

(3) 爪の症状：乾癬患者の半分程度の患者に，爪が先端から浮き上がって白く見える，爪の表面にポツポツとした凹凸ができる，などの症状があらわれる。

(4) 瘙痒の程度と持続時間

(5) 感染の有無と程度

(6) 睡眠状態：熟睡感の有無

(7) 生活スタイル

　①衣生活：ベルトや時計，シャツの襟や袖など皮膚との接触部への刺激によるケブネル現象の有無

　②食生活：肥満などメタボリックシンドロームが悪化因子となるので，高カロリー食や脂っぽい物を多く摂取していないかを確認する。また，香辛料やアルコールなどといった瘙痒を増強させる食品を多く摂取していないかも確認する。

　③喫煙：喫煙は乾癬の症状を悪化させるため，禁煙が望ましい。

(8) 検査データ：皮膚生検による病理結果

(9) 心理・社会的側面

　①ボディイメージの変化に対する受けとめ方

　②医師からの説明（疾患・治療）に対する受けとめ方と理解の程度

　③治療への積極性

　④家族の支援体制

　⑤社会資源の活用状況

2　看護目標

(1) 疾患・治療に対して正しい知識をもち，ボディイメージの変化を受容することができる。

(2) 治療・セルフケアを継続することができ，安定した皮膚の状態を維持できる。

(3) 皮膚の状態が安定することで，ライフステージにおける社会的役割を果たすことができる。

(4) 夜間の安眠が得られる。

(5) 家族も治療に協力することができる。

---

1) psoriasis area and severity index の略。

3 看護活動

●薬物療法の援助

[1] **外用** 外用療法は乾癬治療の基本であり，すべての治療法と組み合わせることができる。使用するおもな薬剤は，副腎皮質ステロイド薬とビタミン D_3 外用薬である。

ビタミン D_3 外用薬は刺激感があったり，副腎皮質ステロイド外用薬のような即効性がないので，使用を中止したくなる患者が多い。しかし，2〜3か月続けて使用することで効果があらわれるため，患者に根気よく使用を続けることを指導する。また，薬剤によって差はあるが使用量に制限があるので，使用量についても指導する。とくに腎機能が低下している患者は高カルシウム血症がおきやすいので注意が必要である。

最近では，副腎皮質ステロイド外用薬とビタミン D_3 外用薬が最初から混合されている外用薬も使用されるようになった。外用薬の塗り方については，外用薬の塗り方(▶196ページ)を参考のこと。

[2] **内服** おもに以下の薬剤が使用される。

①アプレミラスト(PDE4阻害薬) 副作用に下痢・吐きけなどの消化器症状があり，投与初期に多い。そのため徐々に内服量を増やすようにする。消化器症状が強いときは，消化のよい食事をとり，安静を促し，脱水にも注意するよう指導する。

②エトレチナート(レチノイド製剤) 重要な副作用に催奇形性があるため，挙児希望のある患者や妊婦には禁忌である。服用する際に女性は2年，男性は6か月の避妊が必要であり，同意書に署名が必要なことを説明する。

[3] **注射(生物学的製剤)** 免疫機能が低下するので，感染症にかかりやすくなる。とくに結核や肺炎，B型肝炎などに罹患していないか，事前に採血やCTで評価をしておく必要がある。導入後も感冒や肺炎などの感染症が重症化することがあるので，手洗い・うがいをこまめに行い，外出時はマスクをするなどの生活指導を行う。そして，発熱などの症状があるときは，早めに受診するよう指導する。

また，生物学的製剤は費用が高額のため，高額療養費制度が適用される。制度についての手続きなどを説明する。

●光線療法の援助

外用だけでは改善がみられない場合や，皮疹の範囲が広く外用が困難な場合などに行われる。光線療法の看護については，光線療法を受ける患者の看護(▶205ページ)に準ずる。

●日常生活における注意点の説明

[1] **皮膚への刺激や乾燥の予防** 摩擦や圧のかかる部位にケブネル現象がおこるため，入浴時にゴシゴシ洗うことを避け，長時間の正座なども避けるように

指導する。また，乾燥はかゆみを誘発するので保湿を心がける。

[2] **感染症の予防**　感冒にかかることで皮疹が悪化することがあるため，外出時にはマスクを着用し，こまめな手洗い・うがいを指導する。

[3] **食生活の指導**　メタボリックシンドロームは，乾癬の悪化因子である。低カロリーでバランスのとれた食事を心がけることが大切になる。また，香辛料やアルコールは皮疹を悪化させるので，大量に摂取しないように指導する。

◉**精神的援助**

ストレスは乾癬を悪化させる。人目にさらされることによる，心理的ストレスを受けやすいため，根気よく治療を行えば改善することを説明し，患者のよき理解者になることが必要である。患者本人にもストレス解消法を見つけてもらい，また規則正しい生活を送ることも大切である。

尋常性乾癬は増悪と寛解を繰り返し，慢性に経過する疾患である。新しい治療法や薬剤が次々に登場しているなかで，自分に合った治療法をみつけ，情報にまどわされず医療者とよいコミュニケーションを保つことが必要となる。また，家族の支援も重要である。感染性のないことを含め，周囲の人々の理解を得られるように体制を整え，患者がどのような状況にあるのかをつねにアセスメントし，患者のおかれている状況の改善をともに目ざしていくことが大切である。

③（水疱性）類天疱瘡患者の看護

水疱性類天疱瘡は，ヘミデスモソームの構成タンパク質に対する自己抗体ができ，表皮下水疱を形成する慢性疾患である。粘膜侵襲はないかあっても軽度とされるが，口腔内に症状がみられることもある。その場合は，口腔ケアの指導とともに食事指導が必要となる。

水疱性疾患にみられるニコルスキー現象（▶58ページ）は陰性であるが，皮膚の洗浄時などには，こすらないでやさしく洗うなどの注意は必要であり，処置時も直接皮膚に絆創膏を使用することは避ける。また，悪性腫瘍を合併することがあり，入院時には精査が行われることもある。

高齢者に多い疾患であり，高血圧・糖尿病・脂質異常症・心疾患などの基礎疾患を伴っていることが多い。このため，臨床経過に即した看護に加えて，基礎疾患の重症化と合併症の予防についても考慮しながら，退院後の生活がイメージできるように指導していくことが重要である。

症状▶　緊満性水泡が多発し，水疱の周囲には浮腫性紅斑を伴いかゆみを生じる。そして水疱が破れて，びらんや潰瘍の状態になると痛みも生じる。滲出液が多くなると皮膚面の感染に対する予防とともに，栄養状態に関する看護も必要となる。患者は，自分の皮膚におきたことにとまどい（ボディイメージの変容），また身近に症例が少ないため，なんの疾患かがわからず，不安に感じることが多い。

　患者は近医の皮膚科クリニックから，大規模病院の皮膚科を紹介されて受診してくることも多い。皮膚症状に対する指導とともに，精神的支援が重要である。

　治療としては，副腎皮質ステロイド薬の長期内服が必要となることも多い。自己管理の継続が必要となり，合併症対策の食事指導と生活指導が必要となる。また慢性期では，再発に対する不安への精神的援助も重要である。再発防止のためには，指示された服薬の継続とともに，皮膚に新たな皮疹が見られたら，すぐに医療機関を受診するなどの具体的な指導も必要である。

1　アセスメント

(1) 全身状態：発熱，倦怠感の有無・程度
(2) 皮膚症状
　①皮疹の有無・程度：浮腫性紅斑，水疱，びらん・潰瘍，痂皮の有無・程度
　②皮疹の分布部位：口腔内，陰部など粘膜侵襲についても確認する。
　③滲出液の有無・程度
(3) 基礎疾患の有無：ステロイドパルス療法や副腎皮質ステロイド薬の内服による治療が多く，高血圧・糖尿病・脂質異常症・心疾患の有無を把握することは，合併症の予防に重要である。
(4) 睡眠：かゆみ，痛みによる睡眠状態と熟眠感への影響の程度
(5) 精神状態
(6) 検査データ：抗 BP180 抗体・抗 BP230 抗体，CRP，TP，Alb
(7) 心理・社会的側面
　①ボディイメージの変化に対する受けとめ方
　②かゆみ，痛みに伴う表現・言語の変化
　③医師からの説明(疾患・治療に)に対する受けとめ方

2　看護目標

(1) かゆみ・痛みが軽減される。
(2) かゆみ・痛みによるストレスの増大や不眠がおこらない。
(3) 適切な処置が受けられ，感染が予防できる。
(4) ボディイメージの変化が受容できる。
(5) 治療方針について理解して，積極的に治療に参加することができる(アドヒアランスと自己効力感)

3　看護活動

●身体への援助

　患者がかゆみ・痛みを訴えたときには，それを否定するのではなくよく傾聴することが大切である。水疱が出現する前から，かゆみを訴えることが多いの

で，かゆみに対する看護を行う（▶179ページ）。また，水疱が破れたあとは，びらん・潰瘍，痂皮が混在し，シャワー浴時や外用処置時に痛みを訴えることが多い。かゆみ・痛みが生じる場面を患者の訴えから把握して，医師に状態を伝え，かゆみ・痛みの程度に合わせた対処法を行う。必要時は，内服の鎮痛薬が処方されたり，外用処置時に痛みどめ外用薬が用いられたりすることもある。

清潔への援助 ▶ シャワー浴を行う際は，患者自身ができないところは介助する。皮膚の洗浄方法やタオルでのふき取り方など，基本について実践を交えて指導し，患者が正しい方法で実践できることを確認する必要がある（▶173ページ）。

感染の予防 ▶ 皮疹の処置は無菌操作によって行う。滲出液によるガーゼ汚染時や，ガーゼの固定がずれてきた際は，看護師に連絡するように説明する。

● ボディイメージの変化に対する援助

病勢と治療効果により，上皮化が進まなかったり，新たな皮疹が出現したりする。皮疹が痂皮化するまでは，水疱，びらん，潰瘍，痂皮が混在する。そのため，患者はボディイメージの変化に対して不安をいだくことが多い。また皮疹が治癒したあとも潮紅や色素沈着が残り，これらに対して不安や不満を訴えることが多い。

皮疹治癒後に残る潮紅や色素沈着，瘢痕は時間がたつにしたがって徐々に目だたなくなることを繰り返し説明し，ボディイメージの変化に対する受容をはかっていく。ただし，治療過程において再燃もおこりうるため，説明しておく必要がある。

● 精神的援助

[1] **不安の軽減** 患者は皮膚症状に関して，「また，新しい水疱がでてきた……」「いつになったら治るのか」「本当に治るのか」と，不安を訴えることが多い。かゆみや痛みも続くことがあるため，うまく共存していけるように援助する。経過が長くなり再燃の不安もかかえるため，副腎皮質ステロイド薬の内服の場合などは，治療を継続していけるように内服継続の意義について理解をしてもらう援助が必要となる。

[2] **意思決定支援，アドヒアランスへの援助，自己効力感の獲得** 診断をつけるために，皮膚の病理組織検査が必要となることが多い。皮膚生検の受け入れの援助を行い，さらに診断がついた際には，疾患の受容，治療方針決定への援助が必要となる。ステロイドパルス療法や免疫抑制薬などの効果をみながら，治療計画がたてられる。また，病勢が落ち着いても副腎皮質ステロイド薬の維持量を決めるまでは入院が必要となり，長期にわたることもある。さらに退院後も，副腎皮質ステロイド薬の内服が継続されることが多い。みずからが積極的に治療に取り組んでいけるように援助していく。そして成功体験により自己効力感を獲得していくことにつなげていく。

[3] **ボディイメージの変容** 皮膚の障害は目で見えるため，患者・家族はボディイメージの変容に対してとまどいを感じ，不安をいだくことが多い。傾聴

して，不安の軽減に努める。また，治療により皮膚の症状は改善していくことを理解してもらう。

④ 熱傷患者の看護

　熱傷は日常生活でよく経験する疾患であり，高温の気体や液体，固体などの熱源が皮膚に接触することで，皮膚軟部組織が熱変性しておこる組織障害である（▶117ページ）。

　治療には，保存的局所療法やデブリドマン・植皮術などの外科的治療があり，重症度や生活環境などによってさまざまな方法で行われる。通常，軽症例は外来通院で治療が行われ，全身管理が必要な症例や外科的治療を行う症例は入院加療となり，それぞれに対する援助が必要となる。退院後も処置が必要となる場合は，生活環境や支援体制の有無を確認し，処置を継続できる環境と再発防止の対応も必要となる。また，重度の熱傷では，皮膚組織の破綻によりバリア機能が低下するため，感染予防や疼痛管理が重要である。とくに処置時は苦痛を伴うため，患者の訴えを傾聴し，適切に対応することが求められる。

　ここでは，入院管理が必要な重症熱傷患者の看護について述べる。重症熱傷の経過は，ショック期，ショック離脱期，感染期，回復期に分けられ，それぞれでアセスメントの視点や必要なケアが異なる。ショック期から感染期では全身管理や感染予防が重要となり，回復期では自己処置の手技習得と，皮膚損傷による機能障害や受傷部位のケア，ボディイメージの変化に対する援助，社会復帰を目ざした精神的な支援や生活環境の調整が必要となる。

1 アセスメント

(1) 熱傷の重症度：受傷部位，受傷面積，受傷深度，合併症の有無などから算出する
(2) 皮膚症状
　①皮膚の発赤，腫脹，びらん，潰瘍，水疱，壊死の有無・程度
　②疼痛の有無・程度，鎮痛薬の効果
　③瘙痒の有無・程度
(3) 滲出液の有無・量・性状，臭気の有無
(4) バイタルサイン
(5) 全身状態
　①合併症（気道熱傷など）の有無，感染徴候・ショック症状・不整脈・チアノーゼの有無
　②尿量，尿の性状
　③外観の変化（すすや薬品の付着など）
　④受傷部位と機能障害の有無，身体可動域

　　(6) 検査データ

　　　①血液検査：白血球数(WBC)，CRP，TP，Alb，血液尿素窒素(BUN)

　　　②細菌培養・同定検査

　　(7) 心理・社会的側面

　　　①医師からの説明(疾患・治療)に対する受けとめ方と理解の程度

　　　②受傷後の心理状態，ボディイメージの変化に対する受けとめ方

　　　③治療への積極性

　　　④受傷前の生活習慣・生活環境，ADL

　　　⑤家族の支援体制の有無

　　　⑥社会資源の活用状況，行政介入の有無

2　看護目標

　　(1) 全身状態の管理ができる。

　　(2) 合併症や二次感染を予防する。

　　(3) 疼痛が軽減される。

　　(4) 不安や疑問を表出でき，精神的動揺が軽減される。

　　(5) 疾患・治療に対して正しい知識をもち，ボディイメージの変化を受容することができる。

　　(6) 退院後も治療継続や療養が可能な生活環境を整えられる。

3　看護活動

受傷部位への処置対応▶　受傷直後はすぐに流水で30分以上冷却する。熱傷部位が衣服でおおわれている場合は，無理に脱がせようとすると衣服ごと皮膚剝離をおこす可能性があるため，衣服の上から冷却する。受傷後は浮腫を生じることが多いため，指輪や眼鏡，コンタクトレンズなどの創部を圧迫する原因となるものは可能な限り取り外す。

全身管理▶　受傷範囲や深度により重症度が変化するが，重症度が高い場合は細菌感染による菌血症や，滲出液の増加による脱水などからショック状態に陥る危険がある。モニターを装着し，バイタルサインや全身状態の観察を密に行い，変化に注意する。脱水や栄養状態の悪化に対しては補液が行われ，細菌感染を予防するため抗菌薬の投与も行われる。また，十分な全身の安静が必要である。

　　呼吸苦や喘鳴，嗄声，鼻閉，口唇の腫脹などの粘膜浮腫の症状の有無や，顔面・鼻・口腔内へのすすや薬品の付着，ただれなどの外観上の変化が見られる場合は，気道熱傷の可能性がある。急激な呼吸状態の悪化がないかを観察し，酸素投与や吸引，気管挿管の準備も必要となる。

清潔援助，感染予防▶　熱傷を生じた皮膚が上皮化するまでは，皮膚組織の傷害による皮膚のバリア機能の低下と，体液の漏出により感染を引きおこす可能性がある。軟膏の塗布など処置を行う際は，付着したよごれや古い軟膏などを洗い流して清潔にして

から行う。また，不潔な手で触れると，そこから感染がおこるため，処置を行う際にはガウン・マスク・手袋を着用し，清潔操作で行う。

患者に対しては，感染をおこすと治癒遅延や潰瘍化して瘢痕が残りやすくなることを説明し，周辺環境や他者に触れた手でそのまま患部に触れないように指導する。また，自己処置を行う患者に対しては，処置前に手洗いやアルコール性擦式消毒などを用いて手指を清潔にしてから触れるように指導する。

シャワー浴が困難な場合は清拭を行い，受傷部位は洗浄する。罹患後にシャワー浴ではじめて患部を洗う患者はとまどうことが多い。最初は看護師が手本を見せて，シャワーのかけ方や湯温・湯量の調整など，具体的な洗浄方法を指導する。

疼痛管理▶　熱傷部分は皮膚の破綻により刺激に対して脆弱である。また，灼熱感を伴った強い疼痛を生じる。とくに洗浄・処置時の疼痛が増強し，処置自体が苦痛となると，処置を拒否することにつながりかねない。経口の鎮痛薬とともに，疼痛が強い場合は，麻薬などの強い鎮痛作用をもつ薬剤を投与することも検討する。また，ケアに時間がかかると苦痛を感じる時間が長くなるため，可能な限り短時間で終えられるように準備や人手の確保も重要である。

不安やボディイ▶
メージの変化
に対する援助
　患者は急な受傷により，精神的に混乱をきたしている場合がある。関節などのように部位によっては機能障害が残る場合もあり，ボディイメージの変化に対して不安をいだきやすい。回復過程の各時期でさまざまな不安や精神的な変動が生じる可能性があり，心理面の把握と状況に応じた対応が必要となる。とくに顔面や頸部などといった他者の視線に触れやすい部位を受傷した場合は，時間がたつにつれて徐々に目だたなくなることを繰り返し説明し，ボディイメージの変化に対する受容をはかっていく。マスクやストール，手袋などでおおうと受傷部位が目だちにくくなるが，受傷部位は通常よりもこすれや圧迫などの外刺激に弱くなっており，素材やサイズに注意する。木綿などのやわらかく摩擦の少ない素材で，実際のサイズよりやや大きく，ゆったりと装着できるものを患者が選択できるように援助する。

安静，日常生活▶
への援助
　全身状態が安定するまで，十分な安静が必要である。また，日常生活にも影響が出るため，全身状態とADLに合わせた介助を行う。また，痛みや瘙痒などの不快症状の緩和をはかり，可能な範囲で気分転換できるように，その方法を説明する。

瘙痒の緩和▶　皮疹が上皮化してくると瘙痒を生じることが多い。搔破することにより感染をおこしたり，皮膚の上皮化を遅延させるおそれがあるため，搔破しないように指導する。局所的にアイスノン®などの冷却材を貼用したり，瘙痒のある部分を上から軽くたたいたりするなど，具体的な対策を指導する。

手術療法▶　受傷部位の状態により，デブリドマンや植皮術が行われる。看護については手術療法を受ける患者の看護（▶202ページ）に準じる。

退院支援▶　受傷部位や手術後の創部の自己管理ができるように指導する。受傷部位が関

節の場合は，拘縮予防のためにリハビリテーションを行う。通院が困難であったり，周囲から十分な協力を得られない場合は，社会資源の導入が必要となる可能性もあるため早期に対応を開始する。まず，家族や友人などの誰がキーパーソンとなるかを確認し，退院後の日常生活範囲や社会活動の有無・内容，金銭面の不安の有無，外来通院が可能か，通院や皮膚ケアの介助など，治療を継続するうえで患者周囲の協力がどの程度得られるかなどの情報も収集する。また，火災による熱傷の場合は住居の確保など，患者自身が被害状況に応じた社会的対応を行う必要がある。早めに情報収集とアセスメントを行い，支援体制を構築し，再発予防を含めた実施可能な方法を検討する。

⑤ 上皮系がん患者の看護

　皮膚を構成する細胞には上皮系細胞と間葉系細胞があり，上皮系がんは表皮および皮膚付属器を構成する上皮細胞からなる腫瘍に属する（▶122ページ）。上皮系がんには，基底細胞がん（基底細胞腫）やボーエン病，有棘細胞がん（扁平上皮がん），パジェット病などが含まれる。

　治療はおもに手術による切除が選択され，できるだけ早期の段階で行う。多くは外来，または短期入院により局所麻酔による生検・切除術が行われる。しかし，進行した大型の原発巣や植皮術，全身状態の管理が必要な場合は長期入院となり，全身状態や創部の管理が行われる。また，手術前または手術後に放射線療法や化学療法を行うこともある。ここではおもに上皮系がんにより手術を受ける患者の看護について述べる。

1 アセスメント

（1）手術前
　①全身状態
　②皮膚症状：発生部位，皮膚病変の範囲，色調変化，発赤・腫脹の有無，潰瘍化・出血の有無，滲出液の性状・量・におい，疼痛の有無，傷の有無など
　③検査データ：WBC，好酸球数，ナトリウム，カリウム，塩素，腫瘍マーカー（がん胎児性抗原〔CEA〕），CRP，TP，Alb，BUNなど
　④手術部位および範囲
　⑤麻酔方法：全身麻酔・局所麻酔
　⑥ボディイメージの変化に対する受けとめ方
　⑦医師からの説明に対する受けとめ方，治療への積極性
　⑧ADL，四肢の可動域
　⑨自己管理の可否
　⑩家族の支援体制の有無

(2) 手術後

①全身状態

②呼吸状態

③創部の状態：部位，発赤・腫脹の有無，出血の有無・量，滲出液の性状・量・におい，疼痛の有無，体液による汚染の有無，被覆材の種類など

④合併症の有無・程度

⑤手術後の創部(植皮部・採皮部を含む)のボディイメージ

⑥受傷前の生活習慣・生活環境，ADL，自己管理の可否

⑦医師からの説明に対する受けとめ方，治療への積極性

⑧家族の支援体制の有無

⑨社会資源の活用状況，行政介入の有無

2 看護目標

(1) 手術前

①手術・麻酔に対する不安や疑問を表出し，精神的動揺が軽減される。

②手術・麻酔の内容や必要性を理解し，安心して手術を受けられる。

③安静や排泄方法，処置方法など，予測される術後経過について具体的に理解できる。

(2) 手術直後～帰宅まで(外来手術の場合)

①疼痛などの苦痛を表出することができる。

②安静の必要性について理解し，まもることができる。

③麻酔による影響がみられない。

④バイタルサインや意識状態が安定する。

⑤不安や疑問の内容を表出することができる。

⑥ボディイメージの変化を受容することができる。

⑦創部への対処や疼痛増悪・出血などの異常への対処法を理解できる。

(3) 手術直後～植皮部生着まで(入院，植皮術実施の場合)

①疼痛などの苦痛や呼吸苦・出血など身体の異常を伝えることができる。

②安静の必要性について理解し，まもることができる。

③創部が離開や感染をおこさず治癒する。

④(植皮術の場合)植皮部が感染をおこさず生着し，治癒する。

⑤(植皮術の場合)採皮部が感染をおこさず上皮化する。

⑥感染の徴候である発熱や検査データ上の炎症反応上昇がみられない。

⑦安静による同一体位に伴う身体的・精神的苦痛が緩和される。

(4) 植皮部生着～退院まで(入院，植皮術実施の場合)

①創部(植皮部・採皮部を含む)への対処法を理解でき，手技の習得と実施ができる。

②疼痛の増悪や出血などの異常への対処法を理解できる。

　　③不安や疑問の内容を表出することができる。

　　④ボディイメージの変化を受容することができる。

　　⑤予後に対する不安や精神的動揺が軽減される。

　　⑥退院後も治療継続や療養が可能な生活環境を整えられる。

3　看護活動

　　手術前は，手術療法を受ける患者の看護（▶202ページ）に準じる。

◉**手術後**

[1]安静の保持，日常生活への援助　全身麻酔による手術や広範囲の手術では，創部や全身状態が安定するまで体動・体勢制限が必要となる。そのため，長時間の同一体位による苦痛の軽減に努め，体動制限によるセルフケア不足への援助が必要である。また，痛みや瘙痒などの不快症状の緩和をはかり，可能な範囲で気分転換をはかれるように，その方法を説明する。

[2]清潔ケア・感染予防　発赤や腫脹・熱感・滲出液の量や性状変化などの局所の徴候と，発熱・全身倦怠感などの全身の徴候を観察する。処置時は清潔操作に努め，感染予防に対する十分な注意が必要となる。患者に対しては，感染をおこすと治癒が遅れたり，潰瘍化して瘢痕が残りやすくなることを説明し，周辺環境や他者に触れた手でそのまま創部に触れないように指導する。また，自己処置を行う患者に対しては，手洗いやアルコール性擦式消毒などを用いて手指を清潔にしてから触れるように指導する。

　　陰部や肛門周囲が創部となる場合は，排泄物により創部が汚染される可能性が高い。排泄がある場合は，尿・便の性状と，創部や保護材への付着の有無を観察する。排泄後はすみやかに除去し，清潔を保つ。トイレでの排泄が可能ならば，温水洗浄便座を使用することで，より簡便に清潔を保つことができる。温水洗浄便座使用時には水流の強弱や水温に注意する。また，投薬や食事内容の調整による排便コントロールも検討する。

[3]全身状態の管理　バイタルサインや，創部および全身状態の観察を行う。全身麻酔での手術の場合，酸素投与やモニター管理を行う。

　　外来手術の場合は，手術前・中・後にバイタルサイン測定を行い，患者の全身状態の把握と，局所麻酔による影響がないかも合わせて観察する。

[4]疼痛管理　痛みについてはがまんする必要がないことを説明し，場合によっては医師の指示により鎮痛薬を投与する。投与後，効果の確認や状態の変化を観察する。

[5]不安やボディイメージの変化に対する援助　身体の大きなイメージの変化や退院後に自己処置を行う場合もあり，患者が自己の変化を受容できるように傾聴的態度で接して，精神的にも安定できるようにする。

　　頭部・顔面などといった他者の視線に触れやすい部位だけでなく，陰部などの他者の目にさらしたくない部位であっても，患者はボディイメージの変化に

対して不安をいだきやすい。回復過程の各時期で，さまざまな不安や精神的な変動が生じる可能性があり，心理面の把握と状況に応じた対処が必要となる。患者の社会活動範囲を把握し，人前に出る際には，帽子やストールなどでおおうと創部が目だちにくくなるといった患者に合った方法を選択できるように援助し，ボディイメージの変化に対する受容をはかっていく。

[6] **瘙痒の緩和**　上皮化してくると瘙痒を生じることが多い。掻破することにより感染や皮膚の上皮化を遅延させるおそれがあるため，掻破しないように指導する。局所的にアイスノン®などの冷却材を貼用したり，瘙痒のある部分を上から軽くたたいたりするなど，具体的な対策を指導する。

●**退院指導**

[1] **退院準備**　手術後の創部の自己管理ができるように指導する。自己管理がむずかしいときや通院困難な場合は，社会資源の導入が必要となる可能性があり，早期に対応を開始する。まず，家族・友人などの誰がキーパーソンであるのかを確認し，退院後の日常生活範囲や社会活動の有無・内容，経済面の不安の有無，外来通院が可能かなどの情報を収集する。また，通院や皮膚ケアの介助などといった治療を継続するうえで必要となる協力が，患者の周囲からどの程度得られるかなどの情報も収集する。早めに情報収集とアセスメントを行い，サポート体制を構築し，実施可能な方法を検討する。

[2] **創部のケア**　創部は通常よりも擦過や圧迫などの外部刺激に対して弱くなっているため，衣類やサポーターなどでおおうなどして，直接的な刺激を予防する。これらによって創部が目だちにくくなるが，擦過や圧迫が生じることがあるため，素材やサイズに注意する。絹などのやわらかく摩擦の少ない素材で，実際のサイズよりやや大きく，ゆったりと装着できるものを患者が選択できるように援助する。

素材の選択が困難な場合は，貼付剤や摩擦の少ない素材で創部を保護することで，衣服や身につける物の選択肢がより広がる。また，植皮術後を受けたときは，移植した皮膚は硬化や色素沈着をおこしやすいため，日光が直接あたらないように指導する。皮膚硬化に対して油脂性軟膏の処置を行うこともある。

創感染や皮膚トラブルの再増悪の予防には，自己処置を確実に行うことや，皮膚の清潔を保つこと，擦過などの刺激を避けることが大切となる。自己処置の前後に手を洗う，洗浄の際は熱い湯を避けるなどの，日常生活にのっとった実施可能な方法を患者・家族とともに考える。その際，注意点をわかりやすく説明し，伝わっているかを確認し，確実に実施できるように援助する。

⑥ 悪性黒色腫患者の看護

悪性黒色腫はメラニンをつくるメラノサイト(色素細胞)からおもに発生する。治療法は，がんの大きさや潰瘍，転移の有無で0〜Ⅳ期に分類されたステージ

により異なる。悪性黒色腫は悪性度が高く，10年以上たってから遠隔転移をおこすこともあり，長期間の経過観察を必要とする。そのため本人だけでなく家族も含め，精神面を支える看護が大切になる。

1 アセスメント

(1) 全身状態：ほかの疾患がないか
(2) 皮膚症状
(3) 病期：ステージ0〜Ⅳ期のどれか
(4) 転移の有無
(5) 検査データ
　①腫瘍マーカーの値
　②超音波によるがんの大きさやリンパ節転移の評価
　③CT・MRIによるがんの大きさや転移の有無
　④PET-CTによる全身検索
(6) 心理・社会的状況
(7) ボディイメージの変化に対する受けとめ方
(8) 疾患や治療に関する医師からの説明に対する受けとめ方
(9) 家族の受けとめ方と支援体制
(10) ライフステージと社会的役割

手術療法時▶　心機能・呼吸機能・栄養状態・皮膚状態の評価，合併症の有無・程度

薬物療法時▶　全身状態，栄養状態，副作用の有無(消化器症状・骨髄抑制の有無と程度など)

2 看護目標

(1) 手術による不安や苦痛を表出することができ，安心して手術を受けることができる。
(2) 薬物療法による苦痛が軽減される。
(3) 予後に対する不安・精神的苦痛が軽減される。
(4) 家族の精神的不安が軽減され，患者のサポート体制を整えることができる。

3 看護活動

手術療法の援助▶　悪性黒色腫は手術により病巣を取り除くことが大切である。部位によっては植皮術を行うこともあり，術後の創管理をしっかり行い，感染予防に努める。また，リンパ節郭清を行うことでリンパ浮腫をおこすことがある。リンパマッサージや弾性包帯などによる浮腫の予防・軽減の指導も行い，セルフケアの確立を目ざす。

薬物療法の援助▶　悪性黒色腫に対する薬物療法は，年々進化している。とくに新しい薬物療法

を行う際には，未知の副作用が出現する可能性もある。したがって，患者の状態や訴えをよく観察することが大切である。現在知られているおもな副作用は，間質性肺炎，下痢・大腸炎，肝機能障害，皮膚障害，ホルモン異常などである。感染予防対策として，マスク着用や手洗い・うがいの励行を指導し，消化器症状のあるときには，消化によい食事を心がけ，食べやすいものを無理せず，少量ずつ摂取するように指導する。

精神的援助 ▶ 　新しい治療法が効果をあげてはいるものの，悪性黒色腫は「予後不良ながん」というイメージが強く，予後に対する不安が，患者，そして家族にも精神的苦痛を与える。薬物療法の変化に伴い選択肢は増えていくが，そのなかから自分に合った治療法をみつけていくためにインフォームドコンセントがしっかり行われている必要がある。また，ほかの医療者とよい関係を築くため，看護師が橋渡しをすることがとても重要である。患者には術後の創管理やリンパ浮腫予防など，セルフケアも多く求められる。不安や疑問を表出しやすい環境づくりを心がけ，確実なセルフケア技術の習得を支援する。

　ボディイメージの変化に対しては，創部痕をメーキャップで隠す方法を指導する施設もあるので，希望があれば紹介する。

　長期にわたって定期的な外来通院が必要となり，薬剤投与や採血，CT 検査を行っていくため，経済的負担も大きい。通院する手段なども含め，家族のサポートがとても大事になってくる。場合によっては社会的資源を活用するなど，患者と家族が治療を続けられるようコーディネートすることも看護師に求められる。

⑦ 皮膚悪性リンパ腫患者の看護

　皮膚悪性リンパ腫は皮膚に生じる悪性リンパ腫である。皮膚以外の臓器に病変をみとめない悪性リンパ腫を原発性皮膚悪性リンパ腫とよび，他部位の悪性リンパ腫が皮膚に転移したものは，続発性皮膚悪性リンパ腫とよばれる。

　皮膚科でおもに扱うのは原発性皮膚悪性リンパ腫であるため，ここでは原発性皮膚悪性リンパ腫の看護について述べる。原発性皮膚悪性リンパ腫は非ホジキンリンパ腫で，発生由来の細胞は T 細胞や B 細胞，NK 細胞，樹状細胞など，さまざまである。わが国では原発性皮膚悪性リンパ腫の約 90% が T 細胞由来であり，そのなかでも菌状息肉症（▶128 ページ）が最も多い。

　原発性皮膚悪性リンパ腫の治療は，副腎皮質ステロイド薬の外用や紫外線療法，手術，放射線療法，化学療法を組み合わせて行われる。

1 アセスメント

　（1）全身状態：ほかの疾患の有無
　（2）皮膚症状

①皮疹の状態と分布：紅斑・びらん・潰瘍の有無と分布

②滲出液の有無と程度

③疼痛の有無と程度

④瘙痒の有無と程度

(3) 皮膚生検の結果

(4) 病期：Ⅰ期〜Ⅳ期のどれか

(5) 検査データ

①血液検査による可溶性 IL-2 受容体や LDH，HTLV-1 や EB ウイルス感染の有無

② CT・MRI によるリンパ節および内臓への浸潤の確認

③ PET-CT による全身検索

(6) 心理・社会的状況

①ボディイメージの変化に対する受けとめ方

②医師からの説明(疾患・治療)に対する受けとめ方

③家族の受けとめ方と支援体制

④ライフステージと社会的役割

2　看護目標

(1) 皮膚症状のセルフケアができる。

(2) 放射線療法による苦痛が軽減される。

(3) 予後に対する不安や精神的苦痛が軽減される。

(4) 家族の精神的不安が軽減され，患者のサポート体制を整えることができる。

3　看護活動

セルフケア▶への援助　原発性皮膚悪性リンパ腫は長期にわたる治療を必要とするため，本人と家族によるセルフケアがとても重要となる。初期には，皮疹への副腎皮質ステロイド薬の外用が正しく行えるように指導する。病期が進行し，皮膚にびらんや潰瘍が出現するようになると，易感染性を伴うため，清潔ケアが必要となる。皮膚症状が全身にわたると家族だけではケアがむずかしいこともあるため，訪問看護の利用などにより，ケアを継続できるように調整する。

易感染性に▶対する援助　疾患自体による免疫低下や，薬剤による免疫抑制から易感染状態となる。うがい・手洗いの励行，人ごみに出るときはマスクを着用するよう指導する。

光線療法の援助▶　光線療法を受ける患者の看護(▶205 ページ)を参照のこと。頻度は病状により異なるため，医師の指示をよく確認する。

放射線療法の援助▶　放射線療法を受ける患者の看護(▶207 ページ)を参照のこと。

疼痛の緩和▶　腫瘍期には皮膚がびらんや潰瘍をおこし，強い疼痛が発生する。全身の保清を行い，感染予防に努める。そのため，毎日の処置が必要となるが，事前に鎮

痛薬を内服するなどして，疼痛の緩和を行う。処置時以外にも疼痛が強く，安楽を確保できない際は，積極的に疼痛コントロールをはかる。

精神的援助▶ 原発性皮膚悪性リンパ腫は長い時間をかけて進行していく慢性疾患である。根治的な治療法がなく，各病期に合わせた対症療法で進行を抑えていくしかない。ただし，症状が皮膚だけにとどまれば，5年生存率は95％以上であるので，過度に予後に対する不安をいだかせぬよう，病状の把握をしっかり行い，患者を支持的に援助することが求められる。

　また，初期から全身に紅斑などのボディイメージの変化があらわれる疾患であり，患者の心理的負担は大きい。夏場でも長袖の着用やストールの使用などを余儀なくされることもあるが，その際は肌触りや通気性のよいものを選び，皮膚への負担を軽減できるように指導する。

　治療が長期にわたるため，社会的活動が制限されることになる。また，経済的負担も大きくなる。病期が進み，活動性が低下すれば家族が通院に付き添うことになり，毎日の処置も行うなど，家族の負担も大きくなる。このような負担の解消のため，家族にも寄り添い，困っていることを表出しやすい環境づくりを心がける。そのためにアセスメントをよく行い，ふだんから信頼関係を築いておくことが大切である。必要時には社会資源の活用をコーディネートし，治療が継続できるように支援する。

　終末期が近づくと，全身に潰瘍と疼痛を伴う腫瘤ができるが，このような状態はとうてい受容しがたいものである。傾聴的態度で接し，苦痛や不安を表出しやすい環境づくりに努める。

⑧ 帯状疱疹患者の看護

　帯状疱疹は，水痘-帯状疱疹ウイルス（VZV）によって発症する感染症である（▶146ページ）。帯状疱疹患者の痛みは，神経節に潜伏したウイルスが神経節で増殖し，神経炎が生じるためにおこる。疼痛は激しい場合が多く，通常は片側性で，デルマトームに一致する。この神経痛様疼痛は，皮疹が治癒するころに消失することが多いが，数か月から数年続くこともある。これを帯状疱疹後神経痛（PHN）という。また，全身状態の悪化している患者や高齢者では，全身に汎発性皮疹が出現することがある。

　帯状疱疹患者に対しては，疼痛などの症状の緩和や，睡眠の確保，安静療法の援助，二次感染の予防，ボディイメージの変容に対する援助，瘙痒の緩和，清潔への援助などを行う必要がある。また，皮疹が痂皮化するまでは発赤や水疱，びらん，潰瘍が混在し，皮膚のバリア機能が一部破綻する。そのため，身体を清潔に保ち，二次感染を予防することも重要である。

　抗ウイルス薬の副作用として，ごくまれに脳炎などがみられるため，中枢神経系への影響に注意を要する。また，治療に使用される抗ウイルス薬は腎排泄

型であるため，とくに腎障害がある場合はその使用量と症状の観察に注意を要する。

1 アセスメント

(1) 全身状態
　①発熱，倦怠感，神経痛様疼痛の部位と程度
　②随伴症状の有無・程度
(2) 皮膚症状
　①皮疹の有無・程度
　②浮腫性紅斑・小丘疹・小水疱・膿疱・痂皮・びらん・潰瘍の有無と程度
　③皮疹の分布部位，分布部位周囲の組織・器官への影響
　④滲出液の有無・程度
　⑤瘙痒の有無・程度
(3) 睡眠
　①痛みによる睡眠状態と熟眠感への影響の程度
　②日中の覚醒状況，眠けの有無と程度
(4) 精神状態
(5) 検査データ：白血球数(WBC)，ウイルス抗体価
(6) 心理・社会的側面
　①ボディイメージの変化に対する受けとめ方
　②痛みに伴う表現・言語の変化
　③医師からの説明(疾患・治療)に対する受けとめ方
　④感染予防策の実施に伴う活動範囲の制限に対する不安

2 看護目標

(1) 痛みが軽減される。
(2) 二次感染が予防できる。
(3) 痛みや活動範囲の制限によるストレスの増大や不眠がおこらない。
(4) 安静をまもることにより，疾患の悪化や髄膜炎の併発を予防できる。
(5) ボディイメージの変化を受容できる。
(6) 皮疹に伴う瘙痒が軽減される。
(7) 帯状疱疹後神経痛に対する不安が軽減される。

3 看護活動

痛みの緩和▶　患者が痛みを訴えたときは，否定せずによく傾聴することが大切である。天候の変化，または皮疹部が衣類などにすれて痛みが生じることが多く，痛みの状態に応じた対処方法をとることが重要である。痛みへの対処療法として経口の鎮痛薬とともに，疼痛部位に温罨法も行われるが，熱傷のおそれがあるため

注意を要する。経口の鎮痛薬で十分な鎮痛効果が得られない場合は，ペインクリニックを受診することも効果的である。

安静 ▶ 皮疹の出現から炎症が消退するまでは，症状の悪化や合併症予防のために十分な全身の安静が必要である。ADL にも影響が出るため，ADL に合わせた介助を行う。また，痛みや瘙痒などの不快症状の緩和をはかり，可能な範囲で気分転換できるように，その方法を説明する。

二次感染予防 ▶ 皮疹が痂皮化するまでは，発赤や水疱，びらん，潰瘍が混在し，皮膚のバリア機能が一部破綻している状態にある。不潔な手で触れると，そこから感染を引きおこす。身体を清潔に保ち，二次感染を予防することも重要である。看護師が皮疹部の処置を行う際は，ガウン・マスク・手袋を着用し，清潔操作で行う。

患者に対しては，二次感染をおこすと潰瘍化して瘢痕が残りやすくなることを説明し，周辺環境や他者に触れた手でそのまま皮疹部に触れないように指導する。また，自己処置を行う患者に対しては，手洗いやアルコール性擦式消毒などを用いて，手指を清潔にしてから触れるように指導する。

清潔への援助 ▶ 皮膚のバリア機能を維持し，二次感染を予防するために身体を清潔に保つことは重要である。汗やよごれなどをシャワー浴で洗い流して清潔にしてから軟膏などの塗布を行う。シャワー浴が困難な場合は清拭を行い，創部は洗浄する。罹患後にシャワー浴ではじめて皮疹部を洗う患者はとまどうことが多い。最初は看護師がガーゼなどを用いて洗ってみせ，シャワーのかけ方や湯温・湯量の調整など，具体的な洗浄方法を指導する。

ボディイメージの変化に対する援助 ▶ 皮疹が痂皮化するまでは，発赤や水疱，びらん，潰瘍が混在する。そのため，患者はボディイメージの変化に対して不安をいだきやすい。皮疹の治癒後に潮紅や色素沈着，瘢痕が残るので，その状態に対して不安や不満を訴えることが多い。とくに顔面などの目だつ部位に発生した場合は，時間がたつにつれて徐々に目だたなくなることを繰り返し説明し，ボディイメージの変化に対する受容をはかっていく。

瘙痒の緩和 ▶ 皮疹が痂皮化してくると瘙痒を生じることが多い。掻破することにより二次感染をおこすおそれがあるため，掻破しないように指導する。局所的に冷却材を貼用したり，瘙痒のある部分を上から軽くたたいたりするなど，具体的な対策を指導する。

不安の軽減・心理的援助 ▶ 皮疹によるボディイメージの変化や痛みの持続，安静によってストレスが増強されるため，心理面への援助が必要となる。

ゼミナール
復習と課題

❶ スキンケアの意義・方法について述べなさい。

❷ 皮膚疾患患者に適した衣類・寝衣について述べなさい。

❸ 瘙痒のある患者に対する退院指導について述べなさい。

❹ 痛み（疼痛）のある患者の看護について述べなさい。

❺ 鱗屑・落屑のある患者の看護について述べなさい。

❻ 外用療法について，① 衛生材料の目的，② シャワー浴・入浴の目的と看護上の留意点を述べなさい。

❼ 外用薬の剤形による使い分けについて述べなさい。

❽ 外用療法を継続する患者に対する退院指導について述べなさい。

❾ 紫外線療法を受ける患者の看護の要点をまとめなさい。

❿ 皮膚疾患は目に見える疾患であることに注意して，看護にあたって留意すべきことをまとめなさい。

⓫ アトピー性皮膚炎患者に対する生活指導の要点をまとめなさい。

⓬ 尋常性乾癬患者に対する生活指導の要点をまとめなさい。

⓭ 熱傷患者のアセスメント項目について述べなさい。また，おもな看護活動についてまとめなさい。

⓮ 帯状疱疹患者のボディイメージの変化に対して，どのようにかかわっていくのかをまとめなさい。

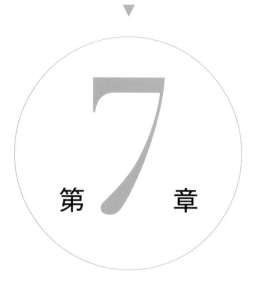

皮膚

第 7 章

事例による
看護過程の展開

A｜アトピー性皮膚炎患者の看護

　近年，アトピー性皮膚炎患者は生活環境の変化などの影響により増加傾向にある。アトピー性皮膚炎は，寛解と増悪を繰り返し慢性的な経過をたどるため，患者は長引く治療に対する不安や，ボディイメージの変化による精神的苦痛をかかえていることが多い。

　看護師には，アトピー性皮膚炎患者が，適切な外用薬の塗り方や内服薬の服用方法，スキンケアの方法などのスキルを身につけ，皮膚症状を管理し，不安や精神的苦痛を取り除いていけるような看護を展開していくことが求められる。

　ここでは，皮膚症状が悪化したことで教育入院となったアトピー性皮膚炎患者の事例を取り上げ，その看護過程の展開について述べる。

① 患者についての情報

■ 患者のプロフィール

- 患者：A さん(54 歳，女性)
- 診断名：アトピー性皮膚炎
- 入院期間：2019 年 5 月 17 日～5 月 28 日
- 既往歴：12 歳のときに交通事故で脛骨を骨折し，手術を受けた。
- アレルギー既往：アルコール
- 職業：介護職員。夜勤が多く，食事・排泄ケアで休む暇がないくらい多忙である。
- 経済面：とくに問題はないが，仕事は続けている。
- 家族構成：夫(56 歳)，長女(26 歳)，次女(24 歳)の 4 人暮らし。長男(29 歳)は結婚して遠方に住んでいる。
- キーパーソン：長女
- 睡眠：瘙痒やほてりなどのため，不眠状態が続いている。
- 嗜好：タバコ(1 日 10 本程度)
- ストレス：皮膚の瘙痒
- 薬物療法の自己管理：仕事が非常に忙しく，軟膏を塗る時間がない。
- 治療への思い：介護の仕事と家事を両立させたいと思って過ごしていたが，最近では皮膚の状態がひどく，このままどうなってしまうのだろうという不安で心が落ち着かない。外見の変化から，人前に出るのもつらく，とにかくよくなりたい，症状が悪化しない生活をしたいとの思いが強い。

❷ 入院までの経過

　8 年前に湿疹を発症し，慢性的な発疹を繰り返し，アトピー性皮膚炎と診断さ

れた。4 年前に皮膚症状が悪化したため，市内の病院に入院し，治療によって皮膚症状は改善した。以後，近くの病院を受診して経過観察をしていた。2018年 12 月ごろから皮膚症状が悪化したため，2019 年 5 月 13 日に当院外来を紹介受診し，入院治療が必要と診断され，5 月 17 日に入院した。

❸ 入院時の状況

- 自覚症状　瘙痒，疼痛（とうつう），浮腫（ふしゅ）（むくみ），発熱
- バイタルサイン　体温：37.5℃，脈拍：90 回/分（不整脈なし），血圧：130/74 mmHg，経皮的動脈血酸素飽和度（SpO_2）：99%
- 身体所見　身長：150.5 cm，体重：53 kg。全身に落屑（らくせつ）を伴う紅斑をみとめ，多数の搔破痕がある。両上肢・前胸部・背部にはびらんが散在し，両手指は出血している。頸部（けい）・鼠頸部（そけい）・両腋窩（えきか）にリンパ節腫脹（しゅちょう）をみとめた。
- 検査データ　表 7-1 に示す。
- 処方薬　オロパタジン塩酸塩（アレロック®）：5 mg，ヒドロキシジンパモ酸塩（アタラックス® P）：25 mg を内服。ヘパリン類似物質（ヒルドイド® ソフト軟膏）を外用。

❹ 入院後の経過

　医師から治療の説明，看護師から看護計画の説明を行い，シャワー浴と軟膏塗布の処置を開始した。あわせて，感染症を合併してないかを調べるために，リンパ節腫脹に対して検査を行った。

　外用療法では，顔にはベタメタゾン吉草酸エステル（リンデロン®-V）軟膏を，体幹にはベタメタゾン酪酸エステルプロピオン酸エステル（アンテベート®）と白色ワセリンの混合軟膏を，両手にはクロベタゾールプロピオン酸エステル（デルモベート®）軟膏を塗布した。前胸部・背部・上肢のびらん面には，酸化亜鉛（サトウザルベ®）軟膏をのばしたリント布を貼付した。

　A さんは当初，「このままでは改善しないのではないか」という不安をもらした。また，退院できたとしても手が使えなければ仕事や家事ができないと悩んでおり，症状をコントロールする方法を身につけたいという意欲があった。

▶表 7-1　A さんの検査データ

検査項目	A さんの結果	基準値（目安）
白血球数（WBC）	6,500/μL	4,000〜9,000/μL
好酸球	21.0%	1.6〜4.5%
C 反応性タンパク質（CRP）	0.66 mg/dL	0.3 mg/dL 以下
IgE	6,207 IU/mL	170 IU/mL 以下
抗原特異的 IgE 抗体価 　ハウスダスト 　ダニ 　スギ 　カンジダ	 クラス 3 クラス 4 クラス 6 クラス 6	クラス 0（クラス 2 以上は陽性）

- [ ] **既往歴・合併症**：気管支喘息・アレルギー性鼻炎・結膜炎などのアレルギー性疾患がみられるか。
- [ ] **身体所見・検査**：好酸球や IgE の値に異常はないか。皮膚所見のほか，リンパ節腫脹などの症状はみられるか。
- [ ] **疾患の認識**：A さんは疾患を受け入れ，治療方針に合意できているか。
- [ ] **セルフケア**：アトピー性皮膚炎が悪化した原因としてなにが考えられるか。また，A さんは増悪因子や外用療法について正しい知識をもっているか。
- [ ] **家族支援**：家族の全体像から，A さんの疾患に対応した支援を受けられるか。家族に備わっている力を発揮できるキーパーソンは誰か。
- [ ] **治療の継続**：A さんのライフステージや仕事，家庭などの背景から，治療の継続の障害となるものにはなにが考えられるか。

② 看護過程の展開

1 アセスメント

病像▶　A さんは 8 年前にアトピー性皮膚炎を発症し，増悪・寛解を繰り返していた。数年前には他院に入院したこともある。家事や夜勤の多い仕事をしていたため，自宅で十分な処置を行うことができず，症状は悪化する一方だった。

身体所見・検査▶　入院時は，微熱があるものの，脈拍や血圧に異常はみられなかった。身体所見としては，皮膚に紅斑やびらん，多数の搔破痕と一部に出血があり，頸部・鼠頸部などにはリンパ節腫脹がみとめられた。C 反応性タンパク質（CRP）は軽度上昇，好酸球数と IgE 値が増加しており，アレルギー性疾患による炎症によって紅皮症を呈しているとみられる。

睡眠▶　搔痒，搔破痕の痛み，全身のほてりで眠れない状態である。

疾患に対する▶　治療が長期にわたっていることから，A さんには「このまま治らないので
認識と不安　　は」という不安がある。同時に，仕事と家事を両立しながら症状が悪化しない方法を身につけたいという思いもある。正しい軟膏処置やスキンケアなど，個別性をふまえたうえで，実施可能な退院指導が必要である。

2 看護問題の明確化

上記のアセスメントの結果から，次のような看護上の問題を明らかにした。

- **#1** 皮膚炎の悪化で搔痒が強く，夜間はよく眠れない
- **#2** 搔破による皮膚感染や合併症のおそれがある
- **#3** ボディイメージの変化や，治療が長引くことによる精神的苦痛がある
- **#4** 退院後に治療が継続できないおそれがある

3 看護目標と看護計画

#1 皮膚炎の悪化で瘙痒が強く，夜間はよく眠れない

#2 掻破による皮膚感染や合併症のおそれがある

● 看護目標

(1) 瘙痒が軽減したとの言葉が聞かれる。

(2) 掻破行為がみられない。

(3) 夜間は安眠できる。

(4) 皮膚感染症や眼疾患などを合併しない。

(5) 瘙痒の原因となる内容を理解し，予防できる。

● 看護計画

[1] 観察 次にあげる事項の観察・確認を行う。

　①皮膚の状態（紅潮・鱗屑・乾燥），②掻破痕の有無，③発熱などのバイタルサインの変化，④薬剤の内服状況，⑤瘙痒の程度，⑥精神状態ならびにストレスの有無，⑦夜間の睡眠状態，⑧食生活・嗜好品。

[2] 看護援助

掻破の防止 ▶ (1) 室温を低めにして瘙痒の悪化を予防する。

(2) 外用薬を塗り足し，瘙痒の軽減をはかる。

(3) 適切な寝具を選び，清潔を保つ。

(4) 爪は短く切り，掻破の連鎖を予防する。木綿の手袋を利用する。

(5) 患部をガーゼや包帯で保護する。

不眠の解消 ▶ (1) 瘙痒の強い部位には冷罨法を行う。患者の求めに応じて頭部にも冷罨法を行うことによって，精神的安定がはかられ，入眠が促される場合がある。

(2) 瘙痒が強く眠れないときには，医師の指示に基づいて止痒薬や催眠薬・抗不安薬を使用する。

(3) 不眠の原因が瘙痒以外の場合もあるので，患者の思いを十分に聴き，解決方法をさがす。

精神的援助 ▶ (1) 散歩や趣味などをすすめ，気分転換をはかる。

(2) 治療の効果を伝え，努力をねぎらう。

(3) Aさんが自分で目標を設定するようにはたらきかける。

[3] 指導・教育

スキンケア ▶ (1) 瘙痒と掻破の悪循環（▶12ページ，図1-1）を断ち切る必要性を説明する。

(2) 石けんの使用方法や皮膚の洗浄方法を説明する。

(3) ドライスキンの予防方法を説明する。

瘙痒の処置と管理 ▶ (1) 適切な軟膏処置や内服時の留意点などを説明する。

(2) 瘙痒の強い部位に冷罨法を行うことを説明する。ただし，長時間にわたっ

て冷罨法を行うと，瘙痒が悪化することがあるので注意する。

(3) 大きな目標をもつことも重要であるが，実行可能な小さな目標を設定し，目標を達成できた感覚をもつことが大切であることを伝える。

睡眠の援助▶ (1) 睡眠を障害する嗜好品を飲食しないように説明する。

(2) 昼寝は短時間とし，散歩や趣味などで気分転換をはかるようにする。

#3 ボディイメージの変化や，治療が長引くことによる精神的苦痛がある

● 看護目標

(1) 不安・苦痛の内容が表出できる。
(2) 疾患についての正しい知識が得られ，ボディイメージの変化を受容できる。
(3) 症状のコントロール方法を理解し，肯定的に日常生活を過ごせる。

● 看護計画

[1] **観察**　次にあげる事項を，傾聴や観察によって把握する。

　①表情・言動，②睡眠状態や食事の摂取状態，③治療の進行状況と皮膚の状態，④疾患の理解度と治療への参加姿勢，⑤ボディイメージの変化に対する思い，⑥病状が落ち着いたらなにをしたいか(目標や夢の傾聴)，⑦家族の健康状態および家族による支援の状況。

[2] **看護援助**

(1) 不安・苦痛の表出ができるような環境をつくり，傾聴的態度で接する。
(2) 家族による支援を効果的に受けられるようにするため，健康状態の把握や指導を通じて，家族と信頼関係を築く。
(3) 軟膏処置の効果がみられることや，がんばっていることをねぎらい，Ａさんが自分を肯定的に受けとめられるように援助する。

[3] **指導・教育**

(1) 治癒を目標とせず，症状をコントロールできることが大切であると伝える。
(2) 継続して治療・処置を行うことによって，皮膚の状態を悪化させずに生活ができるので，途中であきらめないで自信を持つように支える。
(3) 服装や髪形などによって患部を目だたないようにしたり，化粧をしても症状を悪化させない方法があることを伝える。
(4) 家族がＡさんの不安やストレスに対応できるように，コミュニケーションスキルについて説明する。

#4 退院後に治療が継続できないおそれがある

● 看護目標

(1) 自宅でも処置が継続できる。

(2) Aさん自身が退院後の生活を想像し，具体的に実行できる方法を考えて，実践できる。

(3) 継続的な治療・処置によって症状をコントロールすることが理解できる。

(4) 皮膚の状態が悪化した場合，すみやかに外来を受診することができる。

● **看護計画**

[1] **観察**　次にあげる事項を傾聴や観察によって把握する。

　①外用処置に関する理解度と内服薬の知識，②軟膏の塗布や包帯などの手技が適切にできているか，③生活背景，④家族の健康状態や治療への協力体制，⑤退院後の生活の目標。

[2] **看護援助**

(1) 仕事をしながらでも処置ができる方法を，Aさんとともに考え工夫する。

(2) 軟膏処置の時間が楽しめるように，つねに肯定的な語りかけを意識する。

(3) Aさんが気づいていない改善の様子を伝え，自信をもてるように励ます。

(4) 家族の健康状態や治療への協力体制を観察し，キーパーソン（長女）にAさんが設定した目標を伝える。そして，家族に協力してもらいたい事項を具体的に伝え，実行できるように説明を行う。

[3] **指導・教育**

(1) 自宅でできる軟膏処置の方法を指導する。軟膏の塗布やリント布の貼付，指包帯などの処置について，Aさんが自分でできるまで繰り返し指導する。

(2) 症状が悪化したときは，すみやかに外来を受診するように説明する。

(3) 家族にも軟膏処置の方法を説明し，協力してもらえるように指導する。

4 実施と評価

#1　皮膚炎の悪化で瘙痒が強く，夜間はよく眠れない

#2　搔破による皮膚感染症や合併症のおそれがある

実施▶　外用部を搔破しないようにガーゼ・包帯で保護し，肌着もガーゼ（木綿）のものとした（▶図7-1）。爪は短く切り，指包帯をして搔破の予防を行った。

　入院時は，瘙痒による不眠があったため，催眠薬としてゾルピデム酒石酸塩（マイスリー®）が処方された。夜間は適宜CMC製品（アイスノン®）を使用し，室温も低めにして瘙痒の悪化を予防した。日中は気分転換を促し，昼寝を長くしないように声かけを行った。

　ドライスキンにならないように適宜保湿剤を塗り足し，また瘙痒が強い部位には副腎皮質ステロイド外用薬を塗り足した。徐々に皮膚の状態が改善したため，体幹はジフルコルトロン吉草酸エステル（ネリゾナ®）へ，顔はヒドロコルチゾン酪酸エステル（ロコイド®）へと外用薬のランクを下げ，経過を観察した。

　瘙痒は軽減し，搔破痕も消失，びらん面も順調に上皮化した。Aさんからは「皮膚のほてりや乾燥による痛みがらくになった」との言葉も聞かれた。しか

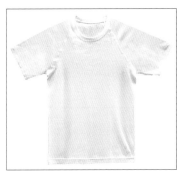

アトピー性皮膚炎患者のためにつくられた肌着。肌が非常にデリケートな新生児の肌着をヒントにつくられた。かたい素材や凹凸が肌に触れると，細やかな傷がついて瘙痒や炎症の原因となるため，縫い目を外側にしたり，タグをつけないようにしたりするといった工夫がされている。

（写真提供：グンゼ株式会社）

▶図7-1　アトピー性皮膚炎患者用の肌着（半袖丸首シャツ）

し，上肢・手の落屑は残っているため，サトウザルベ®軟膏をのばしたリント布の貼付は継続した。

評価▶　軟膏処置の継続で皮膚の状態が改善してくると，「眠れるようになった」との言葉が聞かれた。入院生活でも，搔破をしない，嗜好品を控える，冷罨法やドライスキンのケアを行うなど，生活習慣に気を配る姿が見られた。日中は活発に行動し，ベッドで寝ている姿は見られなくなった。どうしても眠れないときには催眠薬を使用したが，日中に眠けが残らないように，内服時間を調整した。

#3　ボディイメージの変化や，治療が長引くことによる精神的苦痛がある

実施▶　Aさんは，入院時は表情がかたく，軟膏の処置時は沈黙が多かった。精神的に不安定な様子が見られたので，リエゾンナース[1]に相談をした。Aさんは自分の体質や生活習慣のせいで悪化したのではないかという否定的な感情をもっていたので，Aさんがわるいのではなく，たまたま症状がわるくなっただけであることを伝え，自分がわるいという認識をかえるように促した。

　また，これまでの経過から，治療をしていてもよくならないとあきらめている様子が見られた。そこで，Aさんの努力をねぎらい，少しでも皮膚の状態が改善していればそれを伝え，ともに喜ぶようにした。そして，よりよい状態を維持するためにはどうすればよいかをともに考えた。このほか，退院後も服装などの工夫で，あれた肌を目だたなくすることができるとアドバイスをした。

　家族にはコミュニケーションスキルについて説明した。Aさんのわるいところをさがすのではなく，できていることやよくなっていることに目を向け，それを言葉でねぎらうような会話を心がけてもらうことにした。

評価▶　Aさんは入院当初，「このままでは改善しないのではないか」という不安をかかえていた。しかし，処置時のコミュニケーションによって疑問や不安を解決でき，笑顔を取り戻し，笑い声が絶えなかった。

1）リエゾンナース：精神看護の専門看護師のこと。

　ボディイメージが変化した患者は，自己否定的な感情をもつことが多い。長期間にわたる闘病のなかで，自分をせめる感情が強くなってしまうことが考えられる。しかし，患者が自分をせめる必要はなく，肯定的に考えられるように，これまで病気と付き合ってきたことをねぎらうことが非常に大切である。

　Aさんに闘病生活をふり返り，語ってもらい，今後どうしていきたいかを看護師と一緒に考えてもらった。これによりAさん自身が症状をコントロールできているという自己効力感を高め，目標に向かって前進できたと考えられる。

#4　退院後に治療が継続できないおそれがある

実施▶　Aさんには，介護の仕事と家事を両立したいという思いがあり，早々に軟膏療法の指導が開始された。軟膏処置時にAさんと十分なコミュニケーションをとりながら，退院後も実施できる方法をともに考え工夫した。

　院内薬剤師による服薬指導が行われ，さらに基本的なスキンケアの方法やドライスキンの対応方法，副腎皮質ステロイド外用薬の使い方，外来受診日の目安などを医師とともに説明した。キーパーソンの長女に軟膏処置の様子を見学してもらい，退院後の協力をお願いした。

　退院数日前からは，実際に退院したと想定してもらい，仕事をする際の問題点や不安なことをあげてもらい，それらを1つずつ解消していった。日常生活で症状が悪化した原因をさがしたところ，最もひどかった両手は，1日に何回もの手洗い・消毒を行っていたことがわかった。そこで，出勤前に軟膏を塗り，木綿の手袋をはめ，さらにその上からゴム手袋を2枚かぶせて，処置ごとに1枚ずつ交換する方法を提案した。こうすれば軟膏も浸透し，皮膚に刺激を与えずに仕事ができると話し，効果を実感していた。また，リント布の処置が効果的であったため，指包帯の巻き方もあわせて説明した。

評価▶　退院後も治療の継続が重要であり，毎日実施できる方法をAさんとともに考えた。Aさん主体の指導を行うことで，「自分の努力で改善できた」と自信を感じて退院することができた。Aさんは，自信と確実なスキンケアの技術を身につけて退院し，いまも症状をコントロールできている。

●まとめ

　入院生活は，起床や入浴の時間，食事の内容なども決められ，患者にとって受け身の状況である。このような時間が長ければ長いほど，退院後の生活を想像しにくくなる。看護師は，入院はあくまでも通過点であることを理解し，入院時から退院後の生活をイメージできるようなかかわりが必要である。そして，これまでの患者の生活背景や闘病の様子を十分に聴き，患者の努力をねぎらい，これからどうしていきたいかをていねいに確認する。

　治療で目ざすべきは治癒ではなく，症状のコントロールである。また退院

> 後の目標は，看護師が決めるのではなく，患者が自分で設定することが大切
> である。目標を達成するために，どのように日常生活と折り合いをつけてい
> くかを一緒に考えることで，患者の自己効力感が高まり，自信につながる。

B 熱傷患者の看護

　熱傷は多くの人が経験する身近な疾患である。熱傷の症状や重症度は時間と
ともに変化するため，それに応じて治療や看護の内容をかえていく必要がある。
状況に応じた適切な対応を行うためには，看護師自身が幅広い知識と経験を積
み，作業療法士（OT）・理学療法士（PT）や管理栄養士などと協力し，個別性の
ある看護を行っていくことが重要である。

　ここでは，Ⅱ〜Ⅲ度熱傷で全身管理が必要となり，その後，患者自身が処置
をできるようになるまで退院指導を行った事例を取り上げ，その看護過程の展
開について述べる。

① 患者についての情報

■1 患者のプロフィール

- 患者：Bさん（22歳，男性）
- 診断名：Ⅱ度熱傷（一部にⅢ度熱傷あり）
- 入院期間：2019年6月30日〜10月15日
- 既往歴：なし
- 睡眠：約6時間
- 嗜好：偏食
- 職業：飲食店の調理師。仕事が好きで非常に熱心。
- 経済面：あまり余裕はないが，1人で生活できている。
- 家族構成：上京して1人暮らし。実家には父親（52歳），母親（46歳），2人の弟（18歳と14歳），妹（8歳）がいる。
- キーパーソン：母親

■2 入院・転棟までの経過

　2019年6月30日，厨房でコンロをのぞき込んで火をつけたところ，頭髪に
引火した。同僚があわてて上着を脱がせようとしたが，そのとき近くに置いて
あった消毒用エタノールの容器が倒れ，引火して火が全身に広がった。

当院に救急搬送され，ICU で気管挿管や輸液など，呼吸・循環・感染の管理が行われた。7 月 12 日には背部・殿部・両大腿部にデブリドマンが実施され，14 日には右殿部・右大腿内側・左大腿外側に分層植皮術が行われた。

植皮術後は鎮静状態が解除され，7 月 16 日には人工呼吸器から離脱した。栄養摂取の方法は，中心静脈栄養ではなく，最初から経口での摂取に取り組み，すぐにリハビリテーションも開始された。

創部の処置については，シャワー浴による石けん洗浄後，白色ワセリンと非固着性シリコンガーゼ（トレックス®）で保護した。

リハビリテーションの様子から，トイレ歩行が可能な状態と判断し，8 月 1 日に皮膚科病棟へ転棟した。転棟時は転院を検討したが，いずれにしても実家が遠く，家族の協力が得られないため，自宅で処置できる状態まで創部を治療し，退院することが目標となった。

3 転棟時の状況

- 皮膚の状態　右殿部・右大腿内側・左大腿外側・右耳は，びらん状態である。腹部は上皮化しているが，右腸骨稜にかけて皮疹がある。
- 自覚症状　大腿部に疼痛がある。
- バイタルサイン　体温：37.4℃，脈拍：120 回/分（不整脈なし），呼吸：20 回/分，血圧：104/64 mmHg，SpO_2：98%
- 検査データ　表 7-2 に示す。
- 日常生活動作（ADL）　トイレ歩行は可能。食事はベッドアップ 90 度で摂取。シャワー室への移動や検査時には車椅子を使用している。
- 排泄　排便：1 回/日，排尿：6 回/日。まだ尿器やおむつを併用しており，移動が間に合わないときには失禁してしまうことがある。
- 食事　偏食であり，一般食を提供すると残してしまうことが多い。
- 清潔　シャワー浴を週 3 回行っている。
- 睡眠　ICU では催眠薬のリスペリドン（リスパダール®）を使用していた。
- 精神状態　発語が少なく，緊張している。

▶表 7-2　B さんの検査データ

検査項目	B さんの結果	基準値（目安）
赤血球数（RBC）	353 万/μL	427〜570 万/μL（男性）
ヘモグロビン濃度	10.1 g/dL	13.5〜17.6 g/dL（男性）
白血球数（WBC）	7,900/μL	4,000〜9,000/μL
アルブミン	2.9 g/dL	3.8〜5.2 g/dL
血液尿素窒素（BUN）	8.5 mg/dL	9〜21 mg/dL
クレアチニン（Cr）	0.51 mg/dL	0.65〜1.09 mg/dL（男性）
C 反応性タンパク質（CRP）	0.44 mg/dL	0.3 mg/dL 以下

✓チェックポイント

- [ ] **重症度**：熱傷の重症度はどの程度か。
- [ ] **合併症**：バイタルサインや検査データから合併症は考えられないか。
- [ ] **栄養管理**：創傷治癒のために必要な栄養状態はどうか。
- [ ] **皮膚機能**：バリア機能や体温保持機能はどの程度障害されているか。
- [ ] **日常生活動作**：ADL の評価はどの程度か。
- [ ] **精神面**：心的外傷後ストレス障害(PTSD)はみとめられないか。
- [ ] **家族看護**：家族への支援は必要ないか。B さんを支えるキーパーソンは誰か。

---

② 看護過程の展開

1 アセスメント

　ICU からの転棟にあたり，あらためて身体的・精神的・社会的側面からのアセスメントを行った。

　[1] 身体的側面　環境の変化による不眠や，処置時の疼痛などの症状への対応が必要となる。

　(1) 創部の処置の際に疼痛がある。

　(2) B さん自身で創部の処置ができない。

　(3) 動けないことによるセルフケア不足がある。

　(4) 環境の変化によって不眠状態にある。

　(5) 創部の感染症が悪化するおそれがある。

　[2] 精神的側面　全身状態の安定を確認してから，病状の認識や精神的ストレスの有無などを把握する。

　(1) 動けないことによる不安やストレスがある。

　(2) 疼痛によるストレスがある。

　[3] 社会的側面　救急搬送により入院・手術となったため，仕事や家族の状況などについて，再度情報を収集する必要がある。とくに，突然の事故で大切な家族が入院するというできごとは，家族関係に大きな影響を及ぼすため，十分なアセスメントのうえ，家族への支援も求められる。

　(1) もとの生活や仕事に戻れるか，不安がある。

　(2) 家族は心配をしているが，遠方に住んでいて，協力が得られにくい。

2 看護問題の明確化

　上記のアセスメントの結果から，次のような看護上の問題を明らかにした。

#1　創部の感染症悪化および治癒遷延のおそれがある

　#2　疼痛によって身体可動性が障害され，セルフケア不足が生じる

　#3　家族への心理的支援が必要である

　#4　退院後，治療を継続できないおそれがある

3　看護目標と看護計画

　#1　創部の感染症悪化および治癒遷延のおそれがある

● 看護目標

　(1) 創部の感染症が改善し，治癒する。

　(2) 栄養状態が改善され，創部の上皮化が促される。

● 看護計画

　[1] **観察**　次にあげる事項の観察・確認を行う。

　　①創部からの滲出液(しんしゅつ)の性状・臭気，②創部の発赤・腫脹・疼痛の有無，③熱型，④検査データ(感染・炎症の有無，肝機能，腎機能)，⑤栄養状態(血中タンパク質量，貧血の有無)，⑥食事摂取量，⑦処置の方法。

　[2] **看護援助**

感染予防と治療▶ (1) 処置時は標準予防策(スタンダードプリコーション)を徹底する。

　(2) 創部の洗浄をていねいに行う。

　(3) 滲出液による汚染がある場合は，すみやかにガーゼを交換する。

　(4) 血液培養検査用の採血時は，介助を行って患者の苦痛を軽減する。

　(5) 抗菌薬投与後は，副作用を見逃さないように注意する。

体温調節▶ (1) 低体温とならないように，室温や着衣の管理をする。

　(2) 発熱時に悪寒戦慄(おかんせんりつ)が出現した場合は，十分に保温し，体温が上昇しきったら冷罨法を行う。また，医師の指示によって解熱薬を投与する。

　(3) 脱水に注意して水分摂取を促す。

栄養状態▶ (1) 栄養状態を良好に保ち，創部の治癒の促進をはかる。

　(2) 管理栄養士と情報を共有し，食事の形態の工夫をする。

　#2　疼痛によって身体可動性が障害され，セルフケア不足が生じる

● 看護目標

　(1) 疼痛が軽減される。

　(2) 夜間よく眠れる。

　(3) リハビリテーションを積極的に行うことで，日常生活を自立して過ごせる。

● 看護計画

[1] 観察

　①疼痛の部位・程度，どういうときに痛くなるかを把握する，②痛みを視覚的評価スケール visual analog scale（VAS）などの指標を用いて評価する（▶図7-2），③夜間の睡眠状態についての情報を得る，④リハビリテーションの進行状況を把握する，⑤関節拘縮予防の運動を1人で実施できているかを把握する，⑥ADLを確認し，無理な動きはないか，安全に行えているかを把握する。

[2] 看護援助

痛みの評価と鎮痛 ▶ (1) 痛みの程度を傾聴する。痛みの評価スケールを使用し，どの看護師がアセスメントをしても差が出ないように客観的に判断する。

(2) 鎮痛薬を使用する。処置の30分前に鎮痛薬を内服してもらい，鎮痛薬の効果を確認する。

(3) 処置が短時間で行えるように，必要物品を準備する。医師とカンファレンスを行い，よりよい方法を検討する。

(4) コミュニケーションを通じてBさんの努力をねぎらい，目標を見失わないように援助を行う。

(5) 痛みで眠れない場合は，包帯の巻き方と滲出液の状態を確認する。問題がなければ，医師の指示によって鎮痛薬や催眠薬を内服してもらう。

リハビリテー ▶ (1) 個室でもリハビリテーションが継続できるように，環境を整える。
　　ション
(2) 自宅でも継続できるリハビリテーションの方法をともに考え，練習する。

(3) 積極的に声かけを行って病院内の散歩やストレッチなどを促し，体力を維持できるようにする。

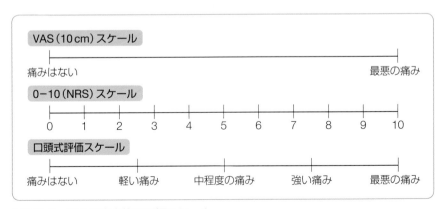

▶図7-2　痛みの代表的な評価スケール

#3 家族への心理的支援が必要である

● 看護目標

(1) Bさんの家族が，困っていることを表現できる。
(2) Bさんのためにできることを家族で話し合い，行動できる。
(3) Bさんの家族が，目標とする退院後の生活をイメージできる。

● 看護計画

[1] 観察　Bさんの家族について，以下の事項を把握する。

　①Bさんが受傷したことへの対応状況，②生活背景や健康状態，③家族のライフサイクル(家族の発達段階)，④キーパーソン，⑤サポート体制，⑥治療の理解度，⑦価値観や闘病についての考え。

[2] 看護援助

(1) 家族の健康状態とライフサイクルを理解したうえで，Bさんをサポートできる状況か判断する。家族の機能が低下していると判断した場合は，適切な支援を受けられるように，ほかの医療職にも協力を依頼する。家族がBさんをサポートできる状況であれば，家族として今後どのような生活をイメージしているのかを語ってもらい，実現できる小さな目標を設定する。

(2) 家族が退院後の生活を思い描けるように相互のコミュニケーションを促しながら援助する。家族がこれまで困難な状況や危機的状況をどのようにのりこえてきたのかを語ってもらい，強みを把握し，今後の援助につなげる。

#4 退院後，治療を継続できないおそれがある

● 看護目標

(1) Bさんの退院後への不安が少なくなる。
(2) Bさんが自立して処置を行うことができ，自宅でも継続できる。

● 看護計画

[1] 観察

退院後の生活▶　①これからどのように過ごしていきたいのか，目標を傾聴する，②職業復帰支援などの公的サービスの有無を確認する，③友人や地域のボランティアなど，家族以外のサポート体制を確認する。

退院後の処置▶　①Bさんが疾患をどのように理解しているかを確認する，②処置の内容・方法などを理解できているかを確認する，③退院後の生活における注意点を理解できているのかを確認する，④退院後の通院体制を確認する。

[2] 看護援助

退院後の生活▶(1) 受傷時の状況やICUでの治療，現在の病棟での治療についてどのように

　　　　思っているのかを語ってもらう。日常生活や仕事などの経済面も考慮して，今後どのような治療を選択し，生活していきたいかを明確にしていく。

　　（2）偏食をせずにバランスのよい食事を摂取するように指導する。

　　（3）生活指導用パンフレットを作成し，退院後も内容を確認できるようにする。

退院後の処置▶（1）実施可能な処置方法を検討し，実際に行ってもらい，さらに工夫する。

　　（2）保湿や日焼け予防など，熱傷治癒後の基本的なスキンケアを説明する。

　　（3）家族に処置の方法を見学してもらい，実際に行ってもらう。

　　（4）どのようなときに外来受診をすればよいか，シミュレーションを行う。

4　実施と評価

#1　創部の感染症悪化および治癒遷延のおそれがある

実施▶［1］**薬物療法**　右腸骨稜に伝染性膿痂疹様の皮疹があり，両大腿部にはびらんがあった。皮疹にはナジフロキサシン（アクアチム®）軟膏を塗布していたが改善がみられず，メチシリン耐性黄色ブドウ球菌（MRSA）感染症を疑ってリネゾリド（ザイボックス®）の内服に変更された。また，アクアチム®軟膏の塗布から，皮膚欠損用創傷被覆材（メピレックス®）の貼付に変更となった。

　　［2］**創部の洗浄**　医師の指示のもとに創部洗浄を行った。最初はシャワー浴と生理食塩水での洗浄を1日おきに行っていたが，両大腿部の皮疹が悪化したため，毎日のシャワー浴に変更した。

　　［3］**薬剤の変更**　創部の細菌培養検査の結果，多剤耐性緑膿菌が検出された。医師より抗菌薬の変更が指示され，点滴を開始した。創部の外用処置は，スルファジアジン銀（ゲーベン®）軟膏とトレックス®に変更となり，経過を観察した。抗菌薬投与中は副作用に注意し，検査データから炎症反応や肝機能，腎機能を確認しながら，全身状態のアセスメントを行った。

　　［4］**栄養状態**　肝機能や腎機能の指標に注意しながら，管理栄養士と相談し，血中タンパク質の量や貧血の改善をはかることにした。偏食による摂取不足を避けるため，一般食から学童を対象とした高エネルギー食に変更し，テルミール®やプロッカ®などの栄養補助食品を追加した。さらに，退院後もバランスのよい食事をするように食事指導を行った。

評価▶　抗菌薬の点滴や適切な洗浄によって，感染状態は悪化せずに経過した。創部の感染が全身状態に与える影響の把握と，抗菌薬の副作用の早期発見に努めた。また，リハビリテーションに専念できるように，固定方法を工夫した。毎日Bさんと医師・看護師が話し合いをしながら，昨日はここがやりにくかったから，今日はこうしてみよう，と安楽な処置法を考え，実施することができた。

#2　疼痛によって身体可動性が障害され，セルフケア不足が生じる

実施▶［1］**洗浄と処置**　ガーゼをはがす際や，シャワー浴で創部を洗浄するときには刺激により痛みが増強するため，処置の約30分前に鎮痛薬を内服してもらっ

た。最初は看護師・医師がすべて処置したが、Bさんに方法を説明し、少しずつ行ってもらった。創部の状態が改善してくると、自分でガーゼをはがし、洗浄できるようになった。ときに鎮痛薬の内服も忘れるほど、疼痛も軽減していった。

[2] **リハビリテーション**　入院当初は食事・排泄にも介助が必要だったが、作業療法・理学療法の実施に伴い、日常生活が自立していった。OT・PTとカンファレンスを開催し、Bさんの目標実現のためにはどのような援助を行えばよいのかを話し合った。そして、日常生活のなかに作業療法や理学療法の動作を取り入れ、毎日継続できるようにした。

　Bさんはリハビリテーションを積極的に行い、作業療法では調理を行う姿も見られるようになった。関節の拘縮予防のため、ベッド上でもストレッチを行った。また、運動の効果により夜間も安眠ができるようになった。退院時には跛行もなくなり、歩行が安定した。

評価▶　鎮痛薬の使用で痛みへの恐怖心がなくなり、冷静に状況を理解できる状態で処置を行うことができた。シャワー室や衛生材料の準備を確実に行い、処置も短時間で終わるように工夫した。シャワーで創部を洗浄するときは、その必要性を十分に説明し、さらにBさんががんばっていることを認め、励ましながら行った。毎日の励ましによって笑顔が見られるようになった。

#3　家族への心理的支援が必要である

実施▶　家族の健康状態はおおむね良好であり、キーパーソンである母親もサポートが可能な状態であった。Bさんの実家は遠く、また妹が幼いため頻繁に通うことはむずかしかったが、父親や弟の協力によって解決できた。

　家族には、困っていることや心配なことがないかを話してもらった。Bさんの後遺症や将来のこと、今後の通院のことなど、家族にはさまざまな不安があったが、相談によって1つひとつ不安を解消し、励ましていった。

評価▶　遠方の家族は当初は不安な表情であった。家族が突然受傷し、ICU管理下におかれるという非日常的な状況を受け入れるまでに時間がかかるのは当然である。そして、このようなストレスをかかえている家族は、情報と状況の認識を正確にできない可能性がある。家族の心情を十分に理解したうえで説明を行い、その内容を理解できているかを確認する必要がある。

#4　退院後、治療を継続できないおそれがある

実施▶ [1] **退院後の社会復帰支援と生活指導**　Bさんに退院後にしたいことを聞いたところ、復職への希望が強かった。そこで、医療ソーシャルワーカーやOTとともに相談し、職場への訪問やリハビリテーションの継続、労災保険の手続きなどの支援を行うことになった。

　退院時には、プライマリナースが生活指導用のパンフレットを渡し、自宅で

もスキンケアや食事などの日常生活における注意点や，外来受診の目安を確認できるようにした。

[2] 処置方法の指導　自宅で行いやすい処置方法を検討し，症状の悪化がみられないことを確認して，Bさんに洗浄・処置の練習をしてもらった。そのつど注意点を説明して，わからないことや不安の有無を確認した。

　家族は遠方であったが，合計2回，時間を調整してもらい，リハビリテーションやシャワー浴の見学と，洗浄・処置を行ってもらった。実施後，家族の視点から心配なことを話してもらって解決策を提案した。

評価▶　多職種と連携することで，Bさんが仕事場へ戻る見通しをつけることができた。Bさんの意欲が強かったため，退院後の生活やリハビリテーションにおける注意点などについて，熱心に学ぶ様子がうかがえた。

　処置については，Bさんが慣れるまでは看護師が主体的に行い，Bさんが自分でやってみようという気持ちになってから指導を開始した。最初は看護師が決めた処置の方法を実践してもらったが，慣れてきたところでBさんがどのように処置を行いたいかを聞き，具体的に処置の方法を工夫していった。家族は積極的に治療を受けるBさんの姿を見ることで安心していた。

●まとめ

　Bさんは，皮膚科に転棟してきたときは表情がかたく，訴えの表出も少なく緊張している状態であった。Bさんの思いにそって看護目標を実現するために，病棟が安心できる環境であり，医療スタッフが信頼できる存在であることを理解してもらえるように援助した。

　創部感染はコントロールがむずかしく，処置方法がたびたび変更されることがある。抗菌薬は投与間隔・投与速度が重要であり，医師の指示のもと確実な投与が必要である。また，腹部症状や肝・腎機能に影響を及ぼすおそれがあるため，副作用の早期発見を行うことも重要な看護である。

　Bさんは，もう一度調理の仕事をしたいと夢を語っていた。その思いを実現するためには機能訓練が課題であった。多職種と連携して，毎日の訓練や適切な鎮痛薬の使用，栄養管理などを実施し，さらに処置をそばで見まもってBさんを励ますことで，自宅に帰る目標をあきらめないように伝えた。

　Bさんの家族が動揺するのは当然であり，家族もBさんと同じように看護の対象として援助をする視点が重要である。家族のかかえている不安や混乱を整理し，これからの目標を一緒に考えることが大切である。

　病棟の医師や看護師と信頼関係を築くことができたBさんは，退院指導に対しても前向きに取り組み，目標どおり自宅退院となった。自宅でも処置・リハビリテーションを継続し，「大好きな調理の仕事に戻りたい」との前向きな姿勢で退院することができた。

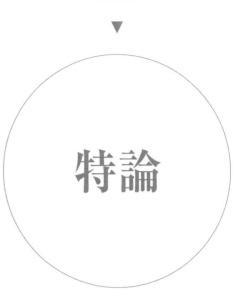

特論

褥瘡患者の看護

　　近年，わが国において褥瘡の予防・治療に関心がもたれるようになった背景には，超高齢社会の特徴として，自力では動けない状態が容易にもたらされる要介護高齢者の増加が避けられない社会状況があった。

　　超高齢社会に伴う健康問題の1つといえる褥瘡発生リスク保有者の増加に対して，褥瘡の予防・治療の最前線で専門的な知識や技術をもつ看護職に期待される役割はますます大きくなってきている。

　　自力で動けない患者に発生する褥瘡は，局所的な廃用症候の1つである。廃用症候群の予防のための看護がすなわち褥瘡予防看護である。褥瘡そのものにのみ焦点をあてた「木を見て森を見ず」の看護は，患者の安全を阻害し，不利益をもたらす看護にしかならないことを忘れてはならない。

A 褥瘡の予防とケアの動向

① 褥瘡を予防することの重要性

褥瘡有病率▶ 2016（平成28）年の日本褥瘡学会の調査[1]によると，訪問看護ステーションでの褥瘡有病率は1.93％であり，訪問看護の対象者の50人に1人は褥瘡が発生していると推計される。また，一般病院でも2.46％と，40床の病棟に1人程度の有病率であり，つねに褥瘡の予防や治療を必要としている対象者が看護職の身近にいることが分かる。

褥瘡の予防や治療が必要な人の増加▶ 褥瘡は，廃用症候群のなかの1つの症状であり，寝たきりの高齢者においてはとくに予防が大切になる。『平成29年度　介護保険事業状況報告』によると，2017（平成29）年度末の要介護（要支援）認定者は641万人に上り，その3割にあたる約224万人は，要介護3以上で自力で移動が困難なすわりきり，または寝たきり者と考えられている。

　　75歳以上の後期高齢者の割合が2016年には人口の13.5％に達したが，2025年には18％，2035年には20％をこえると推計され，今後ますます褥瘡の予防や治療が必要な対象者が増加すると考えられる。

予防対策のカギ▶ 褥瘡はいったん発生すると治癒がむずかしく，進行すれば生命の危機をもたらす病態である。また，治療には多大な時間と費用がかかる。「予防にまさる治療なし」といわれるが，直接の原因である自力で動けない状態から寝たきりにしないこと，また自力で動けないなら動かすための支援が実践されることが，予防対策のカギであることはいうまでもない。

---

1) 日本褥瘡学会実態調査委員会：第4回（平成28年度）日本褥瘡学会実態調査委員会報告　1　療養場所別褥瘡有病率，褥瘡の部位・重症度（深さ）．日本褥瘡学会誌20(4)：423-445，2018.

② 世界における褥瘡ケアの動向

褥瘡は，創傷治療のパラダイムシフト以前には，積極的な治療対象にはならない創傷として，医師が積極的に取り組むことはなく，看護職にそのケアがゆだねられてきた背景がある。

創傷治療の▶
パラダイムシフト

世界各地では，1980 年代から褥瘡を含めた難治性潰瘍[かいよう]の治療について強い関心がもたれるようになった。その背景には，1970 年後半にストーマケアに変革をもたらした皮膚保護材（バリケア®）の開発を契機に，それらを褥瘡治療に拡大して使用されたことに始まる創傷治療のパラダイムシフトがあった。

皮膚保護材は，湿潤環境理論に基づく治療環境を創部に形成する機能をもつ近代ドレッシング材の開発のきっかけをつくった。これまで難治性潰瘍として治癒させることは至難のわざとされていた褥瘡にも，近代ドレッシング材を使用して，治癒を目標にした治療を実施することが可能になったのである。

総合的な褥瘡対策▶

褥瘡も治癒が可能な創傷の 1 つとして，局所のみならず全身的治療環境整備に目を向ける必要があること，そして多職種からなる医療チームでかかわるべき病態として理解されるようになり，総合的な褥瘡対策に関心がもたれるようになった。

科学的根拠に▶
基づく褥瘡対策

アメリカでは，1992 年に「褥瘡予防のガイドライン」が，さらに 1994 年には「褥瘡治療のガイドライン」が保健福祉省の医療政策・研究機関 The Agency for Health Care Policy and Researh（AHCPR）から発表された。

科学的根拠に基づく予防と治療を提供する基準となるガイドラインが示される前までは，褥瘡の処置は経験に基づいて行われていたが，これらのガイドラインにより褥瘡対策は画期的に進歩した。なお，ガイドラインは高騰する医療費に対する具体的政策として，医療従事者に限らず患者や家族にも活用されることを目的につくられた。

2019 年には，アメリカ褥瘡諮問委員会 National Pressure Ulcer Advisory Panel（NPUAP）・ヨーロッパ褥瘡諮問委員会 European Pressure Ulcer Advisory Panel（EPUAP）・オーストラリアなどが加盟する PPPIA（Pan Pacific Pressure Injury Alliance）に日本褥瘡学会も参画して，国際的なガイドラインとして「褥瘡の予防と治療のガイドライン（第 3 版）」が作成された。

③ わが国における褥瘡ケアの動向

わが国では，多職種で構成される**日本褥瘡学会**が 1998（平成 10）年に発足した。こうして多くの医療専門家が予防・治療法を研究し，その成果をケアに還元する機会がつくられた。

ここでは，わが国における診療報酬ならびに褥瘡に関する評価ツールやガイドラインなどの動向を概観し，褥瘡ケアの動向を述べる。

1　看護の専門性評価としての診療報酬の動向

褥瘡対策 ▶　2002（平成 14）年 4 月に厚生労働省から通知・告示され，同年の 10 月から実施された「褥瘡対策未実施減算」は，これまで褥瘡は看護の恥とされ，看護職まかせにしていた医師や医療施設経営者に多大な影響を与え，褥瘡対策に対する関心を急激に高めさせた。多職種からなる褥瘡対策チームや委員会の設置，ならびに褥瘡評価などの褥瘡対策に関する診療報酬は，2004（平成 16）年には加算として評価されるようになった。そして，2012（平成 24）年には入院基本料の一部として評価されることで，すべての病院で最優先のケア体制として取り組まれるようになった。さらに，2018（平成 30）年には，スキン-テアが危険因子として追加されるようになった。

褥瘡ハイリスク ▶
患者ケア加算　2006（平成 18）年の診療報酬の改定において「褥瘡ハイリスク患者ケア加算」が新設された。これは，褥瘡管理は，医療従事者がそれぞれの専門性を発揮して取り組むチーム医療によって成果が得られることを意味している。ハイリスク加算の算定条件に，専従の褥瘡管理者として褥瘡管理の専門的知識と技術を備える ET/WOC 看護認定看護師[1] の貢献が評価され，診療報酬に反映された

> **Column**　スペシャリスト看護師を活用した医療チームでの取り組み
>
> 　幅広い看護分野で，患者のケアにあたるジェネラリスト看護師と，特定の看護分野において高度な知識やスキルを身につけているスペシャリスト看護師が教育されてきている。近年，スペシャリスト看護師を活用した医療のチームでの取り組みに対して，診療報酬による評価が進んでいる。
>
> 　褥瘡ケアに関するスペシャリスト看護師の代表として，皮膚・排泄ケア認定看護師がいる。その数は 2019 年 2 月の時点で 2,475 人に達し，規模の大きい病院を中心に容易に活用できるようになっている。以下のような場合において，皮膚・排泄ケア認定看護師には，より質のよいチーム医療の提供に努めることが期待されている。
>
> ・ハイリスク患者の困難な褥瘡予防（終末期や体動困難な超急性期の患者など）
> ・褥瘡か否か不明なとき
> ・カテゴリーⅢ以上の褥瘡ケア計画
> ・在宅ケアや外来との連携
> ・ケアが複雑だったり負担が大きくて継続が困難なとき
> ・医療専門職どうしで意見が異なったり協力が困難なとき
> ・さまざまな除圧器具や創傷被覆材の選択や使用方法で困ったとき
> ・患者や家族がより詳しい説明を要求したとき
>
> 　また，2015 年に厚生労働省により新設された特定行為研修制度において，創傷管理関連の研修を修了した看護師は 2018 年 9 月時点で 731 名おり，在宅での創のデブリドマンなどの創傷ケアの担い手として期待されている。

---

1) 日本看護協会の認定看護師の認定看護分野名の 1 つで，2007 年 7 月に創傷・オストミー・失禁（WOC）看護認定看護師から皮膚・排泄ケア認定看護師に名称が変更された。

ことは，看護の専門性が評価された成果といえる。2012 年にはハイリスクな患者には診療計画書の記載が義務化され，2018 年にはハイリスクの条件に長期医療関連機器使用が追加された。

居宅における▶
褥瘡管理の評価

2012 年に退院後の褥瘡治癒促進を目標としている入院患者について，保健医療機関および訪問看護ステーションに診療報酬が新設された。同時に深い褥瘡に対して訪問看護の充実がはかられ，皮膚・排泄ケア認定看護師が訪問看護ステーションなどの看護師と同行訪問することが評価されるようになった。退院後の褥瘡治癒促進を目標としている入院患者（在宅医療への移行患者）にも，退院時に連携することで，保健医療機関および訪問看護ステーションに診療報酬算定が認められた。

加えて，それまで保険適応外であった在宅で使う創傷被覆材にも，医療施設内と同様に保険が適応され，在宅でも創傷被覆材が使えるようになった。

2018 年には，情報通信技術(ICT)による遠隔カンファレンスが要件として認められ，算定回数が月 5 回まで増やされた。

2 DESIGN® · DESIGN-R®

日本褥瘡学会は，リスク評価法・創傷評価法として，2002 年に「DESIGN®」(褥瘡経過評価表)を発表した。その後，2008 年に「DESIGN®」を改訂し，「第 10 回日本褥瘡学会学術集会」において，「DESIGN-R®」(褥瘡状態スケール評価改訂版)を公表した。「DESIGN-R®」は，学会評議員が所属する大学病院や療養型病院などの医療施設での 3,601 の症例から得られたデータをもとに日本褥瘡学会学術ワーキングメンバーにより作成され，現在では臨床における褥瘡評価の共通ツールとして使用されている。

また，2020 年には「深部損傷褥瘡(DTI)疑い」と「臨界的定着疑い」の評価項目を追加した「DESIGN-R®2020」を公表している。

3 ガイドラインの動向

2005 年にわが国において最初に策定された「科学的根拠に基づく褥瘡局所治療ガイドライン」は，2009(平成 21)年に褥瘡の予防および発生後のケアが追加され，褥瘡管理(予防から治療まで)の一貫したガイドラインとなり「褥瘡予防・管理ガイドライン」として発刊された。日本褥瘡学会はこれを改訂し，2015 年には「褥瘡予防・管理ガイドライン(第 4 版)」を発表している。これに基づき，エビデンスに基づいたガイドラインと，エキスパートオピニオンも加味した実践的なケアについての解説書として「褥瘡ガイドブック」と「在宅褥瘡予防・治療ガイドブック」が普及している。

さらに，2022 年には，これまでにコンセンサスが得られていなかった 14 の重要臨床事項についての推奨事項を記述した「褥瘡予防・管理ガイドライン(第 5 版)」が策定されている。

B｜褥瘡ケアの実際

① 褥瘡発生のメカニズム

　組織への持続的な物理的負荷(外力)が，褥瘡の直接的な発生要因であることが解明されている。日本褥瘡学会は褥瘡の発生メカニズムについて，「身体に加わった外力は，骨と皮膚表層の間の軟部組織の血流を低下，あるいは停止させる。この状況が一定時間持続されると組織は不可逆的な阻血性障害に陥り褥瘡となる」と定義している(2005年)。

　褥瘡の発生には，阻血性障害のみならず，体位変換などの動かす支援により血行が再開されることによって生じる再灌流障害や，リンパ系の機能障害，組織・細胞の機械的変形などが，複合的に関与している。これらの要因による細胞死・細胞障害により，褥瘡が発生すると考えられている(▶図1)。

1　褥瘡の発生原因となる力と時間の関係

　褥瘡の発生原因となる組織にかかる負荷の大きさ(加圧力)と持続する時間(加圧時間)については，動物実験で70 mmHgの力が2時間持続的に組織にかかると組織に損傷がおこるとの報告がある。この報告などから，褥瘡予防の基本的なケアとして，これまで体位変換は2時間ごとに行われているが，それ

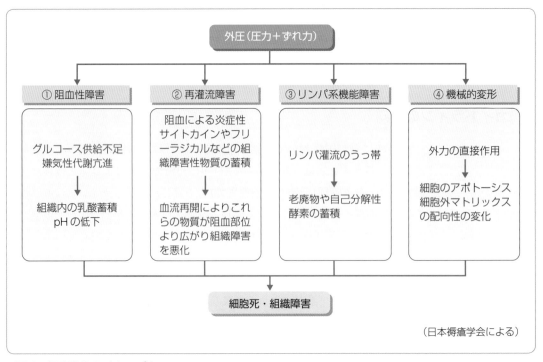

▶図1　褥瘡発生のメカニズム

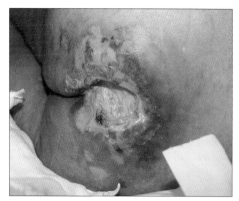

仙骨部の皮膚は大きく欠損し，創面には皮下脂肪層が露出している。創底の大部分は白色の薄い壊死組織でおおわれているが，肉芽がわずかに観察できる。周囲皮膚は滲出液や接着テープに関連した慢性的な炎症と繰り返される皮膚剥離による，びらんならびに色素沈着と色素脱出が見られる。

右足踵外側の一部に，紫斑を伴う大きな水疱をみとめる。周囲に軽度の紅斑を伴っているが，水疱は破綻しておらず，内部環境が保たれている。

▶図2　カテゴリーⅣ褥瘡（仙骨部）　　　　▶図3　カテゴリーⅡ褥瘡（踵部）

により必ずしも褥瘡が予防できるとは限らない。

　しかし，褥瘡は廃用症候群の局所症状の1つであり，動かす意味は大きい。むしろ廃用症候群の予防のために，少なくとも2時間ごとに体位変換をすることは，自力で動くことができない人に対して積極的に実施すべき動きの刺激としてのケアの意味があるといえる。

　組織に大きな負荷がかかっていても持続時間が短ければ，組織損傷は生じないことがわかっている。たとえば，バレリーナがバレエを踊るときにトゥシューズのつま先には全体重がかかるが，褥瘡の発生にはいたらない。反対に，組織にかかる負荷が小さいとしても，持続時間が長ければ，褥瘡が発生するリスクがある。たとえば，自分で動けない人にエアマットレスなどの体圧分散用具を使用し，マットレスに接触する組織にかかる負荷を小さく保つことができたとしても，体位変換などの動きの支援を行わなければ，組織損傷が生じる。体圧分散用具を使用しても，仙骨部や踵部などの骨の突出部に褥瘡が発生する危険性につながることになる（▶図2，3）。

2　褥瘡の発生原因となるずれ・摩擦

　褥瘡の好発部位は，骨の突出部に一致することが多いが，殿裂脇や踵部外側など，骨の突出部とは一致しない皮膚にもよく発生する。それは，頭側挙上の姿勢を持続すると上体が下方にずれ落ち，皮膚に生ずるずれの力，いわゆる剪断応力が長時間はたらくからである。これにより，組織の血流が阻害されて虚血がおこり，褥瘡が発生する。

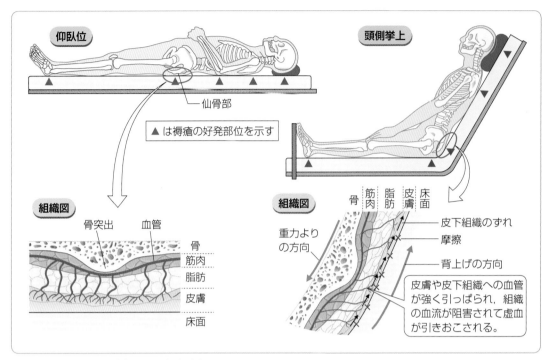

▶図4　ずれ(剪断応力)による血流障害

　　高齢者の場合，筋肉や脂肪の減少や，皮膚の弾力の減少により，殿部の皮膚のゆるみがより大きくなる。頭側挙上の姿勢が持続した場合，殿部の皮膚は，ベッドの表面と接触していて摩擦力で滑りにくいため，もとの位置に近いところにとどまる。それに対し，皮膚を除いた骨盤臓器や筋肉を含む身体組織は，重力の影響を受けて，皮膚の位置よりかなり尾側の位置まで落ち込む。その結果，皮下脂肪や血管を含む皮下組織が，頭側と尾側に引っぱられ(剪断応力)，組織の血流が阻害されて虚血がおこる(▶図4)。

　　このように，剪断応力により過伸展した血管の内腔が狭くなったり，閉塞したりすることになる。重ねて，もとよりある重力による圧縮応力も組織に生じており，皮下組織に対して2つの応力が同時に負荷となって，虚血状態が持続しやすくなる。さらに，3つ目の力である摩擦力が，皮膚表面の損傷リスクを高める。皮膚は重力による圧縮応力には比較的耐性があるが，剪断応力と摩擦力が同時に負荷となることにより，皮下組織の損傷や，阻血，表皮の剥離に陥り，褥瘡が生じやすくなる。

　　ポジショニングや移動に関連して組織に生じるこのような剪断応力や摩擦力を排除するための技術として，「圧抜き」がある。皮下組織ならびに皮膚表面の損傷を予防するためには，ポジショニングごとに皮下組織に負荷された剪断力と皮膚表面の摩擦力の解放(圧抜き)を行うことが重要となる。

3 褥瘡の危険因子

褥瘡対策として厚生労働省から病院に義務づけられている「褥瘡の危険因子の評価」では，皮膚の耐久性を低下させる項目のアセスメントが必要とされている（▶表1）。この表の最下行の「皮膚の脆弱性（スキン-テアの保有，既往）」は，2018年に追加された項目である。

② 褥瘡の好発部位と褥瘡発生リスクのある人々

1 褥瘡の好発部位

「自力で動けない状態」にあることは，褥瘡の直接的な原因の1つである。動かす支援が実施されないと，マットレスに接触する骨突起部に，褥瘡の発生初期にみられる発赤が出現し，動けない，動かさない状態がさらに持続すると皮膚潰瘍へと容易に進行する。マットレスに接触する骨突起部位は，すべて褥瘡の発生リスク部位といえる。仰臥位と半座位の好発部位を図4に示す（▶256ページ）。褥瘡の好発部位である骨突起部の組織には，骨に近いほど広範囲に強い力がかかることがわかっている。

2 褥瘡の発生リスクのある人々

[1] 自力で動けない人，寝たきり状態にある人　脳血管障害や脊髄損傷による麻痺などの知覚障害がある人や高齢者では，自立した活動性・可動性が低下する。なお，知覚障害がなくても自分で動こうとする意欲がそこなわれる状態にある人や，認知症などで圧迫を取り除く行為が積極的にできない人も褥瘡の発生リスクのある人になる。

▶表1　褥瘡の危険因子の評価

<table>
<tr><th colspan="2"></th><th colspan="3">日常生活自立度　　J(1, 2)　A(1, 2)　B(1, 2)　C(1, 2)</th><th>対処</th></tr>
<tr><td rowspan="7">危険因子の評価</td><td>・基本的動作能力　　　（ベッド上　自力体位変換）
　　　　　　　　　　（イス上　坐位姿勢の保持，除圧）</td><td>できる
できる</td><td colspan="2">できない
できない</td><td rowspan="7">「あり」もしくは「できない」が1つ以上の場合，看護計画を立案し実施する</td></tr>
<tr><td>・病的骨突出</td><td>なし</td><td colspan="2">あり</td></tr>
<tr><td>・関節拘縮</td><td>なし</td><td colspan="2">あり</td></tr>
<tr><td>・栄養状態低下</td><td>なし</td><td colspan="2">あり</td></tr>
<tr><td>・皮膚浸潤（多汗，尿失禁，便失禁）</td><td>なし</td><td colspan="2">あり</td></tr>
<tr><td>・皮膚の脆弱性（浮腫）</td><td>なし</td><td colspan="2">あり</td></tr>
<tr><td>・皮膚の脆弱性（スキン-テアの保有，既往）</td><td>なし</td><td colspan="2">あり</td></tr>
</table>

（日本褥瘡学会編：褥瘡関連項目に関する指針——平成30年度（2018年度）診療報酬・介護報酬改定. p.7, 照林社, 2018による）

▶表2　褥瘡発生の危険要因と警戒要因

危険要因
- 意識状態低下
- 関節拘縮
- 病的骨突出
- 浮腫

警戒要因
- 皮膚湿潤
- 体位維持低下
- 血清アルブミン：3.0g/dL ↓
- ヘモグロビン：11.0g/dL ↓
- 血清コレステロール：160mg/dL ↓

（大浦武彦ほか：褥瘡治療・看護・介護機器の総合評価ならびに褥瘡予防に関する研究，平成10-長寿-012，厚生労働省平成12年度長寿科学総合研究報告書．p.49，2001による）

[2] **栄養不良状態にある人**　低栄養が継続すると皮膚は萎縮し，脆弱化する。また皮膚の保湿成分や皮脂が減少し，バリア機能が低下する。その結果，圧迫や摩擦などの外力や，便などの刺激物，細菌などの微生物への耐性が減少し，皮膚は損傷しやすくなる。

[3] **高齢者**　外力の受容体になる皮膚の健康状態や，加齢に伴う外力に対する組織の抵抗力（組織耐久性）の低下は，褥瘡の発生リスク要因になる。同じ大きさの外力が組織に負荷されても，青年の皮膚と高齢者の皮膚では，加齢に伴う変化によってその耐久性は異なる。

　皮膚そのものが解剖・生理学的に備えている機能が加齢とともに低下してくると，皮下組織の外力に対するクッション効果も低下する。すなわち，高齢化に伴う皮膚機能の低下そのものが，褥瘡の発生リスク状態を形成するといえる。褥瘡発生の危険要因と警戒要因は，いずれも高齢者に特有の身体状況である（▶表2）。高齢であることは褥瘡の発生リスクをもつ対象として予防対策が必

Column　スキン-テア

　スキン-テア skin tear（皮膚裂傷）とは，「摩擦・ずれによって，皮膚が裂けて生じる真皮深層までの損傷（部分層創傷）」[1]である。持続する圧迫がなく，一時的な摩擦・ずれによって発生した皮膚損傷である。医療用テープ剝離時の皮膚損傷や，四肢をなにかにぶつけたときの浅い挫創，寝衣のしわや医療用リストバンドなどの摩擦による皮膚損傷なども含まれる。

　スキン-テアの既往は，患者や家族に直接聞く以外に，全身の皮膚の観察時に白い線状や星状の瘢痕の有無で判断できることがある。予防ケアとして，長袖・長ズボンの衣服や，アームカバー・レッグカバーの使用による手足の保護，保湿剤による皮膚のバリア機能の保持などが推奨されている。また，治療的ケアとしては，皮弁をもとの位置に戻すことと，非固着性の創傷被覆材による保護が推奨されている。

1) 日本創傷・オストミー・失禁管理学会編：スキン-テア（皮膚裂傷）の予防と管理．p.6，日本創傷・オストミー・失禁管理学会，2015．

▶表3　診療報酬における褥瘡ハイリスク患者

1. ショック状態の者
2. 重度の末梢循環不全の者
3. 麻酔薬などの鎮痛薬・鎮静薬の持続的な使用が必要である者
4. 6時間以上の全身麻酔下による手術を受けた者
5. 特殊体位による手術を受けた者
6. 強度の下痢が続く状態である者
7. 極度の皮膚脆弱(低出生体重児,移植片対宿主病〔GVHD〕,黄疸など)
8. 医療関連機器の長期かつ持続的な使用(医療用弾性ストッキング,シーネなど)
9. 褥瘡に関する危険因子(病的骨突出・皮膚湿潤・浮腫など)があって,すでに褥瘡を有する者

要である。

[4] **免疫機能の低下がある人**　放射線療法や,がん化学療法を受けている人は,放射線や抗がん薬の影響により免疫機能が低下している。このような免疫機能が低下している人も,褥瘡の発生リスク状態にあるといえる。

2018年度の診療報酬の改定において「褥瘡ハイリスク患者ケア加算」の対象となる患者に「医療関連機器の長期かつ持続的な使用」が加えられ,医療関連機器圧迫創傷(medical device related pressure ulcer：MDRPU,M-PU)も対策に含める体制になった(▶表3)。

Column　医療関連機器圧迫創傷

医療関連機器圧迫創傷(M-PU)の発生報告が多くなり,日本褥瘡学会の2014年のコンセンサスシンポジウムでは,褥瘡の概念のなかに,自重による褥瘡 self load related pressure ulcer(SLRPU)と,医療に関連する機器と身体との接触面で発生するM-PUの両方を包含することとしながらも,区別することでコンセンサスを得ている。

M-PUは,「医療関連機器による圧迫で生じる皮膚ないし下床の組織損傷であり,厳密には従来の褥瘡すなわち自重関連褥瘡と区別されるが,ともに圧迫創傷であり広い意味で褥瘡の範疇に属する。なお尿道,消化管,気道等に発生する創傷は含めない」と定義され[1],その有病率は一般病院で0.33%であり,全褥瘡の13%になっている。褥瘡全体に対するM-PUの割合は,病院の特徴によって大きく異なり,大学病院では16%,小児病院では59%と報告されている。2016年には,同学会で「ベストプラクティス　医療関連機器圧迫創傷の予防と管理」の冊子を発刊し,ケアの標準化が策定されている。2018年の診療報酬改定では,褥瘡ハイリスク加算の一部としてその対策があげられている。

1) 日本褥瘡学会：ベストプラクティス　医療関連機器圧迫創傷の予防と管理. 日本褥瘡学会, p.6, 2016.
2) 日本褥瘡学会学術委員会・日本褥瘡学会実態調査委員会：第3回(平成24年度)日本褥瘡学会実態調査報告——療養場所別医療関連機器圧迫創傷の有病率,部位,重症度(深さ),有病者の特徴,発生関連機器. 日本褥瘡学会誌17(2)：141-158, 2015.

③ 褥瘡のリスクアセスメント（リスクアセスメントツール）

　褥瘡予防のためには，マンパワーの確保や体圧分散寝具の活用などの，予防環境を整えることが必要である。具体的な支援を行うためには，個々の患者のもつ褥瘡の発生リスクをアセスメントする必要がある。

● ブレーデンスケール（褥瘡発生予測ツール）

　褥瘡の発生リスクがある人を予測し，リスク状態に応じて予防ケアを実施するためのツールには，ノートンスケール Norton scale とゴスネルスケール Gosnell scale をもとに開発された**ブレーデンスケール** Braden scale があり，わが国では日本語版褥瘡発生予測スケール（以下，ブレーデンスケール）として使用されている（▶図5）。

　ブレーデンスケールは，褥瘡の発生を予測するためのリスクを6項目でアセスメントするツールである。6項目の各スコアごとに患者の状態を説明しているスコアをすべて選択し，6項目の合計点数を出すことができる。合計点数は6〜23点までの範囲で，点数が低いほど褥瘡の発生リスクが高くなることを意味する。病院では，14点以下を褥瘡発生危険点の目安としている。

使用上の注意 ▶　ブレーデンスケールの使用上の注意点としは，次のことがあげられる。

(1) 看護師の使用による信頼性と妥当性が検討され評価がされているが，使用にあたってはすべての項目にわたって，スケール使用者のアセスメント結果が一致すること求められている。同一患者をアセスメントしたときには，すべての項目において評価者の評点が一致するように事前にトレーニングを行う必要がある。

(2) 1〜2点の項目については，褥瘡予防のためのケアを優先的に行う必要がある。

(3) リスクアセスメントツールを用いることにより，訓練によって褥瘡の発生リスクのある人とない人とを識別することは可能であるが，アセスメントに基づくケアが実施されなければ褥瘡は予測どおりに発生する。

　リスクアセスメントを実施し，予防環境を整備するケアを実施するために，前述したように予防環境整備に必要な体圧分散寝具などの予防用具の確保や，スキンケア用品などが施設に備えられている必要がある。そのためには，必要な用具・用品の知識はもちろん，褥瘡の発生リスク状態にある患者の特徴や数をデータで示して予防用具を整備する必要性を説明し，必要な予算を獲得する役割と責任を担うのが看護職である。

④ 栄養状態の改善

　栄養状態の良否は，褥瘡の予防や治癒に影響を与える。低栄養状態は皮膚の

患者氏名：＿＿＿＿＿＿　　評価者氏名：＿＿＿＿＿＿　　評価年月日：＿＿＿＿＿＿

知覚の認知 圧迫による不快感に対して適切に対応できる能力	1. まったく知覚なし 痛みに対する反応(うめく,避ける,つかむなど)なし。この反応は,意識レベルの低下や鎮痛による。あるいはからだのおおよそ全体にわたり痛覚の障害がある。	2. 重度の障害あり 痛みにのみ反応する。不快感を伝えるときには,うめくことや身の置き場なく動くことしかできない。あるいは,知覚障害があり,からだの1/2以上にわたり痛みや不快感の感じ方が完全ではない。	3. 軽度の障害あり 呼びかけに反応する。しかし,不快感や体位変換のニードを伝えることが,いつもできるとは限らない。あるいは,いくぶん知覚障害があり,四肢の1,2本において痛みや不快感の感じ方が完全ではない部位がある。	4. 障害なし 呼びかけに反応する。知覚欠損はなく,痛みや不快感を訴えることができる。	
湿潤 皮膚が湿潤にさらされる程度	1. つねに湿っている 皮膚は汗や尿などのために,ほとんどいつも湿っている。患者を移動したり,体位変換するごとに湿気がみとめられる。	2. たいてい湿っている 皮膚はいつもではないが,しばしば湿っている。各勤務時間中に少なくとも1回は寝衣寝具を交換しなければならない。	3. ときどき湿っている 皮膚はときどき湿っている。定期的な交換以外に,1日1回程度,寝衣寝具を追加して交換する必要がある。	4. めったに湿っていない 皮膚は通常乾燥している。定期的に寝衣寝具を交換すればよい。	
活動性 行動の範囲	1. 臥床 寝たきりの状態である。	2. 座位可能 ほとんど,またはまったく歩けない。自力で体重を支えられなかったり,椅子や車椅子に座るときは,介助が必要であったりする。	3. ときどき歩行可能 介助の有無にかかわらず,日中ときどき歩くが,非常に短い距離に限られる。各勤務時間中にほとんどの時間を床上で過ごす。	4. 歩行可能 起きている間は少なくとも1日2回は部屋の外を歩く。そして少なくとも2時間に1回は室内を歩く。	
可動性 体位をかえたり整えたりできる能力	1. まったく体動なし 介助なしでは,体幹または四肢を少しも動かさない。	2. 非常に限られる ときどき体幹または四肢を少し動かす。しかし,しばしば自力で動かしたり,または有効な(圧迫を除去するような)体動はしない。	3. やや限られる 少しの動きではあるが,しばしば自力で体幹または四肢を動かす。	4. 自由に体動する 介助なしで頻回にかつ適切な(体位をかえるような)体動をする。	
栄養状態 ふだんの食事摂取状況	1. 不良 けっして全量摂取しない。めったに出された食事の1/3以上を食べない。タンパク質・乳製品は1日2皿(カップ)分の摂取である。水分摂取が不足している。消化態栄養剤(半消化態,経腸栄養剤)の補充はない。あるいは,絶食であったり,透明な流動食(お茶,ジュースなど)なら摂取したりする。または,末梢点滴を5日間以上続けている。	2. やや不良 めったに全量摂取しない。ふだんは出された食事の約1/2しか食べない。タンパク質・乳製品は1日3皿(カップ)分の摂取である。ときどき消化態栄養剤(半消化態,経腸栄養剤)を摂取することもある。あるいは,流動食や経管栄養を受けているが,その量は1日必要摂取量以下である。	3. 良好 たいていは1日3回以上食事をし,1食につき半分以上は食べる。タンパク質・乳製品は1日4皿(カップ)分摂取する。ときどき食事を拒否することもあるが,すすめれば通常補食する。あるいは,栄養的におおよそ整った経管栄養や高カロリー輸液を受けている。	4. 非常に良好 毎食おおよそ食べる。通常はタンパク質・乳製品は1日4皿(カップ)分以上摂取する。ときどき間食(おやつ)を食べる。補食する必要はない。	
摩擦とズレ	1. 問題あり 移動のためには,中等度から最大限の介助を要する。シーツでこすれずにからだを移動することは不可能である。しばしば床上や椅子の上でずり落ち,全面介助で何度ももとの位置に戻すことが必要となる。けいれん(痙攣),拘縮,振戦は持続的に摩擦を引きおこす。	2. 潜在的に問題あり 弱々しく動く。または最小限の介助が必要である。移動時皮膚は,ある程度シーツや椅子,抑制帯,補助具などにこすれている可能性がある。たいがいの時間は,椅子や床上で比較的よい体位を保つことができる。	3. 問題なし 自力で椅子や床上を動き,移動中十分にからだを支える筋力を備えている。いつでも,椅子や床上でよい体位を保つことができる。		

*Copyright：Braden and Bergstrom, 1988　訳：真田弘美(東京大学大学院医学系研究科)／佐藤みち子(North West Community Hospital, IL. U.S.A.)

Total

▶図5　褥瘡発生予測スケール(日本語版ブレーデンスケール)

▶表4　栄養状態のアセスメント項目

1. これまでの体重と現在の体重の比較
2. 体重増減の経過
3. BMI
4. タンパク質・エネルギー低栄養状態 protein energy malnutrition（PEM）
5. 食事摂取量
6. 歯の状態
7. 咀嚼・嚥下困難を含めた食事摂取能力と口腔疾患，消化管疾患の既往歴
8. 食事摂取，消化吸収に影響する内科的治療あるいは外科的介入の有無
9. 薬剤と栄養の相互作用
10. 食事摂取に影響する社会・心理的要因
    ・食事の調達と支払いの能力
    ・調理と食事のための設備と環境
    ・食べ物の嗜好
11. 食品選択に対する文化や生活スタイルの影響
12. 高齢者

（WOCN Society : Guideline for Prevention and Management of Pressure Ulcers. 2012 による）

脆弱をまねき，外力に対する組織の耐久性をそこなう。また，低栄養状態は感染をおこしやすく，褥瘡の悪化の要因になる。とくに，褥瘡の治癒を目標に治療環境を整備する場合には，物理的負荷の除去などに加え，創傷治癒に不可欠な栄養状態の改善を行うことがきわめて重要であり，高エネルギーに加えて高タンパク質の栄養補給が推奨されている。

　適切な栄養補給がなされているか，また摂取した栄養素が十分に吸収されているかをアセスメントする（▶表4）。

　食べることは生きがいにも通じることであり，患者の希望にかなうよう可能な限り経口摂取を尊重した栄養摂取を支援する必要がある。そのための環境を整えることも，看護職の役割である。

⑤ スキンケア

　褥瘡予防のスキンケアには，本来，皮膚が備えている機能を発揮できるように皮膚の健康を維持するケアと，皮膚そのものを直接損傷する外的要因（物理的負荷・湿潤）から皮膚を保護するケアとがある。スキンケアや清潔の方法は皮膚の状態によって異なるため，ケアの実施にあたっては，まず皮膚の状態を観察し，アセスメントに基づいたスキンケア方法を検討する必要がある（▶図6）。

1　皮膚の観察

　褥瘡の予防に向けて皮膚の健康状態を知る基本的なケアは，皮膚の観察である。とくに褥瘡の好発部位である骨突起部を入浴時・体位変換時・寝衣交換時などにこまめに観察することは，褥瘡の早期発見のために重要である。

　組織に負荷が持続的にかかっていた証拠である発赤が皮膚にあらわれた場合，

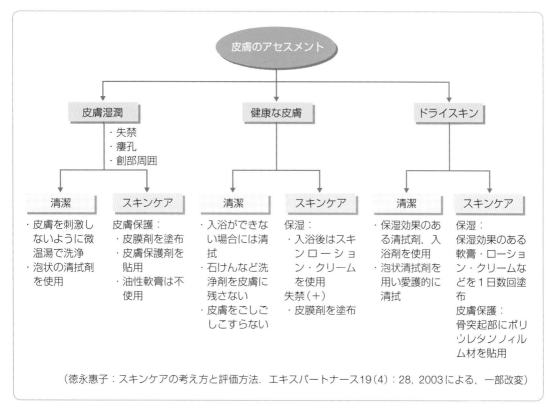

（徳永惠子：スキンケアの考え方と評価方法．エキスパートナース19（4）：28, 2003による，一部改変）

▶図6　皮膚の状態に応じたスキンケアと清潔の方法

　　　指で軽く発赤部位を圧迫し，指を離して皮膚の色調変化を検査する。圧迫したときに皮膚色が蒼白となり，指を離すと再び赤くなる場合は，反応性充血である。しかし，皮膚色が蒼白に変化せず，押しても境界明瞭（めいりょう）な斑（はん）がみとめられる場合には，虚血による組織の損傷がすでに生じていると判断する。

　　　骨突起部や剪断力がかかりやすい殿部や踵（かかと）などに発赤をみとめたときは，虚血による組織の損傷をさらに進行させるため，発赤部位のマッサージは実施してはならない。

　　　皮膚が湿潤にさらされると，角質層の結合が弱くなり，外力や感染による皮膚の破綻がおこりやすくなる。さらに，皮膚の摩擦係数の上昇をまねく。したがって，失禁は褥瘡のリスク要因となる。失禁による皮膚の変化は，骨突起部に限局せず，排泄物が接触した皮膚面に浸軟（しんなん）を伴った発赤として発生する。失禁を伴う患者では，排泄物の接触によって生じている皮膚の変化なのか，あるいは褥瘡の発生ととらえるのかの判断がむずかしい場合がある。観察をこまめに行い，鑑別する必要がある。

　　　褥瘡の発生リスクのある患者に対しては，全身の皮膚の観察は少なくとも1日1回は行う必要がある。そして，褥瘡発生の初期徴候である骨突起部の皮膚に最初にあらわれる発赤を見逃さないようにする。

2　皮膚の清潔

　皮膚の清潔を保持できることや，身体を動かすことにより刺激が得られることから，褥瘡の発生リスクがある患者に対して入浴・シャワー浴を積極的に実施することは，推奨される。皮膚の清潔行為により，褥瘡の予防に重要な全身の皮膚の状態の観察を最も効率的に行うことができる。入浴・シャワー浴が不可能な場合には，患者の状態にもよるが，全身清拭・部分清拭・足浴などを計画的に行い，皮膚の清潔保持と観察を怠らないようにする。

　皮膚の清潔には石けんなど洗浄剤を使用するが，その成分を皮膚に残さないように洗い流すことが重要である。また，清拭剤を除去する際に皮膚を何度もこすってしまうと，皮膚の表面の角層が過剰に除去されて，結果として皮膚のバリア機能をそこなうことになる。過剰に皮膚を摩擦しないように愛護的に清拭し，皮膚が備えるバリア機能をそこなうケアにならないように注意する。

　保湿成分の含まれた清拭クリームを使用すれば，皮膚の乾燥を助長することなく皮膚の清潔を保つことができる。そのため，乾燥が著しい皮膚や清拭頻度が多い場合は，石けんではなく，清拭クリームの使用も検討する。

3　皮膚の保湿

　皮膚の乾燥は，皮膚障害を引きおこす原因となる，皮膚の角層がバリアとしての機能を十分に果せない状態であり，感染しやすくなるなど，外部からの刺激に対して過敏に反応する状態になる。スキンローション・尿素軟膏などの保湿剤を使用して，皮膚の乾燥を予防するケアが必要である。

　入浴や清拭直後は，皮脂が除去されている状態であるため，ただちに保湿剤を使用すると効果的である。また，毎日定期的に保湿剤を使用することで角質水分量が保たれ，外力や感染に抵抗力のあるバリア機能の高い皮膚を保つことができるため，外力の影響が大きい褥瘡好発部位である骨突起部や殿裂，踵などの皮膚には，褥瘡の予防を目的として，保湿剤を日ごろから使用する必要がある。

4　皮膚を湿潤から保護するケア

　皮膚の湿潤は，身体の内部を保護する丈夫な表皮の角質層と，弱酸性の皮脂膜からなる酸外套を破壊する。加えて，摩擦係数を高くすることになり，ずれによる皮膚の損傷のリスクも高く，真菌および細菌などによる感染がおこりやすくなる。

● 発汗に対するスキンケア

　発汗に対しては，患者の療養環境(室温・寝衣など)や，治療内容(解熱薬の使用など)が原因になっていないかをアセスメントする。

　失禁がある患者に対して頻用される防水シーツは，通気性・吸湿性がわるく，皮膚を広範囲に汗で湿らせる原因になる。また，体圧分散用具であるエアマットレスも，その素材から発汗の原因になる。

　バスタオルをシーツに重ねて使用することがよくあるが，汗を吸収してしわになると，バスタオルそのものが褥瘡の発生要因になる。そのため，発汗が多い患者に対してはバスタオルを併用せず，通気性防水シーツを使用するとよい。

● 排泄に関連するスキンケア

　皮膚に便や尿が付着することによる浸軟は，損傷のリスクを高めるとともに，便や尿素の分解成分のアンモニアにより，皮膚 pH が上昇し，真皮を含めた感染のリスクが増大する。尿または便(あるいは両方)が皮膚に接触することにより生じる皮膚炎として失禁関連皮膚炎 incontinence associated dermatitis (IAD) がある。

　IAD の予防ケアの基本は，①洗浄，②保湿，③排泄物の管理である。

　①洗浄　皮膚に付着した排泄物や垢を洗い流すこと。

　②保湿　皮膚表面を保湿剤でおおい，水分蒸散を防ぎ皮膚の水分を保持すること。

　③排泄物の管理　性別や尿量や体格に応じた尿器・便器やオムツの選択により排泄物が皮膚に付着しないような管理をすること。

　すでに皮膚炎が生じていたり，下痢便や感染尿があってリスクが高まったときには，保護が必要となる。保護とは，清拭や洗浄によって汚れを取り除いた皮膚に撥水性のあるクリームや被膜剤などにより保護膜を形成し，排泄物の直接的な付着を防ぐことである。腫脹やびらんなど炎症や損傷が続く場合には，皮膚・排泄ケア認定看護師(WOC ナース)や皮膚科医師に相談することで，より専門的な対応ができる

⑥ 褥瘡の重症度(深さ)分類

　創傷処置を実施するにあたっては，基礎疾患，低栄養状態，活動性・可動性の低下などのリスク要因の程度をアセスメントし，褥瘡の重症度(深さ)をアセスメントする必要がある。

　日本褥瘡学会の「DESIGN-R® 2020」(2020 年)では，褥瘡の深さ(重症度)は d0〜2，D3〜5，DTI[1]，U[2] の 7 段階で評価される(▶図 7)。初期のアセスメントに限らず，治癒経過も判断することができるスケールである。

　それに対して国際的には，アメリカ褥瘡諮問委員会 National Pressure Ulcer

---

1) DTI：深部損傷褥瘡(Deep Tissue Injury)の意味である。
2) U：判定不能 unstageable の意味である。

カルテ番号（　　　　）
患者氏名（　　　　　　　）

月日 / / / / / /

Depth 深さ 創内の一番深い部分で評価し、改善に伴い創底が浅くなった場合、これと相応の深さとして評価する

d	0	皮膚損傷・発赤なし		D	3	皮下組織までの損傷
	1	持続する発赤			4	皮下組織を越える損傷
	2	真皮までの損傷			5	関節腔、体腔に至る損傷
					DTI	深部損傷褥瘡（DTI）疑い*2
					U	壊死組織で覆われ深さの判定が不能

Exudate 滲出液

e	0	なし		E	6	多量：1日2回以上のドレッシング交換を要する
	1	少量：毎日のドレッシング交換を要しない				
	3	中等量：1日1回のドレッシング交換を要する				

Size 大きさ 皮膚損傷範囲を測定：[長径（cm）×短径*3（cm）]*4

s	0	皮膚損傷なし		S	15	100以上
	3	4未満				
	6	4以上 16未満				
	8	16以上 36未満				
	9	36以上 64未満				
	12	64以上 100未満				

Inflammation/Infection 炎症/感染

i	0	局所の炎症徴候なし		I	3C*5	臨界的定着疑い（創面にぬめりがあり、滲出液が多い。肉芽があれば、浮腫性で脆弱など）
	1	局所の炎症徴候あり（創周囲の発赤、腫脹、熱感、疼痛）			3C*5	局所の明らかな感染徴候あり（炎症徴候、膿、悪臭など）
					9	全身的影響あり（発熱など）

Granulation 肉芽組織

g	0	創が治癒した場合。創の浅い場合。深部損傷褥瘡（DTI）疑いの場合		G	4	良性肉芽が、創面の10%以上50%未満を占める
	1	良性肉芽が創面の90%以上を占める			5	良性肉芽が、創面の10%未満を占める
	3	良性肉芽が創面の50%以上90%未満を占める			6	良性肉芽が全く形成されていない

Necrotic tissue 壊死組織 混在している場合は全体的に多い病態をもって評価する

| n | 0 | 壊死組織なし | | N | 3 | 柔らかい壊死組織あり |
| | | | | | 6 | 硬く厚い密着した壊死組織あり |

Pocket ポケット 毎回同じ体位で、ポケット全周（潰瘍面も含め）[長径（cm）×短径*3（cm）]から潰瘍の大きさを差し引いたもの

p	0	ポケットなし		P	6	4未満
					9	4以上16未満
					12	4以上36未満
					24	36以上

部位［仙骨部、坐骨部、大転子部、踵骨部、その他（　　　　）］

合計*1

*1：深さ（Depth：d, D）の得点は合計点には加えない。　*2：深部損傷褥瘡（DTI）疑いは、視診・触診、補助データ（発生経緯、血液検査、画像診断等）から判断する
*3："短径"とは、"長径と直交する最大径"である　*4：持続する発赤の場合も皮膚損傷に準じて評価する　*5：[3C]あるいは[3]のいずれかを記載する。いずれの場合も点数は3点とする
©日本褥瘡学会/2020
（日本褥瘡学会 2020による）

▲ 図7　DESIGN-R®2020 褥瘡経過評価用スケール

Advisory Panel（NPUAP）[1] とヨーロッパ褥瘡諮問委員会 European Pressure Ulcer Advisory Panel（EPUAP）の分類が使われている（▶表5）。

⑦ カテゴリー/ステージ別創傷管理

ここでは，前述した NPUAP-EPUAP-PPPIA の合同ガイドラインで示されたカテゴリー/ステージ別の創傷管理について述べる（▶表6）。褥瘡の予防と治療には，各カテゴリーの創部の状態と求められる創傷ケアを理解することが必要となる。

1 カテゴリー/ステージⅠ（持続する発赤）

活動性のアセスメントを行う。動きの支援を実施するとともに，活動性をそこなわない体圧分散寝具などの予防用具を整える。

発赤部位の保護を目的に，発赤部位に保湿剤を塗擦して外力や刺激物に対する皮膚のバリア機能を補強する。またポリウレタンフィルム材を貼用し，発赤の変化を観察する。

2 カテゴリー/ステージⅡ（真皮までの損傷）

皮膚損傷が，テープによる損傷か，失禁による皮膚の湿潤に伴う表皮剝離による損傷かの鑑別が必要である。いずれにしても，湿潤による皮膚の変化は褥瘡の発生リスク状態といえる。

部分層創傷であり，上皮化により治癒させることが可能な状態である。創面に湿潤環境を維持するドレッシング法を選択する。ハイドロコロイド材の使用にあたっては，透過性があって創面が観察しやすい薄いタイプのものを選択する。

水疱は基本的に破らずにポリウレタンフィルム材で保護し，水疱内の表皮化を促進させる。破れたら表皮を除去して生理食塩水で洗浄し，ハイドロコロイド材の使用に変更する。

壊死組織が存在する創の場合は，カテゴリー/ステージⅢ褥瘡との鑑別を行い，ハイドロコロイド材を選択する。また，壊死組織が乾燥傾向にある場合には，親水性の軟膏（ゲーベン® クリームなど）やハイドロジェルなどで創面を湿潤に保ち，自己融解によるデブリドマンを選択する。

---

1) NPUAP は，2016 年 4 月に褥瘡の定義や分類を改定した。褥瘡の定義については，それまで使用していた Pressure Ulcer という表現を Pressure Injury に変更し，医療機器関連圧迫創傷（MDRPU）の存在を明記した。また分類については，重症度の定義のなかに，原因や誤りやすい病態などのより詳しい説明が加えられた。その後，2019 年には組織の名称も NPIAP と改称した。

▶表5　NPUAP-EPUAP-PPPIA による褥瘡の重症度（深達度）分類

カテゴリー/ステージⅠ：持続する発赤	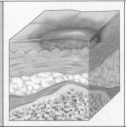	通常は，骨突出部に限局した領域に消退しない発赤を伴い，表皮欠損はない。皮膚の変色・熱感・浮腫・硬結，または疼痛がみとめられる場合もある。色素の濃い皮膚には明白な消退がおこらないが，周囲の皮膚と色が異なることがある。 　周囲の組織と比較して，疼痛を伴い，かたい，やわらかい，熱感や冷感などがみられることがある。カテゴリー/ステージⅠは皮膚の色素が濃い患者では判定が困難な場合がある。「リスクのある患者」とみなされる可能性がある。
カテゴリー/ステージⅡ：真皮までの損傷	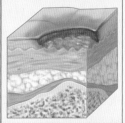	スラフ（黄色壊死組織）を伴わず，創面が薄い赤色の浅い潰瘍としてあらわれた部分層欠損の創傷である。皮蓋が破れていない，もしくは開放または破裂した，血清または漿液で満たされた水疱が存在することもある。
カテゴリー/ステージⅢ：皮下組織までの損傷	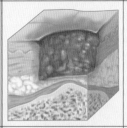	全層にわたる組織欠損である。皮下脂肪は確認できるが，骨・腱・筋肉は露出していない。組織欠損の深度がわからなくなるほどではないが，スラフが付着している場合がある。ポケットや瘻孔が存在する場合もある。
カテゴリー/ステージⅣ：皮下組織をこえる損傷	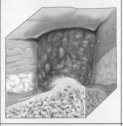	骨・腱・筋肉の露出を伴う全層にわたる組織欠損である。スラフまたはエスカー（黒色壊死組織）が付着していることがある。ポケットや瘻孔を伴うことが多い。
判定不能：深さ不明	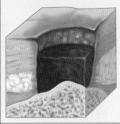	創面にスラフ（黄色，黄褐色，灰色または茶色）やエスカー（黄褐色，茶色，または黒色）が付着し，潰瘍の実際の深さが不明の組織欠損である。 　スラフやエスカーを十分に除去して創底を露出させない限り，正確な深達度は判定できない。踵部に付着した，安定した（発赤や波動がなく，乾燥し，固着し，損傷のない）エスカーは，「天然の（生体の）創保護」の役割を果たすため，除去すべきではない。
DTI 疑い：深さ不明（DTI：深部組織損傷 deep tissue injury）	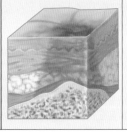	圧力および/または剪断応力によって生じる皮下の軟部組織の損傷に起因するもので，限局性の紫または栗色の皮膚変色，または血疱を伴うことがある。 　疼痛，硬結，脆弱，浸潤性，熱感または冷感などの所見が，隣接する組織より先にみとめられる場合がある。深部組織損傷は，皮膚の色素が濃い患者では発見が困難なことがある。

（EPUAP-NPUAP-PPPIA International Pressure Ulcer Guidelines 〈http://www.epuap.org/wp-content/uploads/2016/10/Quick-Reference-Guide-DIGITAL-NPUAP-EPUAP-PPPIA-jan2016.pdf〉〈参照 2019-10-07〉をもとに作成）

▶表6　カテゴリー/ステージ別創傷管理

深さ	カテゴリー/ステージⅠ	カテゴリー/ステージⅡ（部分層創傷）	カテゴリー/ステージⅢ・Ⅳ（全層創傷）	
創部の状態	・境界が明瞭な発赤	・水疱・びらん ・部分創創傷 ・壊死組織（±）	炎症期： ・壊死組織（＋） ・感染（±） ・滲出液（中等量〜多量）	炎症期→肉芽増殖期： ・壊死組織（±〜−） ・感染（−） ・滲出液（中等量〜少量） ・創底部に肉芽組織（＋）
創傷ケア	・発赤部位の保護 ・マッサージ禁忌	・水疱はつぶさない ・創面は生理食塩水で洗浄する ・創部に限局的な圧迫がかかるドレッシング法は避ける	・創部周囲皮膚：清拭剤を用いて愛護的に清拭する ・創部の洗浄：生理食塩水で創面を十分に洗浄する ・壊死組織（＋）の創部は創面に圧をかけて洗浄する ・消毒剤・強酸性水は開放創部に使用しない ・創部に限局的な圧迫がかかるドレッシング法は避ける	
創傷ケア	発赤部位： ＊PUF ＊HCD PUF：ポリウレタンフィルムドレッシング HCD：ハイドロコロイトドレッシング	水疱のみ： ・水疱の保護と観察 ＊PUF ＊HCD びらん・浅い潰瘍： ・創面に湿潤環境を保持する ＊HCD ＊ハイドロポリマー ＊ハイドロジェル 壊死組織を伴う ・デブリドマン ＊HCD ＊ハイドロジェル	壊死組織（＋）・感染（＋）・滲出液（多量） ・外科的デブリドマンおよび創部ドレナージ ・感染のコントロール ・滲出液のコントロール ＊殺菌剤軟膏 ＊高分子ポリマー 壊死組織（＋）・感染（−）・滲出液（多量〜中等量） ・デブリドマン ・滲出液のコントロール ＊アルギン酸塩 ＊ハイドロファイバー® ＊ポリウレタンフォーム 壊死組織，感染（−）・滲出液（中等量） ・創面に湿潤環境を保持する（滲出液のコントロール） ＊アルギン酸塩 ＊HCD ＊ポリウレタンフォーム ＊ハイドロポリマー 壊死組織，感染（−）・滲出液（少量） ・創面に湿潤環境を保持する ＊HCD ＊ハイドロポリマー	

3　カテゴリー/ステージⅢ（全層創傷：皮下組織までの損傷），カテゴリー/ステージⅣ（全層創傷：皮下組織をこえる損傷）

　創部感染の有無を判断する。臨界的定着の疑いや創部感染がみとめられる場合には，全身的な抗菌薬による感染の治療が行われる。局所的な処置としては，十分な洗浄と抗菌薬が使用される。ドレナージを妨げないドレッシング法を選択する。

　壊死組織は積極的に除去する。外科的デブリドマンの適応の判断が必要である。デブリドマンの方法は，主治医が選択して実施する責任がある。外科的デブリドマンが必要な場合は，実施にあたって入院が必要になる場合もある。

　褥瘡は壊死組織が除去されない限り，感染のリスク状態にあり，悪化することはあっても治癒に向かうことはない。治癒を目的にした褥瘡管理においては，壊死組織の除去を最優先にした処置が選択される。

　滲出液の量は，感染の有無や壊死組織あるいは肉芽組織の量・性状によって変化する。壊死組織が除去され炎症期から肉芽増殖期に移行すると，徐々に滲出液の量は減少してくる。滲出液の量をアセスメントし，吸収力を考慮した適切なドレッシング材を選択し，滲出液の量に応じてドレッシング法をかえる必要がある。

　ポケットのある褥瘡に対しては，ポケット形成の原因になっている組織に対するずれのケアを実施しなければ，治療させることは困難である。ポケット内の壊死組織と滲出液の除去を優先的に行い，吸収力にすぐれたドレッシング材を選択するが，ポケット内にドレッシング材を詰めないようにする。

⑧ その他の配慮すべきことがら

1 消毒剤を使用しないこと

　ポビドンヨード（イソジン®）などの消毒剤すべてに細胞毒性があり，使用することによって治癒が遅延することがわかっている。そのため，創部の洗浄に

Column　終末期の褥瘡ケア

　北米やわが国では，褥瘡の発生については医療の有害事象として報告が義務化されており，褥瘡の発生は医療者側の責任になる。

　終末期には，褥瘡のリスクが高くなることが明らかになっているが，わが国の皮膚・排泄ケア認定看護師の78％が「すべての褥瘡は防ぎきれると思わない」と認識しているという報告もある[1]。終末期など苦痛の緩和が医療の中心的な目標となる時期においては，褥瘡は必ずしも予防できるとは限らない。終末期の褥瘡ケアにおいては，予防や治癒よりも苦痛の緩和を最優先にしたケアが必要となってくる。

　褥瘡の局所処置においては，感染対策を第一に行う。そして，処置による苦痛を少なくするために，鎮痛薬などがきいている苦痛の少ない時間帯に短時間で処置ができるように計画する。

　体位変換と体位支持による苦痛を緩和するためのケアを実施するにあたっては，まず，らくな体位とその変換方法を患者と確認する。そして体圧分散寝具や体位支持用具，シーツ，体位変換用スライドシートなどのケア用品の特徴を詳細に把握したうえで，それらを適切に活用し，ケアの方法を患者とともに創造していく必要がある。

　また，皮膚・排泄ケア認定看護師のようなスペシャリストに早期に相談し，対応をともに考えることも重要である。

1) 広田愛ほか：防ぎきれる褥瘡と防ぎきれない褥瘡——創傷・オストミー・失禁看護認定看護師の意識. 日本褥瘡学会誌 8(4)：579-585, 2006.

は生理食塩水の使用が推奨される。交差感染のリスクがない環境において入浴が許可されている場合には，入浴時はドレッシング材を除去し，十分にシャワーで洗浄してもよい。

また，ポビドンヨード軟膏(イソジン®シュガーパスタ軟膏)などの抗菌薬の処置を長期にわたり漫然と行うと，肉芽組織の増殖が阻害される場合もあり，創の状態に適さない薬剤を継続して使用することは，むしろ治癒を阻害することになる。

2 台所用品のラップなどを創傷処置に使用しない

病院などの医療施設と異なり，在宅でのケアでは創傷ドレッシング材などの材料が必要なだけ使用できない状況があり，ゴミ袋なども用いられている現状がある。ラップを使用したり，紙おむつをドレッシング材の代用品として使用

Column 在宅における創傷被覆材の選び方

創傷被覆材には，保険適応のものと保険適応外のものがある(▶表)。一般に保険適応の創傷被覆材を使用したほうが患者の負担が少ないと考えがちだが，在宅においては下記の理由から，そうでない場合がある。

理由① 適応外の創傷被覆材を使用したほうが，結果的に安価な場合がある。たとえば，保険適応の製品とほぼ同じ成分と構造をもつ保険適応外の製品が，2割ほど安価で入手可能である。また，感染徴候があったり，滲出液が多い褥瘡などのために頻繁に交換が必要な場合は，十分な機能をもった安価な適応外のものを使ったほうが，経済的な負担が少ないことが多い。そのほか，保険適応外のものは，医師の往診の交通費もかからず，最寄りの薬局で入手が可能なため交通費が抑えられて，患者にとって経済的負担が少ない場合がある。

しかし，週に2～3回以下の交換で済むような場合は，保険適応の創傷被覆材のほうが快適で，経済的にも負担が少ないことが多い。

理由② 適応外のものは入手が容易である。保険適応のものは医師の処方箋が必要であり，患者は自由に入手できない。医師の在宅訪問は回数が限られており，処方箋をもらうまでに何日も待たなければならない場合があり，創傷被覆材が不足してもすぐに補充することができない。

在宅では，医師や創傷を専門とする看護師とともに，患者とその家族の経済的負担や入手の容易さなどを考慮し，適切な創傷被覆材を選ぶ必要がある。

▶表 保険適応のない創傷被覆材

一般名	商品名
ポリウレタンフィルム	カテリープ®，マルチフィックス®，パーミロール®
ハイドロコロイドドレッシング	キズパワーパッド，ネクスケア，ケアリーヴ治す力
シリコンゲルグドレッシング	フォームライト，アレビンライフ
高吸収パッド	シングルパッド，大きな傷口保護パッド

することは，創感染を助長するリスクが伴う処置方法であり，推奨されない。

　創傷処置材料の選択は医療行為であるため，主治医がラップなどの代用品の使用を選択した場合には，患者・家族から代用品を使用するインフォームドコンセントを得ているかを確認する必要がある。なお，これらの使用による創の悪化について，ガイドラインの知識を得た患者・家族から，医療事故として訴訟をおこされている。

3　療養環境の整備

　褥瘡の治癒に向けてケアを行うにあたっては，褥瘡発生の直接の原因である物理的負荷の除去や，栄養状態の改善を第一に行い，療養環境を整える。

　ベッド上での根拠のない安静保持を受けている患者や，少しの支援でみずから体位変換が可能である患者に対して，高機能の体圧分散寝具を導入して身体を沈み込ませての体圧分散が行われることがある。これにより褥瘡は予防できたとしても，自力での体位変換ができなくなって活動性・可動性が低下し，自力で動けない身体状況をまねくことになる。褥瘡予防のために最先端の技術を用いた機器であっても，適切に使用しないと医原性の関節拘縮などを引きおこし，褥瘡以外の廃用症候を助長することにもなりかねない。

　また，体位変換を実施することにより，骨突起部にずれを生じさせることが褥瘡を悪化させるとの意見があり，体位変換を褥瘡管理ベッドで自動的に行うことを推奨する考えがある。しかし，ベッドで自動的に体位変換を行うことにより褥瘡の悪化が予防可能であるという保証は得られておらず，機器による体位変換の有効性を過信してはならない。体位変換を実施する際には，骨突起部の摩擦やずれの予防のために，圧抜きなどの工夫をそのつど行う必要がある。

　褥瘡は，廃用症候の局所的廃用の1つであることから，廃用症候を予防することが褥瘡の予防である。褥瘡ケアにあたっては，「木を見て森を見ず」のケアであってはならない。すなわち褥瘡管理には，全身的な褥瘡発生の病態を理解したケアが必要なのである。

参考文献

1) 大浦武彦：新しい体位変換——不適切なケアが褥瘡を悪くする！．中山書店，2013．
2) 大浦武彦ほか：特集——褥創ケア．エキスパートナース17(9)：29-54，2001．
3) 大浦武彦ほか：褥瘡治療・看護・介護・介護機器の総合評価ならびに褥瘡予防に関する研究（平成10-長寿-012）．厚生労働省平成12年度長寿科学総合研究報告書，2001．
4) 大岡良枝・大谷眞千子編：NEWなぜ？がわかる看護技術LESSON．学習研究社，2006．
5) 岡田晋吾ほか：わかりやすい褥創対策の基本．エキスパートナース18(7)：36-80，2002．
6) 川端康浩：悪性腫瘍．皮膚科の臨床43(11)：1339-1346，2001．
7) 厚生労働省：平成30年国民生活基礎調査．2018．
8) 厚生労働省：平成30年度厚生労働白書．2018．
9) 真田弘美編：オールカラー褥瘡ケア完全ガイド——予測・予防・管理のすべて．学習研究社，2004．
10) 真田弘美ほか：褥瘡対策未実施減算導入前後の褥瘡有病率とその実態．日本褥瘡学会誌(8)1：92-95，2006．
11) 真田弘美・宮地良樹編著：NEW褥瘡のすべてがわかる．永井書店，2012．
12) 鈴木定：医師とナースのための褥瘡診療指針，第2版．医学書院，2003．
13) 富田靖監修：標準皮膚科学，第10版．医学書院，2013．
14) 渡辺晋一・古川福実編：皮膚疾患最新の治療2015-2016．南江堂，2015．
15) 竹原和彦：アトピー性皮膚炎診療実践マニュアル．文光堂，2000．
16) 立花隆夫ほか：学術教育委員会報告——DESIGN改訂について．日本褥瘡学会誌10(4)：586-589，2008．
17) 出光俊郎ほか編：スキントラブル ——正しいみかたと対応（JJNスペシャルNo. 60）．医学書院，1998．
18) 徳永惠子：褥瘡ができてしまった時の管理・看護．宮地良樹・真田弘美編著，永井書店，2001．
19) 徳永惠子：スキンケアの考え方と評価方法．エキスパートナース19(4)：26-29，2003．
20) 徳永惠子ほか：命を支える先駆的看護．日本看護科学学会誌26(1)：76-84，2006．
21) 徳永惠子：褥瘡医療に貢献するET/WOC看護のサイエンスとアート．日本腎不全学会誌9(1)：7-9，2007．
22) 中川秀己：アトピー性皮膚炎に対するFK506（タクロリムス軟膏）使用ガイドライン．臨床皮膚科54(5)：93-97，2000．
23) 中川秀己編：皮膚科疾患（看護のための最新医学講座19）．中山書店，2001．
24) 日本看護協会：データでみる認定看護師．（https://nintei.nurse.or.jp/nursing/qualification/cn）（参照2019-10-25）．
25) 日本褥瘡学会学術教育委員会ガイドライン改訂委員会：褥瘡予防・管理ガイドライン（第5版）．日本褥瘡学会誌24(1)：29-85. 2022．
26) 日本褥瘡学会編：褥瘡ガイドブック，第2版．照林社，2015．
27) 広田愛ほか：防ぎきれる褥瘡と防ぎきれない褥瘡——創傷・オストミー・失禁看護認定看護師の意識．日本褥瘡学会誌8(4)：579-585，2006．
28) 森口隆彦ほか：特集——最新情報でわかる褥創ケアの根拠．看護学雑誌66(3)：201-249，2002．
29) 矢野英雄ほか：褥創の発生機序に関する実験的検討．整形外科41(6)：984，1990．
30) Fernandez, R., Griffiths, R. : *Water for wound cleansing*. Cochrane Database of Systematic Reviews 2, 2012．
31) National Pressure Ulcer Advisory Panel, European Pressure Ulcer Advisory Panel, Pan Pacific Pressure Injury Alliance : *Prevention and Treatment of Pressure Ulcers/Injuries : Clinical Practice Guideline The International Guideline（3red Ed）*, 2019．
32) National Pressure Ulcer Advisory Panel (NPUAP), European Pressure Ulcer Advisory Panel (EPUAP), Pan Pacific Pressure Injury Alliance (PPPIA) : *Prevention and Treatment fo Pressure Ulcers : Clinical Practice Guidline*. International Pressure Ulcer Guidelines, 2014．

33) Schultz, G. S., et al.: Wound bed preparation : a systematic approach to wound management. *Wound Repair and Regeneration 11 Suppl 1* : S1-28, 2003.

34) US. Department of Health & Human Services, Agency for Health Care Policy and Reserch : *Pressure Ulcer in Adults.* Prediction & Prevention, AHCPR Publication No.3, 1992.

35) US. Department of Health & Human Services, Agency for Health Care Policy and Reserch : *Treatment of Pressure Ulcers.* AHCPR Publication No.9, 1994.

36) Wound, Ostomy and Continence Nurses Society（WOCN）: *Guideline For Prevention and Management of Pressure Ulcers.* 2010.

推薦図書

1) 日本褥瘡学会編集：褥瘡ガイドブック第2版．照林社，2015.
2) 日本褥瘡学会編集：在宅褥瘡予防・治療ガイドブック第3版．照林社，2015.
3) 日本創傷・オストミー・失禁管理学会編：ベストプラクティス スキン-テア（皮膚裂傷）の予防と管理．照林社，2015.
4) 日本褥瘡学会編：ベストプラクティス 医療関連機器圧迫創傷の予防と管理．照林社，2016.
5) 日本創傷・オストミー・失禁管理学会編：スキンケアガイドブック．照林社，2017.
6) 日本創傷・オストミー・失禁管理学会編：IAD ベストプラクティス．照林社，2019.

索引